WAS, WENN ALLES ANDERS IST,
ALS GEDACHT?

SCHAFSKÄLTE

WOLFRAM WEISSE

PHANTASTISCHER ROMAN

Inhalt

Prolog

06.06. Mein Geburtstag. Jedes Jahr. Vorwärts wie rückwärts immer das Gleiche. Aber nicht nur in dieser Hinsicht.

Wenn ich früher nach meinem Geburtstag gefragt wurde und den 6. Juni zur Antwort gab, wurde das immer positiv, fast schon neidvoll kommentiert. »Schönes Datum«, »gut zu merken« oder »toller Tag, um zu heiraten« bekam ich zu hören. Aber was wussten die schon ...

Heute ist wieder so ein 06.06., aber ein ganz besonderer. Ich stehe in einer trostlosen Pampa-Hochebene in Ostpatagonien. Hier, im Regenschatten der Anden, kommt es auch im argentinischen Winter kaum zu Niederschlägen. Die Landschaft erinnert an eine trockene Steppe. Einheitsvegetation. Man nehme Sand soweit das Auge reicht, Staub, der sich in kleinen Windhosen nach oben schraubt, und ewige Grasbüschel, die sich im Wind wiegen - fertig ist der typische ›Pampa-Look‹.

Meine acht Reisebegleiter meinen es ja gut. Eigentlich wollten sie mich erst in unserer Unterkunft hochleben lassen, eine Estancia, die noch gut 150 Kilometer Schotterpiste vor uns liegt. Wir werden sie wohl erst im Dunkeln erreichen, deswegen haben sie spontan umdisponiert. Für einen offenkundig fingierten Fotostopp, bei dem wir alle aus dem Mercedes Sprinter aussteigen, um hellauf begeistert dieselbe Trostlosigkeit abzulichten, haben sie heimlich ein Mini-Schokotörtchen hervorgezaubert, das sie liebevoll mit einer kleinen Kerze verziert haben, die sie sogleich mit gekonnter Windschutz-Händeakrobatik entfachen. Sie reihen sich bedeutsam vor mir auf, drücken mir freudig den kleinen Geburtstagskuchen in die Hand und stimmen sogleich ein herzliches Happy Birthday an.

Es ist schön, so fern von der Heimat von Reisebegleitern, mit denen man drei Wochen über 2.000 Kilometer durch Patagonien bis ans Ende der Welt, nach Ushuaia in Feuerland, reist, ein Ständchen gesungen zu bekommen, auch wenn die Menschen nur flüchtige Bekanntschaften bleiben. Ich bin gerührt und versuche die Flamme der Kerze vor den launischen patagonischen Windböen wenigstens so lange am Leben zu erhalten, wie sie singen. Schließlich lastet jetzt die Erwartung von acht Reisenden auf mir, die Kerze nach dem Ständchen heroisch auszupusten und mir danach mit kurz geschlossenen Augen und hochkonzentrierter Mimik etwas zu wünschen. Vermutlich gibt es sonst weder frenetischen Applaus, noch grinsende Gesichter.

Die Flamme flackert wie wild hin und her. Ich umschließe sie eng mit meiner zu einem Brunnen geformten rechten Hand und nehme in Kauf, dass sie mir, im Wind tänzelnd, nicht etwa dankt, sondern mir schmerzhaft beibringt, gefälligst genug Abstand zu ihr zu wahren.

Das vielstimmige Ständchen ist vorüber. Ich lächle stolz, dass ich als Hüter des Feuers nicht versagt habe und spitze schon die Lippen, um das kleine Flämmchen schnell auszupusten. Diese Ehre gebührt schließlich heute mir, nicht irgendeinem albernen Windstoß auf einer patagonischen Hochfläche.

***

Exakt sechzig Sekunden vorher und 700 Meter über mir vollführen zwei winzige Wassertröpfchen einen eng umschlungenen Tanz. Sie wirbeln für zehn Sekunden um eine gemeinsame Achse, kommen sich dabei immer näher, ziehen sich wie magisch an und werden schließlich eins. In der Wolke wirbeln Abertausende, ja Millionen tanzender Schwebetröpfchen. Ein weiteres vereinigt sich mit ›meinem‹ Tröpfchen. Jetzt ist es schon so schwer, dass es langsam anfängt herabzusinken. Dabei stößt es mit weiteren seiner Art zusammen. Irgendwann ist es ein kleiner Regentropfen, der zu schwer ist, um weiter in seinem Element umher zu schweben.

Er beginnt zu fallen. Nach unten. Nicht exakt senkrecht, denn immer wieder wird er im freien Fall ein wenig verwirbelt. Dabei nimmt er weitere Tröpfchen auf. Jetzt ist er schwer genug, wie ein kalter, nasser Tropfen nach unten wegzusacken und wenige Sekunden später auf meinen Kopf zu klatschen. Tut er aber nicht. Er fällt direkt auf den Kerzendocht. Und löscht die Flamme mit dem üblichen *Zzsch*-Geräusch. Kleine Rauchfahne, fertig, aus. Nix mit Pustekuchen. Mit leisen Geburtstagswünschen auch nicht. Der obligatorische Applaus meiner Reisebegleiter bleibt natürlich aus.

Ich schaue verdutzt auf die erloschene Kerze und in die enttäuschten Gesichter meiner Reisegruppe. Jetzt kommt mir alles wie in Zeitlupe vor. Als ob der kleine Regentropfen gerade den Weltenlauf abgebremst hätte. Acht Zufallsbekannte stehen mir gegenüber. In ihren Gesichtern kann ich lesen, dass sie mich bemitleiden. ›Armer Kerl‹, bedeuten sie mir, ohne etwas sagen zu müssen. Von einem kommt ein müdes Lächeln, das vermutlich aufmunternd gemeint sein soll. Thomas, der Älteste unserer Gruppe, gibt mir im Vorbeigehen einen freundlichen Klapps auf die Schulter. Ich starre erst das Törtchen an, der Docht längst erloschen, dann blicke ich runter zu meinen Füßen, mit denen ich auf trockenem Pampa-Sand stehe, der schon lange keinen Regen mehr gesehen hat. Rechts von meinem Trekkingschuh schlägt ein zweiter Regentropfen ein. Er muss groß gewesen sein, denn im feinen Pampa-Sand Ostpatagoniens formt er im Mini-Maßstab einen kleinen Mondkrater. Einige meiner Reisebegleiter setzen sich nun die Kapuzen ihrer sündhaft teuren Outdoor-Jacken auf, denn es werden mehr und mehr Tropfen. Sie setzen sich in Richtung Sprinter in Bewegung und steigen ein. Keiner will mit patschnassen Sachen im Bus sitzen, denn das lässt im Fahrzeug immer so unschön die Fenster anlaufen.

Ich stehe noch wie angewurzelt da. Im wahrsten Sinne des Wortes wie ein begossener Pudel.

Ich habe kein Déjà-vu. Ich habe Geburtstag. Und es regnet. Mal wieder.

1. Meteorologische Singularität

Es war ein warmer, Menschen wie Tieren freundlich gesonnener Frühling. Hier, im Stillachtal, im Westallgäu, war der Schnee bereits Ende April geschmolzen und die wohlig wärmende Sonne ließ die Almwiesen binnen weniger Wochen in einem schreienden Grün explodieren, wie es in dieser Jahreszeit eben nur die mitteleuropäischen Alpen hervorbringen.

Die siebzigköpfige Schafherde, 33 Muttertiere mit Nachzucht, hatte Anderl bereits Anfang Mai auf die gehaltvollen Bergwiesen weiter oben bringen können. Das wurde schon seit Generationen so gemacht, denn die saftigen Wiesen unten im Tal, wo die Bauernhöfe thronten, waren nach den schneereichen Wintern den Kühen vorbehalten. Anderl kannte sich mit dem Schafehüten aus. Er war Hirte und verdiente sich seinen Lohn, indem er sich in den Sommermonaten um die Schafe vom Grasegger-Bauern kümmerte. Hier oben war er glücklich und in seinem Element. Hier hatte er das Sagen. Niemand konnte ihm dreinreden. Unten im Dorf war er nur der Anderl, galt so manchem Bewohner als einfaches Gemüt. Häufig hatte er das Gefühl, dass die Leute hinter seinem Rücken über ihn lachten. Natürlich nicht freundlich, sondern geringschätzig, abfällig.

Seit er sprechen konnte, schlug seine Zunge beim ›sch‹ Kapriolen. Sie ließ sich einfach nicht kontrollieren, machte bei bestimmten Lauten, was sie wollte, wie ein fremdes, widerspenstiges Organ, das ihm nicht gehorchen wollte. In der Dorfschule wurde er von seinen Mitschülern dafür gehänselt. Er war der Anderl mit dem Zungenschlag.

Als er sich mit sechzehn in die hübsche Maria verliebte und sie ihn zurückwies, gab er seiner Zunge die Schuld und kroch so tief in sein Innerstes hinein, dass es dunkel um ihn herum wurde. In den Wintermonaten war es besonders schlimm. Dann erschien ihm die Welt oft bleiern und grau und er konnte stundenlang in das Nichts starren und Trübsal blasen. In solchen Situationen ertappte er sich immer wieder beim Gedanken daran, sich die Zunge herausschneiden. Weg damit, gesprächig war er aufgrund der Hänseleien schon seit seiner Kindheit nicht. Doch die Bilder, die sich in solchen Momenten in seinem Kopf formten, waren so abstoßend und voller Blut, dass er froh war, aus seinen Tagträumereien herausgerissen zu werden. Das war früher und hatte er hinter sich gelassen.

Jetzt, vier Wochen nach dem Almauftrieb, stand er mit den ihm anvertrauten Schafen auf der bereits gut abgegrasten Almwiese auf 1500 Meter und lies sich die Sonne ins Gesicht scheinen.

Es war höchste Zeit, dass heute die beiden Schafscherer wie vereinbart zu ihm hinaufkämen, um die Tiere von ihrer dicken Winterwolle zu befreien, denn die vergangenen Tage hatte es auch hier oben über 25 Grad und einige Alttiere suchten die wenigen Schattenplätze auf, die es gab. Den anderen blieb nichts anderes übrig, sich in kühlende Bodenmulden zu drücken. Anderl kannte sich mit Schafen aus. Obwohl es ja die Schafe vom Grasegger waren, betrachtete er die Herde als die seine. Er kannte jedes einzelne Schaf. Und wenn er sie nicht gleich an ihrer äußeren Erscheinung auseinanderhalten konnte, reichte häufig ein kurzes Beobachten ihrer Marotten, und schon war klar, wen er da vor sich hatte.

Wenn Schafe schnell und pumpend atmen, so wie das Muttertier direkt zu seiner Rechten, ist ihnen zu warm. Es war also höchste Zeit, den dicken Pelz loszuwerden. Für die neun Monate alten Lämmer sollte es heute die erste Schur werden. Das gab ihnen ausreichend Zeit, in den kommenden Monaten wieder ein Fell für den Winter anzusetzen. Und er musste für neue saftige Wiesen ohnehin in den nächsten Tagen den Standort wechseln, weiter auf die Hochalm, die auf der anderen Seite des Kars auf stattlichen 2.300 Metern Höhe lag.

In den letzten drei Jahren hatte er das nie vor Mitte Juni gemacht, denn hier in den Bergen waren bis in den Juni hinein zweistellige Temperatureinbrüche und heftiger Schneefall binnen weniger Stunden in manchen Jahren nicht ausgeschlossen. Doch dieses Jahr stand ein so heftiger Kälteeinbruch nicht zu befürchten. Zudem waren seine Schafe, so schien es ihm, dieses Frühjahr mit einem besonderen Appetit gesegnet. Er würde die Schafscherer ihre Arbeit tun lassen und, sofern das Wetter passte, die Schafe am nächsten Tag zu neuen Weidegründen auf der Hochalm führen. Das war ein beschwerlicher, sechsstündiger Marsch für Anderl und die Schafe, aber er hatte das all die Jahre gemeinsam mit seinem Hirtenhund gemacht und die Muttertiere kannten den teils sehr steilen Weg. Er war hier oben derjenige, der sich auskannte wie kein anderer. Hier machte ihm niemand etwas vor und keiner kam ihm in die Quere. Es war allein seine Entscheidung, die er mit niemandem absprechen musste. Am Ende der Saison musste er alle Schafe nur wohlbehalten in den Stall vom Grasegger bringen. Einen Teil davon auch direkt in den nahegelegenen Schlachthof, aber das machte er nur ungern und überließ es lieber dem Bauern oder seinen Knechten.

***

Heute war es soweit. Ronda, seine Hündin wusste sofort Bescheid, dass sie aufbrechen würden. Sie war ihm eine große Hilfe. Und eine echte Freundin. Ihr machte sein Zungenschlag nichts aus, im Gegenteil. Wenn sie ein abtrünniges Schaf mit gekonnter Laufbewegung wieder zur Herde trieb und er sie sanft zu sich herpfiff, sprang sie an ihm hoch und leckte ihm über die Nase, die ihm in der frischen Bergluft häufig lief. Er ließ das bereitwillig geschehen, es war ein vertrautes, ja intimes Ritual zwischen Ronda und ihm und nichts war in diesem Moment gedanklich ferner, als seine schnalzende Zunge oder Maria, die später ausgerechnet seinen einzigen Schulfreund heiratete.

Mit Pfiffen und Rufen und einer übermütig aufgeweckten Ronda setzt Anderl die Schafherde in Bewegung. Auch sie wissen, dass es nun weiter bergauf geht und ein längerer Marsch ansteht. Die Aufregung unter den Tieren ist groß und die Lämmer bleiben eng bei ihren Müttern. Zunächst geht es noch im sanften Zickzack auf befestigtem Weg weiter den Hang hinauf. Das Wetter könnte nicht besser sein.

Die Morgenfrische treibt Mensch und frisch geschorenes Tier an, das Bergaufgehen macht Anderl nichts aus und die Schafe folgen artig im Pulk. So kann es weitergehen, denkt sich Anderl und wirft Ronda einen aufmunternden Blick zu, den sie kurz und fokussiert quittiert, sich sodann aber gleich wieder dem letzten Schaf widmet, das sie mit dem perfekten Winkellauf gekonnt und unaufgeregt wieder auf Spur zurück zur Herde bringt.

Sechs Stunden später sind sie an der Scharte, die sie überwinden müssen. Gleich auf der anderen Seite liegt leicht unterhalb die Hochalm mit noch unberührten, saftigen Kräuterwiesen, die für die nächsten Wochen ihr neues Zuhause sein werden. Die Alttiere haben die besonders schmackhaften Wiesenkräuter hier oben unauslöschlich in ihrem guten Langzeitgedächtnis abgespeichert und bähen in freudiger Erwartung.

Ein leichter Windstoß bläst Anderl am ausgesetzten Grat ins Gesicht. Auch Ronda reagiert darauf und hält die feuchte Schnauze in die Windrichtung, um Witterung aufzunehmen. Sie schaut ihn prüfend an, als warte sie auf ein versicherndes Kommando seinerseits, den kurzen Abstieg zur Hochalm zu nehmen, um etwas geschützter zu sein. Anderl schaut in die Wetterrichtung. Ein paar Schönwetterwolken ziehen in der Ferne gemächlich von West nach Ost. Noch ein Windstoß. Auf dem Kamm nicht ungewöhnlich, hier kommen sich Aufwinde und Fallwinde in die Quere, zudem gibt es weit und breit keinen Windschatten. Doch der Windstoß kommt ihm plötzlich unvermittelt kühl vor. Oder ist er etwa erschöpft? Der steile Aufstieg war doch anstrengender, als er sich selbst eingestehen mochte. Er blickt prüfend auf die beiden Berggipfel links und rechts des Einschnittes, auf dem er gerade steht. Als könnten sie ihm Hinweise darauf geben, woher plötzlich die spürbar kalte Luftmauer aufgezogen sein mochte. Doch die Berge schweigen beharrlich. Stattdessen gluckst der Bach vor ihm, die Wasserscheide der beiden Berge ist eine Dauer-Plaudertasche.

Die meisten Muttertiere haben den geschlängelten Bachlauf bereits mit Leichtigkeit übersprungen, manche ermuntern ihre zögerlichen Lämmer, es ihnen gleichzutun. Anderl verharrt noch einen Moment, schaut hinunter zur Hochalm, die die Schafherde dank Rondas Geleit zielsicher ansteuert. Dann setzt auch er sich in Bewegung und freut sich auf das harte aber heimelige Bett der Hochalm, in das er sich heute Abend nach einer verdienten Brotzeit fallen lassen wird.

***

Es ist ein ohrenbetäubender Lärm, von dem Anderl mitten in der Nacht aus dem Schlaf gerissen wird. Mehrere Türen schlagen rhythmisch schwer gegen Holz. Draußen faucht ein böiger Wind. Die Schafe bähen und blöken wild durcheinander. Es ist ein angsterfülltes, chaotisches Schreien. Die Muttertiere rufen ihre Lämmer, die Lämmer nach ihren Müttern. Anderl springt aus dem Bett. Sofort umklammert ihn eine ungewöhnliche Kälte. Ein Sturm wütet. Donner grollt. Er muss raus, nach den Schafen sehen.

Er zündet die Gaslaterne an, die neben seinem Bett in der Schlafkammer steht, wirft sich seine Sachen über, schlüpft in seine Schuhe und stürmt mit der Laterne hinaus in die Nacht.

Der Schnee wirft das Licht der Lampe weiträumig zurück. Jetzt kann er sehen, dass einige seiner Schafe wie angewurzelt vor dem Offenstall stehen, sich aber nicht hineintrauen, weil gleich nebenan die schwere Tür zum Geräteschuppen mit unbändiger Wucht immer wieder gegen das Holz schlägt. Alles ist voller Schnee, der eisige Wind hat bereits für kunstvolle Verwehungen gesorgt. Doch dafür hat Anderl jetzt keine Augen. Er denkt an seine Schafe. Ein Teil der Tiere ist starr vor Angst und steht bewegungslos wie vierbeinige weiße Statuen im eisigen Wind. Andere Tiere suchen panisch nach Deckung, die es so weit oben in den Bergen kaum gibt. Dabei verlieren sich einige Muttertiere und Lämmer. Das gegenseitige Rufen der Tiere wirkt angsterfüllt und verzweifelt. Schneekristalle peitschen Anderl immer wieder ins Gesicht, während er die schlagende Tür einhakt und daraufhin versucht, die in der Nähe stehenden Schafe in den kleinen Stall zu bugsieren. Manche Lämmer sind so paralysiert von dem lärmenden Unwetter, dass er sie mit der Laterne in der Hand kurzerhand einsammeln und auf einem Arm in den Stall tragen muss. Doch schnell merkt er, dass sich nur ein kleiner Teil der Herde in der Nähe der Alm und ihres Nebengebäudes befindet.

Er stapft trotzig durch den Schnee, weg von der Alm Richtung Grat und versucht das Gelände vor ihm mit seiner Laterne auszuleuchten. Tausende Schneeflocken versuchen ihm die Sicht zu nehmen. Er dreht sich mit der Lampe um seine eigene Achse. Da entdeckt er fünf Meter weiter einen kleinen Haufen Schnee, der sich kurz bewegt. Es ist ein Lamm, ausgekühlt und am ganzen Leib zitternd. Frisch geschoren, wie alle anderen Schafe, hat es den eisigen Temperaturen kaum etwas entgegenzusetzen. Als er versucht es aufzurichten, wackelt es auf unsicheren Beinen, wie wenn es gerade erst geboren worden wäre. Es ist nicht nur ausgekühlt, es ist bereits hochgradig unterkühlt. Nicht mal die Kraft für ein Meckern nach seiner Mutter bringt das zerbrechlich wirkende Lamm noch auf. Es sackt noch in seiner Hand wieder zusammen in den Schnee. Vielleicht kann er dieses Lamm noch retten, wenn er es in den Stall schleppt. Viele andere Jungschafe, die der Gewittersturm in dieser Nacht weit auf der Anhöhe versprengt hat werden den morgigen Tag nicht oder nur mit schlimmen Erfrierungen überleben.

Anderl schreit. Er schreit sich die Wut über sich selbst und seine Dummheit, die Schafe gegen die herrschenden Bauernregeln zu früh im Jahr auf die höhere Lage gebracht zu haben, aus dem Bauch. Doch der Wind lässt seinen Schrei schnell verhallen.

Jetzt friert auch Anderl. Er hat Schnee in den Schuhen, in der Kleidung, in Gesicht und Haaren. Ihm weicht auch deshalb die Körperwärme aus den Knochen, weil er an den Grasegger denkt. Der Bauer wird ihn, sobald es das Wetter erlaubt, schon bald auf der Alm besuchen kommen, um nach dem Rechten zu sehen. Dann wird er ihn nicht wie seinen zuverlässigen Hirten begrüßen, der sich gut um seine Herde gekümmert hat, sondern ihm mit seinem dicken Wanderstock die Dummheit aus dem Leib prügeln.

2. Pathfinder

Ich erblickte die Welt frühmorgens an einem verregneten 6. Juni in der Geißenhofer Geburtsklinik in München, Schwabing. So sagt es die Geburtsurkunde, so erzählten es mir meine Eltern. Eine schwere Neurodermitis gab es zum Sauwetter gleich gratis dazu. Mein Gesicht war von roten Flecken übersät, die höllisch juckten, was mich dazu brachte, mir mit meinen Händchen ständig im Gesicht herumzufuhrwerken, um alles noch viel schlimmer zu machen. Erst verbanden die Krankenschwestern meine beiden Hände mit Mullbinden, damit ich mich nicht mehr direkt kratzen konnte. Das half aber nichts, denn ich rieb mir mit den verbundenen Fäustchen schön weiter das Gesicht blutig. Daraufhin wickelten sie mich mitsamt meiner beiden Ärmchen in einen Kokon. Jetzt, mehr oder weniger bewegungsunfähig, war ich nicht mehr in der Lage, mein Gesicht zu malträtieren, sondern ich konnte mich voll und ganz auf die Welt, in die ich hineingeboren wurde, konzentrieren. Und auf das Jucken.

Wenn ich heute zurückblicke würde ich sagen eine glückliche Kindheit gehabt zu haben.

Die ersten neun Lebensjahre wohnen meine Eltern mit meiner fünf Jahre älteren Schwester und mir in einer kleinen Münchner Stadtwohnung zur Miete. An den Wochenenden fahren wir häufig raus zum Schrebergarten, in dem unsere Eltern ihren Ausgleich zur Arbeit suchen. Mein Vater baut die Standard-Gartenhütte zu einer gemütlichen Mini-Lodge um, auf der wir auch öfter übernachten, meine Mutter verwirklicht sich im Garten.

An der Grundschule in München habe ich eine unbeschwerte Zeit. Die Lehrer dort folgen eher dem Lasser-faire Prinzip. Hausaufgaben werden nicht oder nur sporadisch kontrolliert, der Unterricht gerät zur lästigen Nebensächlichkeit. Das, was mich wirklich interessiert, Planeten, Sterne, Weltall und Herumtoben, steht zu meinem Leidwesen nicht auf dem Lehrplan.

Meine Noten fransen aus. Ich bin ein wilder Heißsporn, der sich lieber nach der Schule mit Freunden trifft, um auf Schotterwegen mit dem Fahrrad stundenlange Bremsmanöver zu exerzieren – je langgezogener, umso besser. Die Fahrrad- und Bremsakrobatik kostet mich einmal die linke Augenbraue, die es bei einem Sturz, den ich nicht abfangen kann, halb wegrasiert.

Was mich in jener Zeit prägt, sind die Science Fiction Nächte im Ersten Deutschen Fernsehen. Meine Eltern spüren schnell die in mir glühende Faszination für das Weltall und für Zukunftsvisionen, und so darf ich als Knirps mit sieben Jahren jeden Samstag Abend um 22.30 Uhr, manchmal auch später, aktuelle Scifi-Streifen, teils auch ältere Klassiker, ansehen, die mich nicht minder begeistern. Einzige Bedingung: ich muss in der Science Fiction Nacht sehr früh ins

Bett und ein wenig vorschlafen. Filme wie Andromeda - *Tödlicher Staub aus dem All, Krieg der Welten, Die Zeitmaschine, Logans Run, Zardoz* und *Phase IV* verfolge ich völlig versunken, oft gebannt, manchmal aber auch etwas verstört. Einige Szenen, wie die Abschlusssequenz von *Lautlos im Weltraum,* in der ein kleiner hinkender Roboter sich um die letzte vor der Vernichtung bewahrte Archekuppel kümmern soll, die die kläglichen Reste der Flora und Fauna der Erde beherbergt, brennen sich mir bis heute unauslöschlich in mein Gedächtnis ein.

Als ich neun Jahre alt bin bauen meine Eltern auf dem Land ihr eigenes Haus, unser neues Familienheim. Die kleine Stadtwohnung mit dem Schrebergarten wird gegen ein Haus mit großem Garten auf dem platten Land getauscht. Für mich hat das zur Konsequenz, dass ich genau zur Hälfte der vierten Grundschulklasse die Schule wechseln muss.

Am großen Tag liefert mich meine Mutter auf dem Pausenhof der neuen Dorfschule ab. Ich muss in den Klassenraum der 4d, das ist mein Mission Briefing an diesem Morgen, alles, was ich weiß. Meine Mutter verabschiedet sich von mir noch auf dem Pausenhof mit einer kurzen Umarmung, sie muss selber schnell weiter auf die Arbeit, die nun, vom Land aus, mehr Pendelzeit erfordert. Ich stehe fünfzehn Minuten vor Schulbeginn allein auf dem Pausenhof einer mir unbekannten Schule. Noch ahne ich nicht, dass es die bis dato längsten fünfzehn Minuten meines Lebens werden sollen.

Der erste neue ›Schulkamerad‹ taucht wie ein Abfangjäger aus dem Nichts vor mir auf. Er muss die Abschiedsszene zwischen mir und meiner Mutter mit scharfem Blick und

Langstreckenradar beobachtet haben. Abfangjäger Alpha ist einen halben Kopf größer als ich, kräftig gebaut, und hat ein paar Sommersprossen im provozierend dreinschauenden Gesicht. So wie er sich vor mir aufbaut ist mir sofort klar, dass er unweigerlich auf Konfrontation aus ist.

Meine These wird durch einen weiteren Jungen untermauert, der seitlich auf neun Uhr in mein Gesichtsfeld eintritt. Abfangjäger Bravo, in Warteposition. Ich beachte ihn nicht, sondern konzentriere mich auf Alpha, der direkt vor mir steht und jetzt zum verbalen Angriff übergeht.

»Wer bist'n du?«, fragt mich Alpha in einem Ton, der mir bedeuten soll, dass ich hier nicht das Geringste zu suchen habe, nicht einmal eine Schule.

Ich ziehe es vor zu schweigen, weiß aber, dass das keine Befriedungsstrategie für Alpha ist, eher im Gegenteil.

Schon steht er unmittelbar vor mir, nur eine halbe Armlänge.

»Wer bist'n du?«, wiederholt Alpha und bohrt mir, der Frage Nachdruck verleihend, mit seinem Zeigefinger tief in das weiche Dreieck zwischen Schlüsselbein, Hals und rechter Schulter, so dass es schmerzt.

Ich schweige. Beobachte. Wäge ab.

»Wo kummst'n her?«

Schon wieder bohrt sich sein Finger in exakt dieselbe Stelle meiner Schulter. Diesmal noch deutlich tiefer. Die Kinder auf dem Land scheinen sich auf Präzisionswaffen zu verstehen.

Alpha ist ein grobschlächtiger Bauernjunge, der Stunk sucht. Ich bin zunächst etwas paralysiert, so ein archaisches Verhalten kenne ich von der Münchner Schule nicht, die ich augenblicklich vermisse.

»München«, sage ich, halb aus Trotz, halb in der Hoffnung, dass sich die Situation klärt und zum Besseren wendet.

Alpha grinst. Ich habe ihm mit meiner Antwort eine Steilvorlage geliefert.

»A Staderer!«, bricht es aus ihm höhnisch heraus. Mit seinem lauten Ausruf lässt Bravo alle weiteren auf dem Pausenhof umherstehenden Schüler wissen, dass es doch tatsächlich ein Schüler aus der Stadt wagt, in ihr Territorium einzudringen.

In meinem Gesichtsfeld auf vierzehn Uhr taucht Abfangjäger Charlie auf. Die Visage ist eindeutig auf Krawall gebürstet und Alpha gegenüber einhundert Prozent loyal ergeben. Das Dreierrudel hat mich eingekreist.

»Wie heißt'n?«, will Alpha wissen. Sein zum Präzisionsbohrer formgewandelter Finger steckt wieder zwei Zentimeter tief in meiner Schulter.

»Ansgar«, gebe ich zur Antwort, weil mir mittlerweile klar ist, dass sich die Situation nur in einer klassischen Schulhofschlägerei auflösen wird und ich nichts mehr zu verlieren habe.

»Aaansgaa... was iss'n des für a beknackter Name?«, beteiligt sich jetzt Bravo mit melodramatischen Theaterkünsten an der bühnenreifen Vorstellung. Mit seiner Statistenrolle auf neun Uhr hat er erstmal hübsch abgewartet, doch jetzt verspürt er Oberwasser.

Exakt in dieser Sekunde treffe ich eine Entscheidung. So, wie dutzende Male später im Leben auch. Nie wegducken, sich nicht terrorisieren und auch nicht unterdrücken lassen, auch wenn es dich einen hohen Preis kosten kann.

»Na und Ihr?«, frage ich aufgestachelt und voller Adrenalin zurück und bringe es fertig, in alle drei verschlagenen

Gesichter der streitsüchtigen Landjungs zu schauen. »Was für beknackte Bauerntrampel seid Ihr?«

Fünf Sekunden nach meiner Frage gehe ich zu Boden. Das Rudel jagt und erlegt in teamübergreifender Koordination. Alpha stößt mich mit Wucht in Richtung Bravo, Bravo verpasst mir einen gezielten Hieb in die Magengrube und Charlie stellt mir, bereits taumelnd, geschickt ein Bein. Alles geht sehr schnell, ich liege im Dreck und obwohl ich weiß, dass ich keine Chance gegen die drei habe stehe ich auf und gehe auf Alpha los, den seine Kumpane ›Bichl‹ nennen. Wie ein Berserker stürme ich auf Bichl zu, nehme ihn in den Schwitzkasten und versuche ihn zu Boden zu ringen. Tatsächlich gelingt mir das zu meinem eigenen Erstaunen, doch Bravo und Charlie greifen ein und vier Jungs balgen sich in einem undurchschaubaren Knäuel auf dem Boden des Schulhofes.

»Schluss!«, höre ich eine resolute Stimme rufen. »Sofort auseinander!«

Die drei lassen abrupt von mir ab, stehen langsam auf. Ich brauche etwas länger, schau an meiner mit Matsch verdreckten, teils aufgeschürften Hose hinunter.

Eine junge Lehrerin steht mit strengem Blick vor uns, mustert uns, taxiert, ob es ernsthafte Verletzungen gibt.

»Wer hat angefangen?«, fragt sie.

»Der Neue«, sagt Bichl wie aus der Pistole geschossen, während die beiden anderen Abfangjäger mit lässiger Handbewegung auf mich zeigen.

»Du bist Ansgar, nehme ich an?« Die Frage klingt nicht besonders interessiert, sondern anklagend. Das Urteil scheint bereits gefallen.

»Das geht ja gut los«, murmelt sie vor sich hin, aber so,

dass wir vier es alle hören können.

»Ansgar, du erhältst eine Strafaufgabe«, sagt die Lehrerin, die ich noch nicht mal mit Namen kenne, aber meine neue Klassenlehrerin an der Dorfschule zu sein scheint.

»Du schreibst bis morgen zwei Seiten.«

Die acht Uhr Schulglocke läutet.

»Und jetzt schaut, dass ihr ins Klassenzimmer kommt.«

Bichl grinst seine zwei Kumpels mit Verschwörermiene an. Mir wirft er einen Blick zu, der mir sagen soll, dass er noch nicht fertig mit mir ist.

Ich könnte schreien vor Wut, halte aber die Klappe.

***

Vier Monate später, an meinem zehnten Geburtstag, habe ich mich auf meine Weise in der neuen Umgebung eingelebt. Meine Klassenlehrerin, der ich als Strafaufgabe nicht zwei Seiten, sondern eine achtseitige Klageschrift mit humorig-sarkastischen Einlagen über die Ungerechtigkeit der Welt und so mancher Lehrer liefere, die mir aus tiefster Seele erwächst, entpuppt sich als Pädagogin, die ihre Schüler in ihren Stärken und Schwächen wahrnimmt, Unterricht spannend gestaltet und die menschliche Größe hat, sich auf verschmitzte Art bei einem Viertklässler für einen Fehler zu entschuldigen: Meine ausführliche Abhandlung des Tatherganges und der mir widerfahrenen Ungerechtigkeit beantwortet sie mir kurz darauf mit einem an mich persönlich adressierten Brief, der eines Morgens auf meiner Schulbank liegt. Auf dem Umschlag steht mein Name und ihrer als Absender. Es ist eine wunderbare Replik auf meine Ausführungen, voller Empathie, Herzenswärme und Motivation. Sie hat mich mit meinen neun Jahren als Mensch wahr- und ernst genommen, samt einer launig zwischen den Zeilen formulierten Entschuldigung.

Meine grottenschlechten Noten aus der ersten Schuljahreshälfte in München drehen binnen weniger Wochen ins Positive, dem Weg auf das Gymnasium steht, zur Überraschung meiner Eltern, nichts entgegen.

Mit dem Bauernrudel habe ich mich einigermaßen arrangiert. Wir haben – gegenseitig, jedoch ohne jegliche Absprache – beschlossen, uns zu ignorieren.

Ohne es damals schon zu wissen, ziehe ich aus dem halben Schuljahr an der Dorfgrundschule mein grundlegendes Werte- und Koordinatensystem für mein späteres Leben. Die Ausübung von Macht, Stärke und Überlegenheit, Verlogenheit, Ausgrenzung und dümmliches Mir-san-Mir-Gehabe sind für mich Zeit meines Lebens ein rotes Tuch, dem ich mich nie unterordnen werde.

An meinem zehnten Geburtstag, vier Monate nach der Begegnung mit der Bichl-Gang, sitze ich mit den einzigen beiden Freunden aus der neuen Klasse in meinem Kinderzimmer und wir spielen mit Lego irgendwelche Weltraumabenteuer nach. Draußen regnet es in Strömen. Aber davon nehme ich keinerlei Notiz.

3. Datenforensik

Zugegeben, an die meisten meiner Geburtstage kann ich mich eigentlich gar nicht erinnern. Die aus der Kindheit sind viel zu lange her, die aus dem späteren Erwachsenenleben unspektakulär und beliebig, so dass nicht viel davon hängen geblieben ist.

Hinzu kommt, dass ich nie der große Geburtstagstyp war, der schon monatelang im Voraus fieberhaft überlegte, was man denn unternehmen könnte. Der Gedanke an groß inszenierte und minutiös geplante Geburtstagsfeiern war mir immer ein Graus. Lieber habe ich irgendwo mit ein paar Freunden auf einer Berghütte gefeiert.

Ich habe über das Wetter an meinem Geburtstag nie Buch geführt, keine Statistik erhoben. Das kam mir zu keinem Zeitpunkt meines Lebens in den Sinn. Man kann negativ behaftete Dinge schlimmer machen, indem man sie aufbauscht, ihnen eine Bühne und damit eine überhöhte Bedeutung gibt. Selffulfilling Prophecy sozusagen. Rede ich mir nur ständig ein, dass irgendetwas Schlimmes eintreten wird, dann tritt es auch ein. Wer hat darauf schon Lust, noch dazu als junger Mensch? Nein, es war einfach so, dass ich den 6. Juni immer an mich heranziehen ließ mit der kleinen

Geringschätzigkeit, dass mir das Wetter vermutlich ohnehin einen Strich durch die Rechnung machen würde. Warum also groß etwas planen? Wer sich nicht in irgendeine große Sause hineinsteigert, der kann auch nicht enttäuscht werden, wenn es an diesem Tag wie aus Eimern kübelt. So einfach war meine Gleichung, so oft hat sie mich vor größeren Enttäuschungen bewahrt.

Das heißt nicht, dass ich mich irgendwo an meinen Geburtstagen eingeschlossen und darauf gewartet hätte, dass sie vorbeigehen. Nein, ich lernte damit ganz gut umzugehen, eben das Beste daraus zu machen.

Im Übrigen ist es ja auch so, dass ich gar nichts gegen Regen habe. Tatsache. Die vielfältigen Geräusche von Regen empfinde ich sogar als wunderbar beruhigend. Regen in freier Natur ist eine Faszination für sich. Der Wechsel von leichtem Niesel hin zu stärker werdendem Regen, zu Regenprasseln und dann wieder zurück, wenn er abebbt, nur noch ganz leise vernehmbar ist, flüstert, und später das Tropfen der regennassen Laubblätter von Baumetage zu Baumetage zu hören ist - in dieses Rauschen, komponiert von Millionen fallender Tröpfchen, die es glucksen, gluckern und perlen lassen, tauche ich vollends ein, es lässt mich zur Ruhe kommen.

Besonders liebe ich Gewitterregen. Und zwar den, der noch ganz zart nachnieselt, während das Gewitter schon weitergezogen ist und die Donner nur noch aus weiter Ferne hallen.

Selbst Regen in der Zivilisation hat für mich etwas Positives. Er reinigt die Städte, die Luft und so manch dreckige Straße oder Fassade.

Das Prasseln von Regentropfen auf Dächern, Fenstern,

Autos oder einer Zeltplane empfinde ich immer als etwas Natürliches, Schönes, nie als etwas Schlechtes oder Bedrohliches. Es sagt mir, dass die Natur, auch wenn wir Menschen sie jeden Tag ein Stück weiter auszurotten versuchen, immer noch da ist. Sie klopft einfach an unsere Häuser, um uns zu sagen ›*Ich bin da und werde auch noch nach Euch da sein.*‹

Bei all der Empathie für Regen, keine Frage, dass er mich an manchem Geburtstag auch zur Weißglut gebracht hat. Manchmal wusste er einfach, wie er mir einen fulminanten Strich durch die Rechnung machen konnte. Beispiele gefällig, die sich mir eingebrannt haben?

Der Siebte: ich bekomme das sehnlichst herbeigewünschte Walkie Talkie von meinen Eltern geschenkt. Weil es draußen in Strömen regnet, kann ich es nur in der Wohnung ausprobieren, was mich schrecklich nervt, bis ich es in einem Wutanfall in die Ecke werfe.

Der Achtzehnte: Eine Party mit meinen Schulfreunden aus dem Gymnasium, angesetzt im Garten meiner Eltern. Wir landen – regenbedingt – in der beengten Garage. Ich erinnere mich noch an eine bescheuerte Papier-Girlande in Regenbogenfarben, die ein Spaßvogel an die graue Betonwand klebte.

Der Fünfunddreißigste: Im Münchner Hirschgarten, ein bayerischer Biergarten, in den ich ein Dutzend meiner Freunde eingeladen habe, graupelt es bei jämmerlichen fünf Grad Celsius.

Der Vierzigste: Party mit Freunden und Familie im Garten unseres erst kürzlich bezogenen Hauses am Waldrand – es ist verregnet und so erbärmlich kalt, dass ich zwar unter dem Schirm draußen grille, aber alle Gäste sich ins Haus verdrücken.

Der Vierundvierzigste: Ich bin mit der Familie in Urlaub auf Krk, einer ebenso sonnigen wie trockenen Insel in Kroatien. Weil für meinen Geburtstag strömender Regen angesagt ist, wollen wir die in der Nähe gelegene Biserujka-Tropfsteinhöhle besuchen. Wir fahren in nicht enden wollendem Regen hin. Sie bleibt an dem Tag wegen einsickerndem Oberflächenwasser geschlossen.

Empfinde ich den Regen an meinen Geburtstagen als Heimsuchung? Nein, lediglich als *Konstante*.

Ein paar Jahre später, genauer gesagt im Jahr der Artemis 3 Mondlandung, rückt man mir beziehungsweise ›meinem Phänomen‹ dann doch mit wissenschaftlicher Methodik und Präzision zu Leibe. Aber rein zufällig.

Ich lerne Professor Dr. Lorenz Stiller im Flugzeug kennen. Wir beide sind Sitznachbarn auf dem Weg von München nach Helsinki. Er wegen eines Vortrags auf einer Konferenz, ich ebenfalls, nur andere Veranstaltung und als Besucher. Fliegen ist nicht meins. Aus vielerlei Gründen. Ich sitze immer mit Anspannung in einem Flugzeug und werde das auch nicht mehr in den Griff bekommen. Das Wetter an dem Tag ist schon beim Zustieg in München bescheiden. Doch über der Ostsee wird es mehr als ungemütlich und es kommt zu einigen Turbulenzen, die mir sofort auf den Magen schlagen. Davor hatten Stiller und ich uns bereits mit ein paar Smalltalk-Floskeln bekanntgemacht. Er ist Direktor des Instituts für Klimarisiken, Resilienz- und Adaptionsstrategien, kurz IKRA, in München. Sein Team, verrät er mir, sei spezialisiert auf den Klimawandel, auf die damit verbundenen Klimakipppunkte und daraus resultierende neue Wettersysteme, und darauf, wie die Menschheit sich bestmöglich auf all dieses Ungemach einstellen könne. Simulationen, was uns noch so bevorstehen könnte – in jederlei Hinsicht.

Stiller ist ein hagerer, nicht allzu großer Mittfünfziger mit teuer aussehender, rahmenloser Brille und silbergrauem Kurzhaarschnitt. Typ Asket. Er ist sehr von sich überzeugt, hört sich gern selbst reden. Dabei spricht er bedacht, mit bewusst gesetzten Pausen und unterschiedlicher Lautstärke. Es ist offensichtlich, dass er alle Register zieht, um seinen Worten einen besonderen Klang und seinen Ausführungen eine möglichst große Bedeutsamkeit zu verleihen. Dass er, wie er mir nach ein paar Minuten Unterhaltung bereits erzählt, in irgendeinem Gremium die Bundesregierung in Klimafragen berät, passt perfekt ins Bild, das ich von ihm habe.

Wenn man solche Zufallsbekanntschaften macht wäre es schade, sie nicht zu nutzen. Und so zeige auch ich mich von meiner gesprächigen Seite, was gegenüber Fremden nicht unbedingt zu meinen größten Stärken gehört.

Stiller ist felsenfest davon überzeugt, dass die Menschheit viel zu viel Zeit darauf verwendet hat zu diskutieren, wie man die Klimaerwärmung begrenzen oder wenigstens verlangsamen könne. Stattdessen müsse der Fokus vielmehr auf Strategien und Maßnahmen gelegt werden, wie wir als globale Zivilisation mittel- und auch längerfristig mit den veränderten Umweltbedingungen umgehen müssen. Wir seien immer noch sehr schlecht vorbereitet auf das, was da auf uns zukäme, lässt er mich gleich mehrmals wissen.

Für die soeben global gefeierte Rückkehr der Amerikaner auf den Mond hat er eher verächtliche Worte übrig. Die

Hausaufgaben der Menschheit lägen ganz klar auf den Schreibtischen vor uns und nicht in irgendwelchen eisbedeckten Kratern am Südpol des Erdtrabanten. Ich habe fast den Eindruck, Stiller erprobt an mir seinen Vortrag, den er auf der Konferenz halten wird, was mir aber nicht das Geringste ausmacht, denn tatsächlich kann ich seinen Ausführungen einiges abgewinnen und sie sind alles andere, als an den Haaren herbeigezogen.

Vielleicht ausgelöst durch die ersten Turbulenzen, oder weil ich neben einem waschechten Klimatologen sitze, vielleicht aber auch, weil mein Unterbewusstsein es ausbrütet, mache ich eine unüberlegte Bemerkung hinsichtlich ›meiner Affinität‹ zu Schlechtwetter. Stiller hält kurz inne, fragt nach. In ein paar Sätzen erzähle ich ihm, wie es mir mit meinen bisherigen Geburtstagen ergangen ist. Ich achte tunlichst darauf, nicht als neurotischer Spinner und Esoteriker bei ihm rüberzukommen, deswegen erwähne ich auch alles, was ich über die Schafskälte weiß.

Stiller mustert mich eindringlich und intensiv – und das auf kürzeste Distanz, im Flugzeug nebeneinandersitzend, was ich als etwas unangenehm empfinde. Er hört mir jedoch zu und stellt in den passenden Lücken ein paar gezielte Fragen. Ich bin zurückhaltend vorsichtig bei meinen Ausführungen. Stiller hat was von einem Arzt. Drücken wir mit ein paar Fragen mal auf die Knöpfe des Patienten und sehen, wie er reagiert, fertig ist die Diagnose. Doch dann kommt, für mich völlig überraschend, eine Einladung.

»Kontaktieren Sie mich nächste Woche und lassen Sie uns einen Termin bei mir im Institut vereinbaren. Wir schauen uns das mal an«, sagt er und wir speichern gegenseitig unsere Kontaktdaten. Vielleicht ist das meine beste

Chance, ein paar Antworten auf die merkwürdige Wetterlage an meinen Geburtstagen zu bekommen ...

***

Auf den vereinbarten Termin im IKRA-Forschungsinstitut habe ich mich akribisch vorbereitet - Aufzeichnungen, Dokumente und Mails recherchiert und einiges davon auf Datenspeicher mitgebracht. Ich bin auf einen seitenlangen Fragebogen eingestellt, den ich im Institut über Stunden gewissenhaft und so akkurat wie nur irgend möglich abarbeiten werde.

Ich melde mich am Empfang des Institutes an. Die junge Frau mit etwas zu langen Fingernägeln ist mit den allerneuesten iDev-Gadgets von NVIDIA ausgestattet. Sie steuert irgendwas auf ihrem Monitor mit gekonnter Gestik, wartet einen Moment und spricht sogleich mit einer weiteren Person in der Organisation. »Dr. Stiller ist noch beschäftigt, Herr Weiß«, lässt sie mich mit dem Anflug eines Lächelns wissen. »Wenn Sie bitte noch Platz nehmen, ich lasse Sie dann abholen.«

Die stylischen Sitzpolster im Eingangsbereich, in die ich mich fallen lasse, sind für meinen Geschmack etwas zu niedrig geraten, aber durchaus bequem. Ich lasse meinen Blick über Architektur und Einrichtung des Gebäudes schweifen. Transparentes Glas in diversen Tönungen, blitzendes Chrom, überall Ambient-Beleuchtung und repräsentative Deko- und Kunstobjekte. Keine Pflanzen. Ein kleiner boshafter Gedanke formt sich in meinem Kopf, ob es einem Klimainstitut gut zu Gesicht steht, keine einzige Pflanze, keine sichtbare Begrünung und keinerlei natürliche

Materialien in seinem Stammgebäude verbaut zu haben, drücke ihn aber sogleich wieder weg, weil ich nichts schlimmer finde, als verschämt aufgestellte Palmwedel in Hydrokulturen. In meine Gedanken hinein höre ich eine Stimme zu mir sagen »Dr. Stiller empfängt Sie jetzt.«

Ich drehe mich um. Die Stimme gehört einer Dame mittleren Alters, die sehr viel Wert auf eine gepflegte Erscheinung zu legen scheint. Alles an ihr ist aufeinander abgestimmt. Kostüm, Schmuck, Gürtel, Schuhe. Es ist die Art von Menschen, die dir immer gleich das Gefühl geben, dass du selbst nicht passend gekleidet, mindestens jedoch underdressed bist. Sie sieht mich mit kühlen, eisblauen Augen an und bedeutet mir zu folgen. Mit ihr ein paar nette Floskeln auszutauschen, danach verspüre ich kein gesteigertes Verlangen. Wir fahren schweigend im gläsernen Aufzug in den dritten Stock und sie geleitet mich in Stillers Büro.

Stiller erkennt mich sofort, setzt ein freundliches Gesicht auf und lacht, als er mich mit meiner Sammlung an Unterlagen, die ich kurz vor ihm hochhalte, um ihm zu signalisieren, dass ich alles parat habe, vor sich sieht. Auf ihn muss ich mit meiner gespannten Erwartungshaltung wohl wie ein Schuljunge wirken, obwohl er eigentlich der deutlich Kleinere von uns beiden ist, was mir im Flugzeug gar nicht so deutlich aufgefallen war.

»Das brauchen Sie nicht. Wir haben das alles schon erledigt«, sagt er mit Blick auf die Unterlagen und bietet mir einen Sitzplatz in der Lounge-artigen Besprechungsecke seines ebenso geschmackvoll wie modern eingerichteten Büros an. Er setzt sich ebenfalls, allerdings nicht in einen der tiefen Loungesessel, sondern auf dessen Armlehne und macht seine Beine lang. Mit der Pose will er lässig wirken, aber schon der Versuch der Inszenierung ist zum Scheitern verurteilt.

Ich bin ein wenig enttäuscht, wie er mir meine stundenlange Vorbereitung zuhause mit einem etwas selbstgefälligen Lachen binnen einer Sekunde zunichtemacht.

»Sie brauchen nichts davon?«, bringe ich gerade noch so heraus, ahnungslos, wie die Herren Klimatologen und Datenforensiker denn ohne meine Aufzeichnungen irgendetwas überprüfen wollen.

»Nun, Herr Weiß, es ist ganz einfach«, setzt Stiller in leicht schulmeisterlichem Ton an. Ich mag ihn nicht, wie er da so leicht erhöht und pseudolässig vor mir auf der Armlehne thront. Der Mann hat etwas Gönnerhaftes und versucht damit, irgendwelche Komplexe zu kompensieren.

»Wir haben die Klimadaten in unserem Quantencomputer.« Er macht eine künstlerische Pause, um seinen Worten mehr Gewicht zu verleihen.

»Und jemand anderes hat all Ihre Bewegungsdaten. Zumindest die seit 2001«, fügt er hinzu und setzt dabei eine übertrieben verschwörerische Miene auf. Er ist ein Angeber, ich kann es nicht anders sagen.

»Kombiniert man beides, also Ihren Aufenthaltsort über die Funkmastzellen, in die Ihr Handy eingeloggt war, mit den lokalen Wetterdaten, haben wir eine hübsche Zeitreihe über 30 Jahre. Das ist eine schöne Datenreihe, aus der sich was machen lässt«, feixt er, offenbar selbst angefixt von seiner eigenen Genialität.

Ich bin perplex und brauche einen Moment, um die Bedeutung seiner Worte zu realisieren.

Mobilfunkprovider und Geheimdienste haben also mindestens seit den Terroranschlägen von 9/11 meine Mobilfunkbewegungsdaten. Und damit wissen sie auch seit 2001, mit einem hübschen Geopin versehen, wo ich jeweils am 6. Juni eines jeden Jahres war. Jetzt muss das Klimainstitut nur noch an den GPS-Koordinaten nachsehen, ob es da wie aus Kübeln gegossen hat – und fertig ist der Beweis, dass ich ein verwunschenes Unikum bin, eine traurige Gestalt, den das Klima der Erde, ein Wettergott oder das verdammte ganze Universum auf dem Kieker hat?

Stiller lässt mich zappeln. Ganz bewusst. Er spielt seinen Wissensvorsprung gnadenlos aus. »Und?«, tue ich ihm den Gefallen, wohlwissend, dass ich mir mit der Frage natürlich in allererster Linie selbst einen Gefallen tue, um endlich an Antworten zu kommen.

»Zu welchem Schluss kommt Ihre hübsche Datenreihe?«, frage ich artig und erfülle damit die mir von ihm vorgesehene Rolle einer Spielfigur, der er sich weit überlegen fühlt.

Das ist exakt die Frage, die er von mir hören will und fängt an, in seiner Doppelrolle als Erleuchter und Erlöser aufzugehen.

»Sie sind mit Ihren zugegebenermaßen verregneten Geburtstagen eigentlich keine wirkliche Anomalie, Herr Weiß. Zumindest nicht in Ihrer Kindheit und als junger Erwachsener.«

Er sagt das in dieser begütigenden Art, wie es Ärzte gerne tun, wenn sie Patienten auf eine schlechte Nachricht vorbereiten. Obwohl er keinen weißen Kittel trägt, macht er es weiter spannend. Will mich jetzt mit kleinen Erkenntnisfragmenten demütig an das große Ganze heranführen.

»Im Rahmen der Anfang Juni in Mitteleuropa auftretenden Schafskälte und ihrer Eintrittswahrscheinlichkeit von über siebzig Prozent bis in die 1990er Jahre wäre eigentlich alles mehr oder weniger erklärbar und läge halbwegs innerhalb der statistischen Varianz«, schlaumeiert er und fügt wieder eine seiner Dehnungspausen an.

Da ist noch mehr, das spüre ich sofort.

»Wir können aus heutiger Sicht ziemlich genau sagen, dass das Erdklima um etwa 2000 herum angefangen hat, verrückt zu spielen. Damals wurden drei von sieben durch uns Klimatologen definierte und in der Wissenschaft allseits anerkannte Kipppunkte erreicht. Das hat natürlich eklatante Auswirkungen auf viele Wetterphänomene, globale wie lokale, eben auch auf die Schafskälte.

Die Auszählung der letzten dreißig Jahre zeigt ganz klar, dass die Eintrittswahrscheinlichkeit der Schafskälte seit der Jahrtausendwende bis heute auf unter 33 Prozent abgesunken ist«, elaboriert er weiter, ganz in seinem Element. Mir ist noch nicht klar, worauf er hinauswill, aber das scheint genau seine Strategie zu sein, mich noch ein wenig als unwissenden Kretin im Trüben fischen zu lassen. Wissensvorsprünge müssen unbedingt durch denjenigen, der sie besitzt, ausgekostet werden.

Ich erfülle weiter brav meine Rolle und schaue ihn fragend an. Er macht weiter.

»Wenn wir uns Ihre Datenreihe seit 2001 ansehen… die vergangenen dreißig Jahre, in denen es wahrscheinlicher ist, dass die Schafskälte *nicht* eintritt, dann kommt da… bezogen auf Sie und Ihre Aufenthaltsorte… in der Tat… eine erstaunliche Signifikanz zum Tragen«, stottert er sich jetzt ein wenig zurecht. Ich merke zum ersten Mal eine leichte Unsicherheit und kleinere Risse in der sonst so selbstsicheren Fassade. ›Meine‹ Datenreihe scheint ihm ein kleines Problem zu bereiten.

Das Blatt wendet sich zu meinen Gunsten. Ich versuche die Initiative zu übernehmen.

»Geht es auch konkret?«, will ich direkt und unumwunden wissen.

Davon fühlt er sich offenbar herausgefordert. Die Frage ist unwissenschaftlich, ungebührlich, das lässt er mich mit seiner Miene spüren. Seine Antwort kommt prompt und sie trifft mich unvorbereitet und mit voller Wucht:

»Wir konnten in über neunzig Prozent Ihrer Geburtstage der letzten dreißig Jahre eine Koinzidenz mit Niederschlägen an Ihrem Aufenthaltsort feststellen. Mit anderen Worten: Angesichts der kaum noch vorhandenen Schafskälte durch den Klimawandel schreit Ihr Fall förmlich nach einer Anomalie.«

Ich bin wie betäubt. Auf meine Ohren legt sich im Bruchteil der Sekunde ein Rauschen, es ist wie durch Watte. Ich brauche frische Luft, ein Glas Wasser, aber Stiller hatte nichts angeboten und ich keine Lust, mich ungefragt an den Getränken zu bedienen, die auf dem Tisch vor uns stehen.

Ich fasse mich wieder. Erneut jage ich Antworten hinterher.

»Aber wie erklären Sie sich das?«, setze ich, jetzt mit einem bittenden Ton in meiner Stimme, nach.

»Gar nicht. Ist einfach so«, gibt er wenig einfühlsam, fast patzig, zurück. Seine Wissenschaftlerseele ist gekränkt, er hat keine gute Erklärung parat.

»Es ist einfach eine besondere Laune des Zufalls«, erläutert er in einem etwas versöhnlicherem Ton.

»Neun von zehn Ihrer Geburtstage sind tatsächlich verregnet. Beide Ereignisse geschehen gleichzeitig, sie stehen aber in keinem kausalen Zusammenhang.«

Ich lasse seine Worte nachwirken. Also alles ein Scherz, den sich ein chaotischer Kosmos voller Zufälle mit mir leistet?

Stiller stößt, ohne meine Gedanken zu kennen, ins selbe Horn.

»Wir könnten unseren Quantencomputer mit abertausenden Merkmalen, Ereignissen und Zuständen füttern und sie in Beziehung zueinander setzen ... glauben Sie mir, es kämen die irrwitzigsten Sachen dabei heraus!«, grinst er nun wieder selbstsicher.

»Haben Sie noch nie vom Storch-Paradoxon gehört?«, fragt er mich auffordernd.

Schon wieder zieht er die Wissensvorsprung-Karte. Menschen sind wie sie sind, denke ich mir und lasse es mir bereitwillig erklären, obwohl ich eine dunkle Erinnerung an das habe, was nun kommt.

»In einer Studie wurde für verschiedene Regionen untersucht, wie viele Störche dort zu Hause sind und wie hoch die Geburtenrate ist. Also die menschliche meine ich. Es zeigte sich eine signifikante positive Korrelation zwischen der Anzahl der Störche und der Anzahl der Babys. Das heißt, je mehr Störche eine Region hat, umso mehr Babys gibt es dort. So paradox das klingen mag, aber wir beide wissen, dass weder Störche Kinder bringen noch umgekehrt. Es besteht lediglich eine zufällige stochastische Beziehung zwischen ihnen, aber keine Kausalität.«

Mein Gesichtsausdruck dürfte sich vermutlich zwischen verwirrt und nachdenklich einpendeln, was ihn offenbar dazu bringt, nochmal nachzusetzen.

»Sehen Sie, es gibt wirklich viele solcher Schein-Korrelationen, die suggerieren, es gäbe da einen Zusammenhang.«

Er macht eine Pause.

»In den allermeisten Fällen existiert keiner.«

»Und in den anderen?«, will ich wissen.

»Gibt es vielleicht Einflussfaktoren, die wir nicht detektieren können ...« Er lässt es offen, und sich selbst eine Hintertür.

Stiller schaut auf seine teuer erscheinende, mechanische Automatikuhr am Handgelenk und erhebt sich unvermittelt. Mir ist klar, dass das Thema und unser Termin damit beendet sind. Ich stehe auf, sammle meine auf dem Tisch abgelegten Utensilien ein. Er geleitet mich mit einer Handbewegung in Richtung Tür.

»Vielleicht sind Sie ja ein Schneckenkönig«, sagt er, offenbar zu einem Spaß aufgelegt.

»Schneckenkönig?«

»Kennen Sie nicht?«

Wieder muss er mir bedeuten, dass ich ihm auf wissenschaftlichem Terrain nicht das Wasser reichen kann.

»Als Schneckenkönige bezeichnet man einzelne Schnecken, deren Gehäuse in die linksgewundene Form gedreht sind. Alles, inklusive innerer Organe, ist andersherum. Kommt nur bei einer von 40.000 Schnecken vor. Eine Laune der Natur.« Er sagt das völlig trocken, emotionslos, hat es wie aus Wikipedia rezitiert.

Ich schaue ihn fassungslos an. Eine Laune der Natur also.

Ich, der Linkshänder und Schneckenkönig Ansgar Weiß, habe genug vom selbstgefälligen Klimatologen. Ich gehe durch seine Bürotür nach draußen, Richtung Aufzug, und lasse ihn wortlos stehen.

Wenigstens das bin ich Dr. Lorenz Stiller schuldig.

4. Regenbringender Kotzbomber

Josh Gregory ist komplett wahnsinnig. Ich meine es so, wie ich es sage. Gerade eben noch schüttelte er sich im Pilotensitz seiner Maschine vor Lachen. Sein irres Gelächter wollte gar nicht mehr aufhören und füllte alles um mich herum aus: die gesamte Flugzeugkabine als auch meinen Kopf, den er, eingezwängt in das stramm sitzende Copiloten-Headset, durch sein frenetisch schallendes Lachen fast zum Platzen gebracht hätte. Das lautstarke Gewieher übertönte sogar den unglaublichen Lärm im Inneren des Flugzeugs, angefacht von den beiden Propellermotoren der Beechcraft und dem prasselnden Regen, der gerade eben noch auf die Außenhaut der Maschine hämmerte, in der ich blass und ausgewrungen wie ein Handtuch sitze.

Joshs irrwitzige Flugmanöver durch das Regengebiet können nur als krank, selbstmörderisch und bar jeder Vernunft bezeichnet werden. In meiner rechten Hand baumelt die Kotztüte, die ich so gut es ging mehrfach versiegelt habe, damit der Geruch nicht weiter in meine Nase steigt und nochmal seinen Tribut fordert. Endlich setzt der verrückte Buschpilot den Regen-Kotzbomber, eine Beechcraft King Air 260, auf der Landepiste des Lake Manyara Flughafens in Tansania auf und sieht mich grinsend wie ein verzücktes Honigkuchenpferd von der Seite an. Ich bin wieder auf dem Boden und mir ist immer noch speiübel. So muss sich das Training von angehenden Astronauten bei Parabelflügen anfühlen. Wenn ich es aus der Beechcraft herausgeschafft habe, trete ich ihm in seinen Allerwertesten. Nein, besser ich nehme meine butterweichen Beine in die Hand und renne so schnell ich kann, um den Fängen eines völlig abgedrehten Cloud Seeding Piloten aus Australien zu entkommen, der mich vor gut einer Woche mit einer entzückenden Video-Nachricht zum ultimativen Selbstversuch nach Tansania eingeladen hat: »Ansgar Weiß, Geburtstagsregenmacher, wenn du wirklich kannst, was über dich gesagt wird und du die Hazda retten willst, schwing deinen verdammten Arsch hierher!«

***

Josh Gregory war mal Pilot bei der ältesten und größten Airline Australiens, der Qantas Airways. Das war sein Traumjob und er genoss es, mit dem Airbus A330 regelmäßig zwei- bis dreihundert Passagiere von Sydney nach Neuseeland, nach Asien, nach Nord- und Südamerika sowie nach Afrika und wieder zurückzufliegen. Josh war leidenschaftlich gern Pilot und sowohl seine Passagiere als auch seine Crew betrachtete er als ihm persönlich anvertraute Schützlinge. Sicherheitstrainings, Fortbildungen, Technikchecks und immer wieder zu durchlaufende Protokolle waren von jeher fester Bestandteil seiner Tätigkeit, denen er gewissenhaft nachging, ohne jemals dem Routine-Schlendrian den Hauch einer Chance gegeben zu haben. Nein, er war der Fürsorger für bis zu 300 Menschenleben und seine Mission war es, stürmische Wolkenformationen und Turbulenzen zu umfliegen, um seine Gäste an Bord entspannt und sicher an ihre Zieldestinationen zu bringen.

Im Kollegenkreis war Josh dafür bekannt, ein raubeiniger Typ mit deftigem Umgangston und softem Kern zu sein. Mit Frauen hatte er immer was am Laufen, nur heiraten wollte er nie. Wirkliche Zuneigung empfand er für durch Buschbrände verletzte und heimatlos gewordene Tiere des australischen Outbacks. Josh kümmerte sich an seinen dienstfreien Tagen oft als ehrenamtlicher Helfer in einer Tierauffangstation, in der Koalas, Wombats, Kängurus und viele weitere Wirbeltiere aufgepäppelt wurden, die durch die *Großen Brände* Schaden genommen hatten und oft ihres Lebensraumes beraubt wurden. Mit seiner Ausbildung und beruflichen Erfahrung in Erster Hilfe avancierte er vor allem während der extremen Buschfeuer 2019 und 2020, bei denen drei Milliarden Wirbeltiere starben und neunzehn Millionen Hektar Land verbrannten, zum Aufpäppel-Spezialisten.

Mit der Zeit und der immer wiederkehrenden Buschfeuer hatten sie ihre Behandlungsmethoden für Rauchvergiftung, Hitzestress, Brandverletzungen und Dehydrierung sogar artenspezifisch perfektioniert. Jeder Handgriff saß, jeder wusste, was zu tun war. Während der ersten Covid-Pandemie, als die großen Maschinen für Interkontinentalflüge ohnehin lange auf dem Boden blieben oder gar ganz ausgemustert wurden, organisierte Josh dringend benötigte tiermedizinische Ausrüstung, Medikamente und Verbandsmaterial, das er mit einer Mischung aus Organisationstalent und internationalen Verbindungen entweder direkt bei der Auffangstation anliefern ließ oder es kurzerhand selbst vorbeibrachte. Sein beinahe grenzenloses Engagement auch beim späteren Auswildern der Tiere in neu angelegten Schutzzonen machte ihn landesweit bekannt und brachte ihm auf Social Media zehntausende Follower, in TV-Berichten und Interviews viel Anerkennung und Sympathie und in seiner Post unzählige Heiratsanträge ein. Bis zu dem Moment, als er kurz vor einem Flug rüber nach Neuseeland von einem Mitarbeiter der Civil Aviation Safety Authority völlig überraschend zu einer Alkoholkontrolle gebeten und deutlich zu viel Restalkohol in seinem Blut festgestellt wird. Josh wird mit sofortiger Wirkung vom Dienst suspendiert. Schlimmer noch, irgendwer aus seinem Umfeld sticht den Vorfall an die Medien durch. Es dauert nur wenige Stunden, bis ein Video viral geht, in dem zu erkennen ist, wie er von zwei CASA-Mitarbeitern am Flughafen zu einem Taxistand eskortiert und nach Hause entlassen wird. Wenige Tage später ist Josh weder Qantas beliebtester Passagierpilot, noch sympathischer Tiernotretter. Er ist dank einer sich hysterisch aufschaukelnden medialen Hetze in Australien als Person ähnlich verbrannt, wie die neunzehn Millionen Hektar Land der *Großen Brände* 2019/2020.

***

Ich bin – zumindest zum Zeitpunkt, als ich im Flugzeug nach Tansania sitze – felsenfest davon überzeugt, dass es wahrscheinlicher ist, dreimal hintereinander im Lotto zu gewinnen, als dass sich die Lebenslinien der beiden Erdenbürger Ansgar Weiß und Josh Gregory am Arusha Airport in Tansania kreuzen. Dort treffe ich Josh das erste Mal nach seinem deftigen Selfie-Video, das er öffentlich und ungeniert auf seinem Youtube-Kanal *Josh's Cloud Seeding Project* direkt an mich adressiert hat und auf das mich Freunde drei Tage nach der Veröffentlichung aufmerksam machen. Im Video ist ein offensichtlich leicht angetrunkener und spürbar erregter Typ stattlicher Größe vor einer kleinen Propellermaschine zu sehen, der beim Reden wild mit seinem rechten Arm fuchtelt, während er sich mit dem linken wacklig per Smartphone filmt.

Der Typ mit Dreitagebart und schwarzer Baseballcap, den ich nie zuvor gesehen habe, mich jedoch in breitestem Australisch namentlich auffordert, nach Tansania zu kommen, ist zumindest im Internet alles andere, als ein Unbekannter. Auf Youtube hat er 950.000 Follower. Er ist offenbar Pilot, der Wolken mit Salzpartikeln impft und sie in Trockengebieten zum Abregnen bringt. Seine Flugeinsätze filmt er und stellt sie ins Web. In den Videos, die meisten Einsätze offenbar für das National Center of Meteorology in Dubai, geht es äußerst turbulent zu. Die Wolkenformationen, in die er gern direkt hineinzufliegen scheint, sind nicht gerade von Pappe, sondern schütteln ihn samt seiner Maschine ordentlich durch. Wenn seine Mission erfolgreich war, kämpft sich die Maschine durch prasselnden Regen und die drolligen Wischblätter vorn an der Cockpitscheibe versuchen ebenso hektisch wie verzweifelt, den Blick voraus freizuhalten.

Das letzte Video, das er vor drei Tagen hochgeladen hat trägt den schmeichelhaften Titel *Get your ass over here, Ans-*

gar Weiß! und hat bereits 61.000 Aufrufe. Erst nach dem fünften Ansehen verstehe ich, was mir der aufgebrachte wolkenimpfende Australier per Video mitzuteilen hat. Es ist eine Wutrede über eine seit mittlerweile zwei Jahren anhaltende Dürre in Mbulu, einem ehemals sehr grünen Distrikt in der tansanischen Region Manyara. Die beiden Regenzeiten von November bis Dezember und März bis Mai seien seit zwei Jahren ausgeblieben, der dort befindliche Eyasi-See auf bestem Wege zu versteppen. Das betroffene Gebiet sei die Heimat der Hadza, eines der ältesten und nicht sesshaften indigenen Völker Afrikas, von dem weniger als Tausend existierten und akut von der Dürre bedroht seien.

Josh ist aufgebracht. Und leicht angetrunken. Das, zusammen mit seinem breiten genuschelten Australier-Slang und einer miesen Aufnahmequalität, macht es für mich nicht gerade einfach, alles zu verstehen. Was ich hingegen verstehe ist seine Verzweiflung.

Er ist verzweifelt, weil er wohl seit geraumer Zeit vergeblich versucht, mit seinem Flugzeug die Wolken über dem Dürregebiet zu impfen. Und Wolken gibt es ohnehin viel zu selten. Das hat ihn augenscheinlich so in Rage versetzt, dass er einen über den Durst getrunken und spontan ein Selfie-Video aufgenommen hat.

Wie er auf mich gekommen ist, ist mir völlig schleierhaft, aber irgendjemand muss ihm von mir erzählt haben. Schon allein das finde ich mehr als spooky. Sein Video hat er am 20. Mai aufgenommen. Und mir macht er unmissverständlich klar, dass ich rechtzeitig vor dem 6. Juni meinen Arsch nach Tansania bewegen soll, um der ausgedörrten Region und den Hadza den ersehnten und seit zwei Jahren ausbleibenden Regen zu verschaffen. Der Mann hat Nerven. Oder er hat sie komplett verloren.

***

Die persönliche Begegnung mit Josh am Flughafen von Arusha läuft nicht ohne ein paar Merkwürdigkeiten ab. Zwar begrüßt mich der nach Afrika emeritierte, schlaksige Australier kumpelhaft und neugierig, mich beschleicht aber das Gefühl, dass er sich im nüchternen Zustand seiner Sache nicht mehr ganz so sicher ist. Gleichzeitig scheint entweder meine Ankunft hier bei den Beamten eine gewisse Aufmerksamkeit zu erzeugen, oder der gesamte Sicherheitsapparat des Flughafens ist nervös. Ich kann mir kaum vorstellen, dass mich hier auch nur eine Seele kennt, doch die Art, wie mich die Beamten mustern und kontrollieren lässt mich vermuten, dass sie in irgendeiner Form über mich informiert sind und den komischen Vogel aus Deutschland ganz genau in Augschein nehmen wollen. Vielleicht liegt es aber auch daran, dass der Flughafen aktuell ein Drehkreuz für Hilfslieferungen für die Dürrekatastrophe in Tansania ist, die sich nun, im zweiten Jahr, mit dramatischen Folgen in die kollektive Aufmerksamkeit der globalen Medien brennt und gleichzeitig in die nicht enden wollende Liste menschengemachter Katastrophen einreiht.

Obwohl der Flughafen in Arusha sehr klein und regional wirkt, konnte ich das rege Treiben und Entladen von Hilfsgütern noch aus dem Flugzeugfenster beobachten. Dass das Militär an allen strategisch wichtigen Plätzen des Flughafens Posten bezogen hat, wundert mich nicht. Die Checkout-

Prozedur, bei der zwei finster dreinblickende Zollbeamte meine beiden Rucksäcke kontrollieren und der erneut notwendige Checkin zusammen mit Josh, um mit seiner Propellermaschine gemeinsam weiter zum Lake Manyara Airport, am Rande des Krisengebietes, zu fliegen, dauert eine kleine Ewigkeit. Endlich laufen wir über das Rollfeld zu seiner zweimotorigen Beechcraft. Die King Air 260 ist ein modern aussehendes kleines Flugzeug und ich kann sogleich die hinter den beiden Flügeln angebrachte Spezialapparatur aus verdrahteten Kartuschen erkennen, die Josh einzeln zünden kann, um die Wolken gezielt mit Natrium- und Kaliumchlorid-Partikeln zu impfen, die dann Wassertröpfchen binden und sie zum Abregnen animieren sollen. Josh unterschreibt der Rollfeldcrew noch ein paar Papiere und bedeutet mir mein Gepäck zu verstauen und ins Cockpit einzusteigen.

Einen Flug in einer kleinen Propellermaschine, noch dazu vorne im Cockpit, finde ich nicht annähernd so unangenehm, wie mich in den großen Jumbojets der Airlines wie ein Schaf auf 0,5 Quadratmetern transportieren zu lassen. Als wir beide die Kopfhörer aufhaben erklärt mir Josh mit simplen Sätzen ein paar Grundfunktionen der Armaturen, auf was ich während des Fluges zu achten habe und wie ich mich über Audio verständlich machen kann. Kurze Zeit später sind wir in der Luft. Beim Blick aus dem Seitenfenster bin ich mindestens so begeistert wie aufgeregt und gleichzeitig froh, mich auf Joshs unkonventionelle Einladung eingelassen zu haben. Zu lange und zu bohrend sind die immer gleichen und unbeantworteten Fragen, auf die auch ein Dr. Lorenz Stiller vom IKRA-Institut keine wirklich befriedigenden Antworten geben konnte. Wenn ich wirklich ein wie auch immer gearteter kosmischer Regenbote bin, dann möchte ich wenigstens die Gewissheit haben, dass es wirklich so ist. Und Joshs Hilferuf hat eine Saite in mir geweckt, die ich bislang völlig ausgeblendet hatte, vielleicht viel zu lange: wenn ich anderen, die existenziell durch Dürre und Trockenheit gefährdet sind, helfen kann, dann wird aus meinen verregneten Scheißgeburtstagen eben ein Regenfest. Ich bin dann an den mir noch verbleibenden Geburtstagen der sprichwörtliche Tropfen auf dem zunehmend heißen Stein, unserer Erde.

»Das alles da unten wäre um diese Jahreszeit normalerweise grün«, höre ich Josh in meinem Headset. »Ist jetzt alles kackbraun geworden«, beschwert er sich in markigem Ton. Links vor uns ist eine weite, hügelige Landschaft aus Savanne und Bergwäldern auszumachen. Ein paar Flusstäler sind grün, sonst überwiegen Brauntöne.

»Noch vor ein paar Jahren lag der gesamte Distrikt in einem tropischen Savannenklima. Recht gemäßigt und verwöhnt durch regelmäßige Niederschläge während der zwei Regenzeiten am Anfang und am Ende des Jahres.« Josh macht eine Pause, schaut kurz auf seine Instrumententafel und korrigiert den Kurs.

»Seit etwa drei Jahren hat sich das komplett in ein beschissen warmes Wüstenklima verschoben. Der Regen bleibt aus, nahezu alles da unten versteppt, einschließlich der beiden großen Seen hier.«

Josh richtet sich in seinem Sitz auf und steuert das Flugzeug leicht nach links.

»Siehst du die Wasserfläche da links voraus?«

Ich versuche die richtige Perspektive durch die Cockpitfenster zu bekommen und nicke ihm zu.

»Das da vor uns ist der Lake Manyara. War, besser gesagt. Vor ein paar Jahren war der noch doppelt so groß. Weiter westlich am Eyasi sieht‘s noch viel schlimmer aus. Alles hier war mal ein Grüngürtel mit ausreichend saisonalen Regenzeiten. Jetzt geht alles den Bach runter.«

Ich schaue ihn fragend an, will wissen, wie er es meint.

»In Mbulu leben rund 300.000 Menschen. Die meisten von ihnen sehr traditionell, von Viehzucht und Ackerbau. Einige wie die Hazda von dem, was die Savanne hergibt. Sie alle leben zu einhundert Prozent vom Land, das sie ohne Niederschläge nicht mehr ernähren kann.«

»Wie dramatisch ist es?«, frage ich Josh, um von ihm eine direkte Einschätzung zu bekommen. Er schaut mich an, als ob ich begriffsstutzig wäre und das Naheliegende noch nicht realisiert habe.

»Es ist verdammt scheißdramatisch! Die Menschen da unten mit ihrem traditionellen Leben können so einen radikalen Klimawandel nicht adaptieren. Sie sind einfach chancenlos und komplett auf Hilfslieferungen angewiesen. Das Vieh der Bauern ist zuerst gestorben, die Felder schon lange verdorrt. Noch schlimmer ist es bei den Hazda.«

»Das Nomadenvolk?«

»Ja. Es sind nur noch ein paar Hundert. Sie leben mit dem Rhythmus der Natur und der Regen- und Trockenzeiten, es sind Jäger und Sammler ohne Behausungen. Sie ziehen ständig weiter, kennen jede natürliche Quelle, jeden Baum und Strauch, der ihnen Früchte liefert, jedes einzelne Biotop. Alles bei ihnen ist austariert. Doch jetzt gerät mit dem wiederholt ausbleibenden Regen alles aus dem Gleichgewicht. Die Biotope, von denen sie leben versiegen.«

Seine Worte alarmieren mich und machen mich gleichzeitig traurig. Es ist immer dasselbe: diejenigen, die mit der Natur leben, sind bei ihrer Zerstörung die Leidtragendsten.

»Kann die tansanische Regierung ihnen nicht helfen?«, frage ich, doch schon als ich fertig formuliert habe ist mir klar, dass es nicht sonderlich intelligent war.

»Sie tun das, was sie können«, gibt Josh etwas konsterniert zurück. »Zentrale Trinkwasserversorgung, Lebensmittelverteilung und so. Aber ihre Lebensgrundlage kann der Staat ihnen nicht wieder herbeizaubern.« Josh wendet den Blick zu mir und fokussiert mich mit seinen Augen.

»Kannst du's?«

Ein unangenehmer Moment. Bislang hat er das Thema totgeschwiegen, wofür ich ihm sehr dankbar bin. Auf nervige Begrüßungssprüche wie ›Endlich ist er da, der Regenmacher Made in Germany!‹ kann ich gerne verzichten. Es ist ein ultimatives Wagnis, auf das ich eingegangen bin. Ein Experiment, das genauso gut auch schiefgehen kann. Ich habe dabei nicht viel zu verlieren, die Menschen da unten aber ihre gesamte Lebensgrundlage. Doch genau das, der hohe Einsatz, um den es geht, macht mir zu schaffen. Was, wenn übermorgen an meinem Geburtstag der so dringend herbeigesehnte Regen ausbleibt? Wenn Josh mit mir abhebt und wir stundenlang durch die Savanne fliegen, ohne dass auch nur das kleinste Wölkchen am Himmel ist, sich das kleinste Wassertröpfchen bildet?

Der Gedanke quält mich seit dem ersten Aufruf von Joshs Video und der Entscheidung, seiner Einladung zu folgen. Werde ich mich dann, wenn bei sengender Hitze nicht ein einziger Tropfen fällt, wie ein geprügelter Hund und als enttarnter Scharlatan mit gesenktem Kopf wieder auf die Heimreise nach Deutschland machen? Ich habe nicht vor, mir Schuld und Verantwortung für die Not und das Leid verdorrender Landstriche aufhalsen zu lassen. Auch nicht den Frust, den Josh in sich trägt, weil es ihm seit Monaten nicht ansatzweise gelungen ist, ein paar Regentropfen durch Cloud Seeding zu produzieren. Dementsprechend fällt meine Antwort aus.

»Wenn sich meine Datenreihe fortschreibt, die mir eine allzu sehr von sich überzeugte Klima-Koryphäe für die letzten 30 Jahre aufgezeigt hat, sollten wir übermorgen gute Chancen haben. Wenn das nicht reicht, boosterst du zusätzlich mit deinen Salzkartuschen, was das Zeug hält«, antwortete ich trocken und bin selbst völlig überrascht, mit welcher Schnoddrigkeit ich ihm antworte. Es hätte genauso gut komplett unbeholfen und kleinlaut ausfallen können. Josh scheint mit meiner Antwort ebenfalls recht zufrieden zu sein, denn er grinst breit vor sich hin, rückt seine Cap zurecht, spitzt die Lippen, setzt einen Pfiff ab und sagt in aufgeräumtem Tonfall »Rainmen Dreamteam.«

Wenig später setzen wir auf einer langgezogenen rotbraunen Sandpiste am Lake Manyara Airport auf. Von hier aus werden wir übermorgen, an meinem Geburtstag, starten und es, so der kosmische Zufall uns gewogen ist, regnen lassen. Doch erstmal fahren wir zu unserer Unterkunft. Josh hat uns beide auf einer komfortablen Mountain Lodge außerhalb des Städtchens Karatu einquartiert. Er kennt den Besitzer und scheint dort öfter zu nächtigen, da der kleine Regionalflughafen von hier aus in nur einer halben Stunde zu erreichen ist.

An diesem Abend erzählt mir Josh seine bewegende Lebensgeschichte. Die Höhen und Tiefen in Australien, seine

Zeit in den Emiraten und, nach einem erneuten Rauswurf dort wegen Trunkenheit, sein Neubeginn in Tansania. Der Mann hat ein bewegtes Leben, denke ich mir, und bin ein wenig beschämt, ihn daraufhin mit meiner eigenen, wenig aufregenden Geschichte zu langweilen.

***

»Raus aus den Federn!« brüllt es plötzlich direkt neben mir. Ich sitze sofort aufrecht im Bett, abrupt aus dem üblich schlechten Halbschlaf gerissen, der mir seit vielen Jahren die nächtliche Regeneration raubt. Jetzt erst sehe ich, dass Josh mitten in meinem riesigen Zimmer aus Mauerstein und Holz steht und hektisch mit seiner Baseballkappe umherfuchtelt.

»Verdammt, Ansgar, komm in die Puschen! Wir müssen so schnell wie möglich los!«, schreit er aufgeregt wie ein Halbstarker, der gerade einen Streich ausgeheckt hat und jetzt Fersengeld geben muss, weil ihm die Häscher hinterher sind.

Ich bin immer noch zu desorientiert, um zu verstehen, was vor sich geht.

»Was ist denn passiert?«, frage ich etwas schlaftrunken.

Joshs Gesichtsausdruck wechselt von aufgeregter Verbissenheit zu einem jugendlichen Grinsen.

»Wolken, Ansgar, Wolken!«, ruft er immer noch so laut, als müsse er sich mit mir über einen tosenden Fluss hinweg verständigen.

»Regenwolken?« Ich stakse langsam aus dem Bett und versuche durch die Vorhänge einen Blick nach draußen in den Himmel zu erhaschen.

»Die größten Cumulus-Wolken, die wir hier seit langem zu Gesicht bekommen haben. Los jetzt, wir müssen uns beeilen.«

Ich stehe an der verglasten Verandafront und schiebe den Vorhang zur Seite, damit ich mir selbst ein Bild machen und seine Aufregung nachvollziehen kann. Draußen am Himmel tummeln sich ein paar weiße Cumulus-Wolken, stimmt. Für mich nichts Besonderes, nach Regen sieht das für mich nicht aus. Auf den Aussie Josh scheint es eine ekstatische Wirkung zu haben, ähnlich wie Schnee zu Weihnachten in Sydney. Er kriegt sich kaum ein. Da ich seine Begeisterungsstürme noch nicht einmal ansatzweise teile, lasse ich den völlig abgeklärten und pragmatischen Typen raushängen.

»Erstmal 'nen Kaffee und was frühstücken.«

Der Australier schaut mich kurz völlig entgeistert an und für den Bruchteil einer Sekunde habe ich tatsächlich die Befürchtung, dass er mich mit seiner Cap oder einem anderen Gegenstand kurzerhand erschlagen möchte. Doch Josh lässt sich seinen Enthusiasmus nicht nehmen und willigt ein.

»Ich gebe dir beschissene dreißig Minuten. Dann fahren wir zum Flughafen. Auf diese Chance warten wir hier schon viel zu lange, Ansgar«, sagt er mit einem leicht beleidigten Unterton und marschiert schnurstracks aus meinem Zimmer, die Tür geräuschvoll hinter sich ins Schloss fallen lassend.

Während ich noch leicht planlos an der Fensterfront stehe und überlege, was ich anziehen und auf den Flug in die Wolken mitnehmen soll, geht erneut die Tür auf und Josh steht zum zweiten Mal an diesem Morgen vor mir.

»Hätte ich fast vergessen«, platzt es aus ihm heraus. »Happy Birthday, Rainman«, fügt er ebenso grinsend wie ausgelassen an und eine Sekunde später drückt mich der immer noch unter Strom stehende Buschpilot so fest an sich, dass ich kurzzeitig nach Luft schnappen muss.

Rund eine Stunde später bringt Josh seinen olivgrünen Toyota auf einem Parkplatz, der dem Flughafenpersonal vorbehalten ist, mit einer Vollbremsung zum Stehen. Beim Hineingehen ins Gebäude fällt mir eine Gruppe bewaffneter Männer in Uniformen auf, die uns mit ihren Blicken verfolgen.

»Waren die bei unserer Ankunft auch schon da?«, frage ich Josh, weil ich mich an keinerlei Militärposten an dem kleinen Regionalflughafen erinnern kann. Josh wirkt gehetzt, er will sich so schnell wie möglich mit seiner Maschine in die Lüfte schwingen und dem vor Dürre geschundenem Mbulu-Hochland endlich zu Regen verhelfen.

»Nein, waren sie nicht«, gibt er knapp zurück. Mit einem kurzen Blick nach hinten schaut er auf den Posten, bestehend aus vier bis fünf Männern, die sich teils auf, teils um ihren Pick-up postiert haben.

»Gefallen mir nicht, ist kein Militär. Komm, weiter jetzt«, zischt er mich kurz an. So habe ich ihn noch nicht kennengelernt. Josh scheint irgendwas nervös zu machen. Doch für Fragen ist jetzt keine Zeit. Er geht gezielt auf einen Counter zu, begrüßt einen Flughafenangestellten und die beiden verfallen in eine kurze Diskussion, von der ich nur ein paar Wortfetzen mitbekomme. Offenbar geht es um den Wetterbericht und aufkommende Winde, einen abrupten Wetterwechsel, von dem sie hier am Flughafen überrascht zu sein scheinen. Josh hört mit ernster Miene zu, er wirkt jetzt äußerst konzentriert, von seiner lauten Aufgeregtheit heute

Früh keine Spur mehr. Wir werden durch die Security gewinkt und ich habe Mühe, Josh auf dem kleinen Außenareal des Flughafens zu seiner dort abgestellten Beechcraft zu folgen. Ein paar Techniker und Serviceleute grüßen ihn freundlich, als sie ihn sehen. Er ist hier kein Unbekannter, so viel ist sicher. Doch etwas an der ganzen Situation hier gefällt mir ganz und gar nicht, und dummerweise habe ich nicht den geringsten Schimmer, was es ist. Während Josh um sein Propellerflugzeug herumgeht, um es zu inspizieren und an ein paar Komponenten herumzunesteln, spüren wir beide plötzlich einen kühlen Windstoß. Weit draußen auf der Start- und Landebahn wirbelt vereinzelt Staub auf. Ich schaue mir den Himmel genauer an. Mittlerweile hat sich ein ganzes Wolkenband vor die Sonne geschoben, der Himmel ist jetzt größtenteils bedeckt und einige dunklere Wolken beginnen sich aus dem Grau nach unten abzusetzen. Josh wirkt wie erstarrt und schaut sekundenlang nach oben. Er kann sich von dem Anblick offenbar nicht losreißen, greift immer wieder nervös zu seiner Cap. Dann blickt er zu mir hinüber, unsere Augen treffen sich. Ich weiß beim besten Willen nicht, was er in diesem Moment denkt, aber es hat mit mir zu tun. Mit mir und dem Wetterwechsel, der gerade über uns hereinbricht. Es ist weder ein freundschaftlicher noch ein bewundernder Blick, aber es liegt auch nichts Geringschätziges darin. Vielleicht denkt er einfach, dass dieser Freak aus Deutschland einfach zusammen mit einer Gießkanne auf die Welt gekommen ist und es deswegen an seinem Geburtstag immer pisst.

»Ich fasse es nicht«, ist alles, was er zuwege bringt und hangelt seine stattlichen 1,90 Meter elegant durch die Tür ins Cockpit. Drinnen steckt er sogleich sein Smartphone in eine Halterung, die es ihm ermöglicht, seine Videos für seinen Youtube-Kanal zu drehen. Auf dem Hinflug vorgestern ist mir das gar nicht aufgefallen.

Während Josh die Beechcraft an die Startpiste heranrollen lässt wird er vom Tower über Funk noch auf eine im Norden befindliche Kaltfront und starke Winde in höheren Lagen hingewiesen. Er schaut konzentriert auf ein kleines Display, offenbar ein satellitengestütztes Wetterradar, denn ich erkenne eine größere Formation unterschiedlicher Farben und Werte, die sich von Nordost kommend offenbar über eine GPS-Karte der Region zu schieben scheint.

Jetzt erst merke ich, dass ich beide Hände zu Fäusten geballt habe und sich meine Fingernägel ins Fleisch drücken. Meine Coolness vom ersten Flug hierher ist wie weggeblasen, mein ganzer Muskelapparat angespannt. Endlich bekommen wir vom Tower die Startgenehmigung. Jetzt gibt es ohnehin kein Zurück mehr. Josh drückt den Schubhebel ganz nach vorn durch und die beiden Motoren mit ihren Propellern heulen auf, während ich bereits in den Co-Pilotensitz gedrückt werde.

Josh lenkt das Flugzeug nach kurzem Steigflug in sachtem Bogen nach Nordost, in Richtung der Schlechtwetterfront. Seine Augen springen zwischen verschiedenen Bordarmaturen und den Fenstern des Cockpits hin und her. Er ist so konzentriert, dass er mich gar nicht mehr wahrnimmt. Ich sehe aus dem Seitenfenster zu meiner Rechten. Wir steuern ersten Wolkenfetzen entgegen.

»Wie lange kannst du in der Luft bleiben?«, will ich wissen, auch um mich ihm gegenüber bemerkbar zu machen.

»Locker fünf bis sechs Stunden«, bekomme ich zur Antwort und bereue sofort, gefragt zu haben. In der kleinen

Maschine, die bereits jetzt von den ersten Turbulenzen leicht durchgeschüttelt wird, halte ich es bei diesen Verhältnissen keine Stunde aus.

Die Wetterfront muss ohnehin noch in das südwestlich gelegene Mbulu-Hochland ziehen, um dem von Dürre betroffenen Lebensraum der Hadza endlich etwas Regen zu bringen. Der Kurs, den Josh einschlägt, führt von den Hadza-Gebieten weg, ist völlig kontraproduktiv.

»Dreh um und flieg' in das Dürregebiet«. Ich wundere mich selbst über meinen bestimmenden Ton und die klare Ansage, die ich extra deutlich in das Headset-Mikrofon spreche, damit mich Josh auch klar und deutlich versteht. Die Beechcraft wird erneut von einer Turbulenz erfasst und sackt kurz darauf ein wenig ab, was ich augenblicklich unangenehm in meiner Magengrube zu spüren bekomme. Josh nimmt sein Wetterradar in den Blick.

»Die Front ist direkt vor uns, wir nehmen, was wir kriegen«, gibt er entschlossen zurück. Er versteht es nicht. Für mich ist es kristallklar. Ich muss ihn überzeugen, wir haben nur diese eine Chance, heute, an meinem Geburtstag. Jetzt.

Vermutlich ist das, was ich jetzt tue, tun muss, das größte No-Go beim Fliegen, die schlechteste Idee, auf die man in einem Flugzeug sitzend kommen kann. Oder zumindest dicht gefolgt von dem Spaßruf ›Bombe!‹

Josh hat das Steuerhorn seines Flugzeugs mit beiden Händen fest im Griff und manövriert im leichten Steigflug weiter durch die zunehmend dichten Wolken. Sachte lege ich meine linke Hand auf seinen rechten Unterarm. Er schaut sofort zu mir herüber, mir direkt ins Gesicht. Ich habe für einen Moment seine Aufmerksamkeit.

»Wenn du den Hadza Regen bringen willst, dreh in ihr Gebiet ab. Die Wetterfront wird uns hinterherkommen.«

Ich sage das mit einer Ruhe und Gewissheit, wie ein Physiklehrer, der einen Ball in seinen Händen hält und seinen Schülern die Selbstverständlichkeit des freien Falls erklärt. Josh schaut mich einen weiteren Moment an, vielleicht kann man es jetzt auch als Starren bezeichnen. In diesem Moment spüre ich förmlich seine innere Zerrissenheit, entweder weiter nach Nordosten in das Zentrum der sich aufbauenden Wetterfront zu fliegen und dort seine Salzkartuschen zu zünden, oder mir zu vertrauen, dass wir gezielt wie ein fliegendes Laserskalpell das Mbulu-Hochland und die Region der Hadza beregnen, indem wir, besser gesagt ich, der kosmische Schlechtwetter-Rabe, die Regenwolken hinter uns herziehe.

Der Moment, den Josh braucht, um eine Entscheidung zu treffen dauert für meinen Geschmack, hier oben zwischen den Wolken, ein klein wenig zu lang. Erneut durchläuft den ganzen Flugzeugrumpf eine Vibration. Wieder klebt sein Blick auf dem Wetterradar. Dann endlich zieht Josh das Steuer nach links und wir vollführen einen weiten Bogen in Richtung Südwest.

»Warum sind dir die Hadza so wichtig, Josh?«, frage ich in eine bereits länger anhaltende Gesprächspause hinein.

»Wusstest du, dass sie von Anthropologen als die älteste noch lebende Ethnie gehandelt werden, die in direkter Verbindung zum Urmenschen stehen?« Josh mag oberflächlich betrachtet ein grober Typ sein, aber unter der Haut ist er ein gebildeter, feinsinniger Humanist. »Sie leben nachweislich seit über 50.000 Jahren dort unten. Und da unten liegt, nicht ganz zufällig, auch die Wiege der Menschheit.«

Seine Worte hallen nach, lassen mich grübeln. Der Australier scheint sich auf einer Mission zu befinden, die ich noch gar nicht so richtig überrissen habe.

»Dort unten fing alles an. Das mit uns Menschen. Die wichtigsten Funde stammen von dort, kannst du dir das vorstellen? Und jetzt geht alles in wenigen Jahren den Bach runter.«

Er klingt jetzt grenzenlos enttäuscht, verhärtet.

»Sie haben so verdammt lange hier gelebt, Ansgar. Sie kennen weder Landwirtschaft noch Tierhaltung, weder Besitztum noch Vorratshaltung. Alles, was ihnen wichtig ist, tragen sie mit sich herum. Sie haben keine Religion, keine Hierarchien, keine Anführer. Die letzten fünfzig Jahre haben sie einen Großteil ihres Ökosystems, von dem sie abhängig sind, verloren. Deshalb sind sie so scheiß fragil.«

Es schmerzt ihn.

Plötzlich geht ein unerwartetes Rucken durch das Flugzeug. Noch ein Stoß, der uns durchschüttelt. Josh umklammert das Steuerhorn jetzt noch fester mit beiden Händen.

»Festhalten, das sind starke Aufwinde, jetzt wird's ungemütlich!«, höre ich ihn laut über die Kopfhörer und sehe etwas ungläubig zu, wie er das Steuerhorn kurz loslässt, um seine obligatorische Handyaufzeichnung für seinen Cloud Seeding Channel zu starten. Wäre es ein Freund von mir, würde ich ihn vermutlich so dermaßen zusammenfalten, dass er das blöde Ding sofort wieder einpacken würde, aber die Situation ist sowieso völlig irrwitzig und skurril, also halte ich meinen Mund.

Josh schaut auf die Instrumententafel, checkt unsere Position und das Wetterradar.

»Wir sind über dem Yaeda-Tal, Hadza-Gebiet«, gibt er

knapp durch. Wieder ein Stoß, der den Flugzeugrumpf erschüttert und uns ein paar Meter nach oben hebt. Um uns herum wird es von Minute zu Minute dunkler. Die Kaltfront schiebt sich jetzt wie ein gigantischer unsichtbarer Bulldozer unter die warmen Luftmassen über dem Mbulu-Hochland und sorgt für erheblichen Aufwind, den wir zu spüren bekommen. Josh will offenbar genau auf die Luftmassengrenze der beiden Wettersysteme zuhalten, in der es besonders turbulent zugeht und in der es Regen geben dürfte. Den Gedanken noch nicht zu Ende gebracht, sprenkeln die ersten Regentropfen das Cockpitfenster. Der bis dato angespannte 1,90-Meter-Hühne links von mir, eben noch senkrecht wie ein Lot in seinem Sessel sitzend, lehnt sich zurück und nimmt eine deutlich relaxtere Sitzposition ein. Doch was sich erst völlig geräuschlos in seinem Gesicht abzeichnet, ein zunächst leichtes Grinsen, steigert sich in erste ungläubige Ausrufe bis Josh Gregory in seiner Beechcraft Pilotenkanzel anfängt, lauthals vor Freude zu lachen. Er lacht so laut und wild, dass ich es nicht nur in den Kopfhörern, sondern auch außerhalb der Kopfhörer hören kann, weil es vom ganzen Resonanzkörper des kleinen Flugzeugs verstärkt und wieder zurückgeworfen wird. Gegen die Cockpitscheibe trommeln nun unentwegt hunderte von Regentropfen gleichzeitig. Je lauter und intensiver das Geräusch aufprallenden Regens anwächst, umso irrer lacht er auf. Ich weiß nicht, ob das Lachen des Buschpiloten die Erlösung für eine jahrelange Anspannung ist, die nun von ihm abzufallen scheint, oder ob der Typ einfach wahnsinnig geworden ist und schlicht durchzudrehen droht.

Die Sicht ist gleich null. Dafür legen die Turbulenzen weiter zu und ich sehe, wie einige Wolken vor uns von einem

Blitz erleuchtet werden. ›Nein, nicht auch noch durch ein Gewitter!‹, schießt mir eine innere Stimme durch den Kopf. Zu allem Überfluss stellt Josh offenbar, immer noch wild lachend, ab und an einen neuen Kurs an. Mir ist mittlerweile viel zu schlecht, als dass ich noch alles klar mitverfolgen kann, aber ich habe den Eindruck, dass Josh nun das gesamte Mbulu-Hochland in systematischen Schwenks, Parzelle für Parzelle, befliegt, um es von den abregnenden Wolken großflächig benetzen zu lassen. Die ständigen Richtungswechsel in einem nicht aufhören wollendem Wolkenbruch mit heftigen Blitz-Entladungen sind zu viel des Guten für mich. Joshs irres Gekicher gibt mir den Rest.

Ich kann mich nicht erinnern, jede Faser meines Körpers jemals so lange unfreiwillig angespannt zu haben. Lange genug habe ich versucht durchzuhalten, doch jetzt hisse ich die weiße Fahne und signalisiere dem halsbrecherischen Luftakrobat, dass mir speiübel ist. Josh lässt sich nur für einen Moment von mir ablenken und deutet auf ein kleines Fach vor mir. Ich mache es auf und sehe zwischen allerlei Krimskrams drei Papiertüten hervorschauen. Mit einem ebenso gekonnten wie hektischen Griff ziehe ich eine der Tüten an einer ihrer Ecken aus dem Stapel hervor und falte sie auf. Nachdem das Flugzeug mehrmals ein paar Meter nach oben geschleudert wurde, sacken wir nach einem gigantischen Donnerschlag in unmittelbarer Nähe jetzt plötzlich ein paar Meter ab und schon beginne ich, die Tüte in meinen Händen aus vollem Hals mit meinem Frühstück zu befüllen.

5. Entführt

Was sich Menschen gegenseitig antun können geht über alle Vorstellungen hinaus. Das ist die traurige Wahrheit über uns Menschen als Spezies. Beispiele dafür gibt es nahezu in jedem bekannten Jahrhundert der Menschheitsgeschichte. Zuletzt lässt sich das bedauerlicherweise für jedes Jahrzehnt sagen. Der Weststaatenbund und seine mehr oder weniger demokratische Zivilisations-Bubble waren bislang in der Lage, mich vor Krieg, Gräueltaten, Internierung, Verlusten, Gewalt und menschlicher Barbarei zu bewahren. Im stillen Kämmerchen war ich dafür oft sehr dankbar. Natürlich habe ich das nie jemals irgendeinem Politiker gesagt, geschrieben oder sonst wie mitgeteilt, was mich in gewisser Weise auch zum integralen Bestandteil der grauen Schafherde macht, die alles für selbstverständlich hält. Die Schäferhunde bewachen dich vor Wölfen. Warum hingehen und danke sagen, sind doch alle so blöde eingebildete Typen ...

Ich brauche eine ganze Weile, bis ich in der Lage bin, mich aus dem Co-Pilotensitz der Maschine herauszuschälen und mit beiden Beinen auf dem Rollfeld zu stehen, ohne dass alles um mich herum schwankt wie auf See. Über vier Stunden war Josh mit mir in der Luft, und es waren die mit Abstand schlimmsten vier Stunden meines Lebens. Bislang jedenfalls.

Um uns herum ist alles patschnass. Auf der Landebahn haben sich Pfützen gebildet, ein für das Flughafenpersonal wohl sehr seltener Anblick. Es fällt immer noch leichter Niesel. Ungewöhnlich für Tansania, das spüre ich und kann es Joshs immer noch ungläubigen Blicken in Richtung Himmel entnehmen. Einige Flughafenbedienstete kommen auf unsere abgestellte Maschine zugelaufen. Die meisten von ihnen steuern auf Josh zu und beginnen sofort damit, auf ihn einzureden, ihm gratulierend die Hände zu schütteln oder ihm anerkennend die Schulter zu tätscheln. Ein Kreis bildet sich um ihn herum, alle palavern wild durcheinander, es geht zwischen Englisch und Swahili wild hin und her und ich realisiere, dass sich Josh auch ganz gut in der Landessprache schlägt. Ich stehe im Abseits, habe noch mit Schwindel und der Übelkeit zu kämpfen, die aber bereits am Abklingen sind. Ich bekomme am Rand noch einige Gesprächsfetzen mit, die zwischen Josh und dem gut ein Dutzend umherstehender Männer und zwei, drei Frauen ausgetauscht werden, doch ich verstehe sie nicht. Josh erzählt irgendwas, scheint sie jetzt lautstark übertönen zu wollen, mein Name fällt. Es gibt wenige Phänomene, die ich einem sechsten Sinn des Menschen zuschreiben würde, aber das wissende Gefühl, dass dich jemand eindringlich und bohrend anstarrt, steht ganz oben auf der ohnehin recht kurzen Liste.

Während ich mich gerade halb gebeugt mit beiden Händen auf meinen Oberschenkeln abstütze, um dem immer wieder in Schüben aufkommendem Schwindel maximale

Standfestigkeit entgegenzusetzen, spüre ich sie in meinem Rücken. Das Palaver ist einer seltsamen, unguten Stille gewichen, die mich mein Unwohlsein sofort vergessen lässt. Ich drehe meinen Kopf in ihre Richtung, richte mich wie in einer Slow Motion Kinoszene auf. Sie sehen mich an. Alle Blicke sind auf mich gerichtet, auch die von Josh. Sie starren. Keiner regt sich. Die Situation ist wie eingefroren. Es ist verrückt, aber ich kann jedes einzelne Augenpaar auf die Distanz wie in Großaufnahme sehen. In den Augen spiegeln sich Unverständnis, Ungläubigkeit, Angst. Angst vor einem Typen, der Naturgewalten zu beherrschen scheint. Ist der Fremde gut oder schlecht für uns? Kann er uns gefährlich werden? Was machen wir mit ihm? Wegschicken, einsperren oder sicherheitshalber totschlagen?

Ich blicke in Joshs Augen. Im selben Moment erkennt er, was ich denke. Die Gefahr, der ich mich ausgesetzt fühle, die zunächst völlig abstrakt hier über dem Rollfeld liegt. Er hat nicht darüber nachgedacht, was die Konsequenz sein könnte, wenn er mich als kosmischen Wunder-Regenboten preist, der ich nicht bin und der ich nicht sein möchte. Sie starren mich weiter an. Es überdehnt die kurze Zeitspanne, die für so einen Moment als vertretbar hätte gelten können. Josh schaltet, blitzschnell, und löst die wie in Beton gegossene befremdliche Szenerie auf.

»Ok, Leute, jetzt macht mal Platz für meinen Freund, er hat sich gerade die Seele aus dem Leib gekotzt«, sagt er in der für ihn charakteristischen Grobian-Art, die die Situation jetzt am besten entschärfen kann. Er lässt die Leute glotzend stehen, schnappt sich ungerührt die paar Habseligkeiten aus dem Cockpit, die wir mitgenommen hatten und ruft den immer noch wie angewurzelt herumstehenden, jetzt tuschelnden, Flughafenmitarbeitern ein lässiges »Tankt sie auf und kümmert Euch um sie« zu, während er mit schnellen Schritten lächelnd auf mich zukommt.

Auf meiner Höhe angekommen friert sein Lächeln ein. Seine Miene ist plötzlich ernst.

»Lass uns zusehen, dass wir Land gewinnen, bevor die hier noch auf dumme Ideen kommen!«, zischt er mich leise durch die Zähne an und ich tue mein Bestes, aus dem Stand heraus mit seinem Tempo mitzuhalten.

Wir gehen schnellen Schrittes durch den Ausgang, der nur Flugzeugcrews vorbehalten ist. Josh schiebt dennoch seine Cap tief in die Stirn und meidet es, Blickkontakt mit dem herumstehenden Sicherheitspersonal aufzunehmen. Ich bleibe dicht hinter Josh in seinem Windschatten. Klebe förmlich an ihm dran. Es fühlt sich wie eine Flucht an. Obwohl ich versuche Josh alles nachzutun und in Deckung zu bleiben, riskiere ich einen Blick um mich herum. Wir sind längst im Fokus der Security und der Offiziellen hier am Flughafen. Während ich an Josh klebe, kleben die Blicke auf mir. Nichts wie raus hier!

Wir passieren ein letztes Gate vor dem Ausgang, an dem sich zwei Uniformierte postiert haben. Sie mustern uns.

»Bleib dicht hinter mir!«, höre ich Josh sagen. »Wenn ich sage ›Renn!‹, dann rennst du!«

Sie lassen uns durch.

Draußen vor dem Flughafengebäude atme ich erstmal tief durch. Geschafft! Die extreme Anspannung fällt von mir ab. Die Sonne arbeitet sich durch die Regenwolken und blinzelt mir scheu ins Gesicht. Was für ein Trip! Ich muss wirklich von allen guten Geistern verlassen sein, dass ich mich auf Joshs ›Einladung‹ eingelassen habe. Andererseits ist es nun Gewissheit. Egal wo ich mich an meinen Geburtstagen befinde regnet es. Wozu soll das gut sein? Wer spielt mir hier so mit? Welchem tieferen Zweck soll das dienen?

Josh drängt mich zu seinem geparkten Auto, er will schnell weg vom kleinen Flughafenareal, das ist deutlich zu spüren.

Plötzlich kommt uns auf dem staubigen Parkplatzgelände eine kleine Menschentraube von Tansaniern entgegen. Sie haben uns offenbar abgepasst. Es sind ausschließlich Frauen. Sieben, nein acht oder neun Frauen unterschiedlichen Alters. Sie tragen die hier typischen farbenfrohen Kleider, manche auch lange Wickelröcke mit knalligem Oberteil und ein Tuch als Kopfbedeckung. Eine junge Frau transportiert vor ihrem Bauch ein kleines Baby mit Tragetuch. Ich kann einen Singsang unter ihnen ausmachen. In geflochtenen Körben und Schalen, die sie mit sich führen, sind Feldfrüchte und andere Erzeugnisse zu erkennen. Es sind Bäuerinnen, die eindeutig auf uns zusteuern, wie in einer Prozession.

Josh bleibt vor den Farmerfrauen stehen. Sie bilden eine beeindruckend bunte Mauer voller Anmut, die mich mit Respekt erfüllt. Keine der Frauen trägt Schmuck. Die Kleider sind ihr Schmuck, mehr brauchen sie nicht, um sich Geltung und Präsenz zu verschaffen. Ihre Blicke sind fest auf uns beide gerichtet. Auf manchen Gesichtern kann ich Freundlichkeit ablesen, in anderen hat sich der Überlebenskampf der hiesigen Dürre fest eingegraben. Manche Gesichtsausdrücke kann ich gar nicht lesen.

Die Älteste von ihnen, sie hat, dass sehe ich ihr an, bereits viel erlebt und harte Entscheidungen in ihrem Leben treffen müssen, ruft Josh etwas auf Swahili zu. Josh antwortet ihr in der Bantusprache. Nein, er richtet offenbar eine Gegenfrage in Richtung der Frauen. Eine andere Farmerin mit selbstbewusstem Blick, der dafür spricht, dass sie sich von Nichts unterkriegen lässt, gibt etwas von sich, was ich nicht verstehe.

Josh wendet sich mir zu. »Sie wollen uns für den Regen danken.« Er stockt für einen Moment. »Sie wollen *dir* für den Regen danken«, präzisiert er.

»Hat sich hier in der Gegend wohl wie ein Lauffeuer herumgesprochen, unser Trip. Sie sind sofort hierhergekommen, haben Geschenke für dich dabei.«

Ich stehe wie angewurzelt vor den tansanischen Frauen, die sich nicht weiter regen. Blackwomen-Power, die hier in den letzten zwei Jahren trotz aller Entbehrungen durchgehalten hat, trifft auf verunsicherten regenauslösenden Zweifler, der noch nichts wirklich Großes zuwege gebracht hat.

»Was soll ich jetzt tun?«, frage ich Josh, als wäre er mein Xenobiologe für den völlig unerwarteten Erstkontakt mit einer fremden Spezies. Ich schäme mich ein wenig für meine dümmliche Frage.

»Stell dich nicht so an, Rainman, du nimmst ihre Geschenke, oder zumindest ein bisschen davon, und sagst eben danke sehr, ›Asante sana‹ «, grollt mich Josh von der Seite an.

Unbeholfen und leicht autistisch gehe ich auf die Reihe aus Frauen zu und nehme ein paar der mir angebotenen Feldfrüchte entgegen, die trotz der Trockenheit gedeihen konnten.

Die Älteste sagt etwas. Daraufhin tritt die junge Frau mit dem Baby nach vorn und sieht mich mit einer Mischung aus

Vorsicht, Neugier und Erwartungshaltung an.

»Du sollst ihre Tochter segnen.« Josh sagt das mit leichter Belustigung in der Stimme. Mir wird es jetzt ein wenig unheimlich. Ich bin weder Priester noch gläubig, kenne mich mit kirchlichen Traditionen nicht aus und will mir das auch gar nicht anmaßen.

Ich spüre Josh schräg hinter mir feixen. Er genießt meine Unsicherheit, die sich gerade wieder in ungelenker Starre zeigt.

»Mann Ansgar, manchmal frage ich mich wirklich, wie praktisch du veranlagt bist. Jetzt leg deine Hand auf das Köpfchen der kleinen Maus und murmle irgendwas Feierliches, am besten auf Deutsch!«

Das kleine schwarze Mädchen hängt geborgen zwischen der Brust ihrer Mutter. Sie ist wach und gibt ein paar glucksende Babylaute von sich. Ich streichle ihr übervorsichtig über das kleine Köpfchen, das aus dem Tragetuch herausschaut und sage zu Josh gewandt »Wie heißt die Kleine?«

Er übersetzt meine Frage.

»Nala«, bekomme ich von der stolzen Mutter zur Antwort, während sie mich direkt ansieht.

»Ein sehr schöner Name. Ich werde sie und ihr Kind in meine Gedanken einschließen. Kannst du das bitte so übersetzen?«, trage ich Josh auf und hoffe, dass er es mit diesen Worten auch genauso in Swahili sagen kann.

Die junge Mutter lächelt mich strahlend an. Nichts ist manchmal so erfüllend und ergreifend wie das offene Lächeln eines völlig fremden Menschen, dem du zufällig über den Weg läufst. Auch die Frauen wirken zufrieden mit der Begegnung und setzen sich wieder in die Richtung in Bewegung, aus der sie gekommen sind. Ich drehe mich zu Josh um, nach einem anerkennend deftigen Kommentar wie ›Prima, Euer Hochwürden‹ heischend, erwische ihn jedoch dabei, wie er mit gezücktem Smartphone dasteht und alles unverfroren mitfilmt. »Pack dieses blöde Ding weg, und wehe, du veröffentlichst das im Internet«, blaffe ich ihn an. Ich habe nicht die geringste Lust, über seinen Kanal noch zu einer tragischen Berühmtheit zu werden.

Josh steckt wortlos sein Handy in die Hosentasche und wir setzen unseren Weg zum abgestellten Pick-up fort. Die Stimmung ist gelöst, mittlerweile scheint die Sonne wieder mit ihrer vollen Kraft auf den noch feuchten, leicht rötlichen Sandboden.

»Gut gemacht, Ansgar, jetzt bist du ein verdammter Heiliger!«, grinst er mich unterm Gehen breit an und versucht erst gar nicht, seine Häme zu verbergen.

Endlich am Pick-up angekommen fischt Josh die Autoschlüssel aus seiner Brusttasche. Er entsperrt die Türen und wir beide wollen schon einsteigen, als wir hinter uns zwei Pick-ups wahrnehmen, die auf uns zugerast kommen. Hinten auf der Pritsche sitzen Uniformierte und sie halten irgendwelche schwarzen Automatikwaffen mit beiden Händen fest umklammert. Ich stehe halb in der Tür von Joshs Wagen, die Hand noch am Türgriff, und sehe zu, wie das Unheil direkt auf uns zuhält. Die beiden Militärfahrzeuge kommen mit Vollbremsung keine fünf Meter von uns zum Stehen und keilen uns ein. Schon springen die aufsitzenden Soldaten von der Ladefläche herunter und verteilen sich wie ein Squad mit ihren Waffen im Anschlag um uns herum. Auch Josh wirkt völlig überrumpelt, steht wie angewurzelt da und denkt offenbar nicht im Traum an Gegenwehr. Die

Männer tragen zwar alle irgendeine Militärkluft in Tarnfarbenmuster, das aber nicht einheitlich und gänzlich ohne Abzeichen. Mit dem tansanischen Militär haben die nichts zu tun, es ist irgendeine Milizen- oder Warlord-Truppe. Umso schlimmer.

»Aufsteigen! Mitkommen!«, brüllt mich ein älterer Soldat mit Barettmütze an. Ich stehe in der Tür wie eine Salzsäule, unfähig mich zu bewegen. Trotz der Automatikgewehre, die locker auf mich gerichtet sind, kann ich in meiner Erstarrung nicht einmal meine Hände heben, sondern glotze einfach nur ungläubig aus der Wäsche. Wenn ich etwas mit meinen Händen anzufangen wüsste, würde ich mir jetzt maximal die Augen reiben. Es ist völlig unwirklich, was sich hier gerade auf dem Parkplatz des Lake Manyara Airports abspielt. Meine Augen nehmen es zwar wahr, aber mein Hirn will es partout nicht realisieren. In völliger Passivität stehe ich bewegungslos da, als ob das Geschehen vor mir nicht real wäre, sondern auf einer großen Autokinoleinwand ablaufen würde. Doch ich werde eines Besseren belehrt.

»Mchukue na wewe!«, bellt der ältere Anführer ein paar seiner herumstehenden Söldner im Befehlston an. Die reagieren sofort und kommen direkt auf mich zu. Kurz bevor sie mich erreichen stelle ich mit erschrockenem Blick noch fest, dass einer der zwei, die mich gedenken in die Zange zu nehmen, einen schwarzen Sack in der Hand hält, und schon bekomme ich ihn über den Kopf gezogen und um mich herum wird es dunkel. Unsanft werde ich unter viel militärischem Geschrei auf eine der Pick-up-Pritschen befördert.

***

Das Fahrzeug stoppt. Endlich. Ich muss vor lauter Stößen und Remplern, die ich mir während der holprigen Fahrt eingefangen habe überall blaue Flecken am Körper haben. Doch das Schlimmste ist der schwarze Sack über meinem Kopf. Das Zeitgefühl darunter ist mir abhandengekommen. Die Fahrt über grobe Pisten und Schlaglöcher muss eine kleine Ewigkeit gedauert haben.

Hektische Wortwechsel auf Swahili. Schnell gesprochene Kommandos und Bestätigungen wechseln auf der Pritsche hin und her. Ich höre, wie vermutlich die hintere Pritschenklappe geöffnet wird und schon werde ich von kräftigen Händen am Oberarm unnachgiebig hochgerissen.

Meine Beine fühlen sich taub von der Fahrt an, sie sind leicht eingeschlafen. Des Sehens beraubt fühle ich mich völlig hilflos, entsprechend unbeholfen stelle ich mich an. Die Männer springen von der Ladefläche, man kann ihre Militärstiefel hart im Sand aufkommen hören. Die Hand, die mich eben noch hochgezogen hat, krallt sich am Schulterblatt in mein Shirt und schiebt mich ungeduldig vorwärts. Ich kann nicht ermessen, wann ich am Rand der Pritsche stehe und es runter in die Tiefe geht. Vor dem Fall, sollten sie mich herunterstoßen, habe ich mächtig Bammel. Nichts zu sehen und zu wissen, dass es irgendwo weiter vorne in den Abgrund geht ist alles andere, als ein Vergnügen. Meine Beine können sich während der Paar Schritte nach vorn nicht zwischen totaler Muskelanspannung und zittrigen Knien entscheiden. Dann werde ich gestoppt. Wieder irgendwelche Kommandos. Man ergreift meine Arme links und rechts.

»Springen!«, befiehlt mir eine herrische Männerstimme im Basston. Einigermaßen beruhigt durch die mich führenden Hände mache ich einen Satz nach vorn und spanne meine Beine an, bereit für das Aufkommen auf dem Boden. Es gelingt halbwegs. Im vielstimmigen Durcheinander von Rufen, Geschrei und militärischen Befehlen werde ich weiter nach vorne geschoben. Wir gehen auf feinem Sand, den ich bereits im Schuh habe. Wüstensand.

Aus heiterem Himmel bekomme ich einen kräftigen Stoß von hinten, der mich ins Straucheln bringt und der Länge nach hinfallen lässt. Zum Glück ist die Landung einigermaßen weich. Ich stütze mich ab und bleib im Sand sitzen. Sicher ist sicher, so kann ich erst gar nicht mehr stürzen.

Endlich wird mir der Sack vom Kopf gezogen und ich bin für einen Moment geblendet, was mich die Augen zusammenkneifen lässt. Ich schaue mich um. Wir sind in einer Art Militärcamp. Söldnercamp trifft es wohl besser. Hier stehen mehrere Pick-ups und Zelte sowie allerhand Ausrüstung herum. Mitten in der Wüste. Einige der Männer laufen bereits auf die provisorischen Zelte zu, drei von ihnen haben sich um mich versammelt und schauen auf ihr Entführungsopfer herab. Einer von ihnen, der mich vorhin zusammen mit dem Zweiten in die Mangel nahm, schaut mich angriffslustig an. Er trägt eine große Narbe auf seiner rechten Wange, vermutlich eine Kampfverletzung. Typ Psychopath, mit ihm ist nicht gut Kirschen essen, das spüre ich sofort. Josh ist nicht hier, realisiere ich.

»Was habt Ihr mit Josh gemacht?«, will ich wissen.

Keine Reaktion. Eine Mauer des Schweigens. Wie abgesprochen. Lass ich nicht gelten.

»Wo ist Josh?«, wiederhole ich meine Frage mit vorsichtigem Nachdruck.

Der mittlere, vermutlich ranghöchste Milizionär mit rundem Gesicht und dem Barett auf seiner Glatze schaut mich mitleidslos an.

»Josh ist nicht wichtig. Du schon, Regenmann«, gibt er mir zur Antwort und zeigt mir eine breit lächelnde weiße Reihe von Zähnen.

Mir ist sofort klar, was seine Antwort bedeutet. Definitiv nichts Gutes: Die wollen mich allen Ernstes als menschlichen Rasensprenger hier in Afrika zu Geld machen. Verleihen, verhökern, ausquetschen, wie eine Zitrone. Mit Sicherheit ohne Geld-zurück-Garantie, wenn der Regenmacher Made in Germany versagt und Ladehemmung hat. Und der Regenmacher *hat* leider Ladehemmung. Sogar an 364 Tagen im Jahr. Sobald die das hier realisiert haben, dürfte das in jedem Fall ziemlich übel für mich ausgehen!

»Heute bist du unser geschätzter Gast«, sagt der kräftig gebaute Anführer im zum Wüstencamp passenden Camouflage-Tarnanzug mit süffisantem Unterton in der Stimme. Mein Blick bleibt auf seinem Beinholster haften, in dem eine erschreckend große Pistole steckt. Die wird da sicher nicht nur alle Jubeljahre herausgezogen.

»Es wird dir bei uns an Nichts mangeln. Du bekommst ein Abendessen und einen Schlafplatz. Heute Nacht kannst du dich von den Strapazen erholen. Morgen machst du Regen.«

***

»MACH REGEN!« Der Typ mit der Narbe auf seiner rechten Wange ist gereizt. Ich bin es auch, denn ich habe kaum ein Auge zugemacht, seit ich gestern Abend in mein Zelt eskortiert wurde. Sie haben nach dem Frühstück nicht lange gefackelt. Der Tag ist kaum angelaufen, aber die Sonne brennt bereits auf den Wüstensand herunter. Am Himmel ist keine einzige Wolke zu sehen. Ich sitze vor ihnen auf irgendeiner Kiste, die sie mir hingestellt haben.

Das Gewehr, mit dem Narbenmann ständig vor mir herumfuchtelt, lähmt mich. Ich kenne mich mit Waffen nicht aus, ich verabscheue sie aus tiefster Seele. Es kling verrückt, aber tatsächlich hatte ich früher öfter den Traum oder sagen wir besser die Wunschfantasie, dass sich jeder Soldat bei dem Versuch eine Waffe in die Hand zu nehmen die Finger verbrennt, weil sie plötzlich glühend heiß wird. Für diesen Effekt sollte der Allmächtige sorgen. Das war mein Anspruch an einen eingreifenden, gütigen Gott, der Schlimmeres verhindern sollte. Einfach alle Waffen rot aufglühen lassen, wenn irgendein manipulierendes Arschloch Menschen gegeneinander aufhetzt und sie zu den Waffen ruft.

So einfach könnte es sein, aber das Leben ist weder einfach, noch ein Wunschkonzert. Politische Konflikte sind komplex und gute Feen mit drei Wünschen heutzutage schon im Fernsehen rar.

»MACH REGEN!«, ruft der Milizionär, jetzt bereits aufgebrachter, weil ihm die verstockte Ansgar-Fee den Wunsch verwehrt.

Ich schaue nicht hoch zu ihm, ich mag sein offenkundig gewalttätiges Gesicht nicht, wir beide sind nicht kompatibel. Ruhe bewahren, nicht aufbegehren, er hat ein Gewehr in der Hand. Vielleicht ist es gesichert, vielleicht aber auch nicht, also besser Ball flachhalten.

Die Kidnappertruppe hat sich hübsch über ihr eigenes Lager verteilt, um dem großen Regenspektakel beizuwohnen, das jetzt gleich von mir herbeigezaubert werden soll. Einige, darunter der vermeintliche Anführer mit seinem

Barrett, an dem irgendwelche ominösen Abzeichen prangen, haben sich etwas abseits von meinem aufgebrachten Bewacher halbrund stehend formiert, andere sitzen auf Expeditionskisten und Proviantboxen und gehen dabei ungerührt typischen Militärcamp-Tätigkeiten nach. Einer zerlegt oder reinigt seine Pistole, ein anderer isst etwas aus einer Metalldose, ein dritter vollführt irgendwelche Balance-Kunststückchen mit seinem Messer.

Die gesamte Szenerie hat etwas Abstruses: wie eine angehende Vorstellung im Freiluftzirkus. Und ich bin die eingeflogene, pardon gekidnappte, Sensation.

Anhand der herumstehenden Zelte, der Benzin- und Wasserkanister und des mobilen kleinen Dieselaggregats ist unschwer zu erkennen, dass sich das provisorische Lager in kürzester Zeit abbauen und auf den Pritschen der Pick-ups verstauen lässt.

Scheiße, die Truppe hat ernsthaft vor, mich von Regeneinsatz zu Regeneinsatz zu fahren!

»DU MACHST REGEN, JETZT!«, schreit mich Narbengesicht von oben herab an. Verliert er schnell die Kontrolle über sich, über die ganze Situation, oder spielt er nur Theater? Wäre ganz hilfreich, in sein Innerstes blicken zu können, sein Wesen zu kennen. Ist es Typ ›Fragt erst und schießt dann‹ oder Typ ›Schießt und flippt dann aus, weil er keine Antworten mehr bekommt‹?

»Ich kann keinen Regen machen«, versuche ich mit all meiner Beherrschung betont ruhig von mir zu geben.

Seine Miene verfinstert sich. Er dreht sich um zu den Männern, die aufgereiht hinter ihm stehen und ruft ihnen irgendetwas auf Swahili zu. Seine Kumpane lachen. Es folgt der ein oder andere Kommentar. Ich verstehe kein Wort

Swahili, aber das Lachen der Männer. Auf Deutsch übersetzt heißt es ›Los, der verarscht uns nur, kitzle den Regen mal schön aus ihm raus!‹ Männer stacheln sich untereinander gerne an. Das ist ein Problem. Keiner will dann den Schwächling geben. Ein Scheißphänomen in kritischen Situationen wie dieser hier.

»Wir haben deinen Regen gesehen! Wir wissen, dass du der Regenmann bist! MACH JETZT!«, kreischt er aufgebracht mit hektischen Bewegungen. Sein nervöses Herumgefuchtel mit dem Gewehr macht mir mehr und mehr zu schaffen. Immer wieder richtet er es mit der Mündung kurz in meine Richtung. Dabei hält er es nur schlampig am Griff. Wie weit oder nah bei dem ganzen Jonglieren mit der Waffe seine Finger am Abzug sind vermag ich nicht zu sagen.

»REGEN, JETZT!«, schreit er lauthals und bohrt mir mit dem Mündungsdämpfer seines Schnellfeuergewehrs in meine Schulter. Genau in jenes Dreieck, das sich auch Bichl vor langer, langer Zeit auf dem Schulhof ausgesucht hatte.

Du musst um Himmels Willen versuchen zu deeskalieren, bei denen ist der Abzug schnell gedrückt!

»Bitte versteht doch ... ich kann das nur an meinem Geburtstag!«, sage ich mit fester Stimme so laut, dass es möglichst alle im Camp hören können.

Die Antwort, die ich bekomme ist ein grölendes Johlen. Sie glauben mir nicht. Stattdessen stacheln sie meinen narbengesichtigen Bewacher mit irgendwelchen Swahili-Kommentaren an, die ihn vermutlich dazu auffordern, mit dem widersinnigen und vielleicht eben doch völlig wertlosen Scharlatan-Regenmacher kurzen Prozess zu machen.

»LETZTE CHANCE! STEH‘ AUF UND MACH REGEN. LOS!« Fast im Takt zu den Wortsilben bekomme ich den harten Mündungsdämpfer unnachgiebig und rhythmisch in mein Schulterdreieck gestoßen.

Eine wirklich grausige Laune des Universums, das mir jetzt offenbar übel und voller Härte mitspielt. Was für ein Dreckskosmos, dass ich so etwas nochmal über mich ergehen lassen muss! Ich habe weder die geringste Lust, mich hier länger angsterfüllt unterzuordnen, noch in der Wüste zu verrecken.

»WAS?«, zische ich das penetrant bohrende Narbengesicht an und erhebe mich langsam aus meiner unterwürfigen Sitzposition. Ich habe lang genug vor ihm im Staub gesessen und gekuscht, war devot wie ein eingeschüchterter Hund, der sich vor Angst zusammenkauert und winselt. Damit ist jetzt Schluss!

Seine Augen werden groß, er ist überrascht, dass ich mich aus meiner Lethargie befreie und weiß noch nicht so recht, was das werden soll, was ich jetzt gedenke abzuziehen. Er baut sich breitbeinig vor mir auf. Alpha-Männchen mit Dominanzgehabe, ich hasse diese Typen.

Genau aus dem Grund nehme ich seine Herausforderung an und stelle mich ebenso breit und möglichst groß vor ihm auf. Rein von der Körpergröße ist mir der Söldner unterlegen.

»WAS?«, schreie ich ihm jetzt aggressiv bei voller Größe direkt ins Gesicht. Das Adrenalin ist volle Pulle da, die Angst wie verflogen. Sie hat ihre Hosen selbst gestrichen voll und sich einfach vom Acker gemacht. Gut so!

Er und ich. Beide stehen wir uns im Psychoduell gegenüber, mit unseren Blicken fixieren wir uns gegenseitig. Alle anderen im Camp blenden wir aus. Sie schauen uns gebannt wie bei einem Hahnenkampf zu. Sein Kiefer malt, seine Augen sind jetzt maximal geweitet. Eine dicke Ader an seinem Hals ist angeschwollen und pulst. Die angespannte Nervosität steht ihm ins Gesicht geschrieben.

Ich biete alles an Pokerface-Fähigkeiten auf, die mein Adrenalinspiegel hergibt. Mein Körper ist maximal angespannt, angespannter, als in der Wetterfront im Co-Pilotensitz von Joshs Beechcraft. Ich bin so aufgestachelt und von Adrenalin vollgepumpt, dass ich mich unbesiegbar fühle. Unbezwingbar. Er wird verlieren, klein beigeben. Braucht nur noch den letzten verbalen Kick von mir. Soll er haben.

»WAS WOLLT IHR SCHEISSER? REGEN? FICKT EUCH, IHR SCHIESSBUDENFIGUREN UND MACHT EUREN REGEN GEFÄLLIGST SELBER!«, schreie ich in voller Aggression.

Der Milizentyp braucht eine Viertelsekunde um zu realisieren, was ich gerade gesagt habe. Nur eine weitere Viertelsekunde benötigt er, um kurz Blickkontakt mit seinen Kumpanen aufzunehmen und sich rückzuversichern, dass die dasselbe verstanden haben, wie er. In der nächsten Viertelsekunde trifft sein Hirn die Entscheidung und die Neuronen funken bereits die Muskulatur in Händen, Armen, Schultern, ja in seinem gesamten Bewegungsapparat, an.

Exakt eine Sekunde nach meiner Verbalattacke lässt er sein Sturmgewehr mit einer blitzschnellen, reflexhaften Bewegung auf mich zurasen. Der Gewehrkolben trifft mich mit voller Wucht an meiner linken Kopfseite oberhalb der Schläfe.

Das Letzte, an das ich denken kann, bevor ich das Bewusstsein verliere und wie ein Sack Kartoffeln zu Boden gehe, ist der Gedanke daran, dass ich meine impulsive Schulpausenhof-Strategie gegenüber Gangs doch besser überdenken sollte.

***

Schwärze. Umfassende Schwärze. Geräusche. Weit entfernt, dumpf. Nicht zu verstehen. Sprache? Geräte? Maschinen? Alle reden durcheinander. Eine Unterhaltung. Maschinen sprechen mit Menschen. Komisch. Dunkelheit wird heller, lichtet sich. Funken. Lichtspritzer. Schmaler Lichtstreif. Nicht stabil, verschwindet wieder, um doch wiederzukommen. Grelles Licht. Nicht in die Augen! Schmerzen im Kopf! Zu hell! Aufhören! Will wieder in die Schwärze zurück. Nein, nicht in die vollkommende Schwärze, ins Halbdunkel. Helligkeit gewinnt die Oberhand, vertreibt das Dunkel. Ein Zimmer. Verschwommen. Weiß. Perspektive stimmt nicht. Alles merkwürdig schräg verzerrt. Mein Kopf explodiert. Wach. Übelkeit. Furchtbare Übelkeit vor Schmerzen. Schmerzen verzerrt alles hier im Raum. Ferne Ecken größer, als nahe. Kopfüber? Nein, bitte nicht drehen, bitte nicht drehen! Habe keine Kraft. Kann nicht aufnehmen. Zu viel ... Reize ... muss wieder zurück ins Schwarze. Schlafen. Lasst mich schlafen. Bitte.

Nochmal. Von. Vorne.
Lichter. Hell. Helle Lichter an Decke. Zu grell. Kopf schmerzt wieder. Stimmen! Mehrere Stimmen. Undeutlich. Aufgeregt. Frauenstimme. Männerstimme. Mehrere Personen. Selber Raum. Immer noch. Alles weiß, immer noch unscharf. Drehe mich wieder. Stopp! Wird besser. Personen in Weiß. Werfen Schatten.

Werden größer = kommen.

Werden kleiner = entfernen sich.

Weiße Personen = Ärzte!

Piepsen = Monitorgeräte!

Krankenhaus? Ich liege im Krankenhaus! Gott, mein Schädel tut so weh! Wo bin ich?

»Ansgar?« = Frauenstimme. Besorgt. Nette Stimme.

»Ansgar Weiß? Können Sie mich hören?« = Ärztin. Einfühlsam. Angenehm. Mach jetzt deine Klappe auf!

»Waaasss ... passiee ...?« Rachen schmerzt. Bringe kein Wort raus.

»Sie sind im Saifee Hospital, einem der besten Krankenhäuser in Tansania.«

Klingt gut.

»Haben Sie mich verstanden?«

Versuch's mit Nicken! Löst Schwindel aus. Besser sprechen. Tut aber höllisch weh.

»Jaa.«

»Wissen Sie, wie Sie heißen?«

Blöde Frage.

»Wie ist Ihr Vorname? Können Sie mir Ihren Vornamen nennen?«

»Aansgaar.«

»Prima. Und Ihr Nachname?«

»Weisss.«

»Sehr gut, Ansgar.«

»Wo wohnen Sie?«

»Deussschland.«

»Gut. Folgen Sie mit Ihren Augen jetzt bitte dem Licht.«

Mein Schädel! Ich brauch 'ne Kopfschmerztablette!

»Ok, das sieht fürs Erste doch ganz gut aus.«

»Wasiss passiert?«

»Was ist das Letzte, an das Sie sich erinnern, Ansgar?«

»Söldner. Millizz. Sollte Regen machen.«

»Das ist sehr gut, Ansgar!«

»Warum binnich hier?«

»Sie haben ein schweres Schädel-Hirn-Trauma erlitten. Wir mussten Sie vorsichtshalber ins künstliche Koma versetzen und intubieren, deswegen haben Sie noch Probleme beim Sprechen, aber das kommt wieder. Ruhen Sie sich jetzt aus, versuchen Sie zu schlafen, es wird alles gut.«

Ich wache auf. Mein Kopf brummt, aber es ist auszuhalten. Ich bin im Krankenhaus. Von einem der Geräte hinter mir kommt ein regelmäßiges Piepsen, das mich schrecklich nervt. Eine Infusionsflasche tropft gelangweilt über mir und leitet Schmerzmittel direkt in meine Blutbahn. Vor die Fenster sind die Vorhänge gezogen, doch draußen ist helllichter Tag.

Die Tür geht auf. Eine tansanische Ärztin im weißen Kittel und mit baumelndem Stethoskop um den Hals betritt das Zimmer. Sie lächelt kurz.

»Schön Sie wach zu sehen, Herr Weiß. Mein Name ist Dr. Inaya Kibona, ich bin die leitende Stationsärztin und behandle sie.«

Inaya wirkt jung aber sie hat schon den taxierend analytischen Blick einer erfahrenen Ärztin. Den Job macht sie schon länger. Ihre Augen sind dunkel, darüber spannen sich in hohem Bogen zwei dünne Augenbrauen. Ihre hohe Stirn wird durch die zu Dreads geflochtenen Haare betont, die sie seitlich nach hinten kunstvoll zu einem Dutt zusammengebunden hat.

»Seit wann bin ich hier?«, frage ich die Frau, deren angenehme Stimme ich als erstes aus dem Wirrwarr der nach dem Wachwerden auf mich einströmenden Reize herausisolieren konnte.

»Vier Tage«, gibt sie nüchtern zur Antwort. Sie sieht meinen erschrockenen Gesichtsausdruck und gibt sogleich Entwarnung. »Keine Sorge, wir haben Ihre Familie bereits verständigt und ihnen mitgeteilt, dass es Ihnen gut geht.« Frau Doktor ist empathisch, das widerspricht meiner bisherigen Erfahrung mit Ärzten, aber ich freue mich umso mehr, hier in einem Krankenhaus in Tansania auf sie getroffen zu sein.

»Sie haben großes Glück gehabt, Herr Weiß. Das war durchaus ein heftiger Schlag gegen Ihren Kopf. Sie waren schon eine ganze Weile bewusstlos, als man Sie uns brachte, deswegen mussten wir sie vorsorglich ins künstliche Koma versetzen.«

Koma. Das Wort hat auf mich eine heftige Wirkung und ich schaue sie dementsprechend verunsichert an.

»Reine Vorsichtsmaßnahme. Standardvorgehensweise bei einem Fall, wie dem Ihren. Wir haben Sie gründlich durchgecheckt. CT, MRT. Sie haben glücklicherweise weder eine Schädelfraktur noch ein Gehirnödem erlitten. Ihre neuronalen Reaktionen sind auch in Ordnung. Was macht Ihr Gedächtnis?«, erkundigt sie sich. Sie geht systematisch vor, das gibt mir ein gutes Gefühl.

Ich zögere einen Moment, denke nach. Über meine Reise hierher, meine Suche nach Antworten, über mein Leben und seine wesentlichen bisherigen Stationen. Ein tiefer Seufzer, um den ich nicht herumkomme. »Es ist leider alles da. Auch das, woran ich mich lieber nicht erinnern möchte.«

Sie lacht kurz auf. Laut, herzlich. Es ist schön ihr dabei zuzuhören, zuzusehen.

»Naja, alles weiß ich doch nicht. Wie hat man mich gefunden? Wer waren diese Leute?«

Dr. Kibona setzt sich an das Fußende meines Bettes und schaut mich mit ihren dunklen Augen an.

»Ihr Freund Josh Gregory, ihn haben die Entführer ein paar Kilometer vom Flughafen einfach ausgesetzt, an ihm waren sie nicht interessiert. Er hat sofort das Militär verständigt und sich dann selbst auf die Suche nach Ihnen in seiner Propellermaschine gemacht. Er war es, der Sie gefunden hat. Das Militär hat das Milizencamp ausgehoben. Josh sitzt übrigens seit Tagen unten in der Zentrale und geht uns auf die Nerven. Er organisiert über unsere Infrastruktur einen Patientenflug für Sie. Es geht bald heim zur Familie.«

6. Überredungskünste

Mein antiquiertes Smartphone klingelt. Eine extrem lange Nummer erscheint im Display und lässt mich zögern. Aus dem Ausland bekomme ich dieser Tage selten Anrufe und wenn, dann nur fingierte, in denen ein KI-Sprachbot behauptet, mein Bankkonto sei gehackt worden und er mich dazu bewegen möchte, meine Logindaten fürs ePayment zu verraten. Die KI-Bots sind mittlerweile in der Lage, täuschend echte Dialoge mit dir zu führen. Sie sind mit allen rhetorischen Wassern gewaschen, bauen stotternde ›Ähms‹, bewundernde ›Ahhs‹, Räusperer der Stimme, ein geschickt platziertes Niesen oder einen kleinen situativen Joke ins Gespräch ein, aber ich falle trotzdem nicht auf sie herein. Das ganze Reglement und die globalen Übereinkünfte zur ethisch vertretbaren Nutzung von KI sind keinen Pfifferling wert.

Der Anruf kommt ohne Rufnummernunterdrückung. Immerhin, das ist ein Zeichen der Transparenz und muss honoriert werden. Ich habe mir längst abgewöhnt, mich mit Namen zu melden.

»Ja?«, bringe ich über die Lippen.

»Spreche ich mit Ansgar Weiß?«, schallt mir eine euphorisch klingende Frauenstimme im geübten Business Englisch ins Ohr, der aber keineswegs einstudiert wirkt. Ich bestätige knapp.

»Toll, dass ich Sie direkt dran habe, Mr. Weiß. Mein Name ist Rita Harris, ich bin Redaktionsleiterin und Moderatorin bei Top-TV aus Denver, Colorado in den USA.« Sie macht eine kurze Pause. Gibt mir die Gelegenheit, ein bewunderndes ›Ahh‹ loszuwerden. Den Gefallen tue ich ihr nicht, bin ja keine KI, sondern ein vorsichtig-abwartender menschlicher Gesprächspartner. Harris muss in ihre eigene Lücke springen.

»Wir würden Sie gern zu einer Diskussionsrunde in unser Studio einladen, um über ihre, äh, Fähigkeiten zu sprechen. Die Sendung ist live und neben Ihnen sind Stochastiker, Klimatologen und weitere Wissenschaftler geladen. Passt Ihnen nächster Donnerstag?« Ein eingebautes ›Äh‹. Doch eine KI? Dann wäre sie verdammt gut.

Ich fühle mich von ihr überrumpelt. Sie ist mir voraus, hat mich recherchiert. Ich bereue ans Telefon gegangen zu sein. Nach meinem Studium hatte ich selbst mal kurz für eine Fernseh-Produktionsgesellschaft gearbeitet und versucht, Privatpersonen, die sich einen irrwitzigen Wohntraum erfüllt hatten, am Telefon davon zu überzeugen, ein Kamerateam für Reportagezwecke in ihr Haus zu lassen. Das war lange her und trotzdem waren die Erinnerungen daran, wieviel Überzeugungskraft man als Redakteur in diese Erstkontaktaufnahmen investieren musste, plötzlich wieder präsent.

Neun von zehn Personen ließen mich damals in der ersten Woche abblitzen. Aber schon in der zweiten Woche hatte ich den Bogen raus, wie man das Gespräch und damit seine Gesprächspartner in die richtige Bahn lenkt und meine Erfolgsquote stieg auf beachtliche dreißig Prozent. Das war die hohe Kunst der Rhetorik und Gesprächsführung und mir gefiel, dass ich so manches anfänglich noch sehr reservierte Telefonat dank des richtigen Einsatzes meiner Stimme in ein angenehmes, vertrauensvolles Gespräch wandeln konnte. Nicht so plump, wie die üblichen Call Center Gesprächsleitfäden, die sich mit ihrer Abschlussfrage offenbar zum planetaren Einheitsstandard herausgebildet hatten: »Blablabla.... klingt das interessant für Sie?«

Oft habe ich mich dabei erwischt, bei Business-Akquiseanrufen, die ich erhielt, insgeheim nur auf diese Frage gewartet zu haben. In neun von zehn Fällen kam sie. In neun von zehn Fällen konnte ich nicht anders, als ›Nein‹ zu sagen. Sie haben mein Nein mit ihrer universellen, immer gleichlautenden Call Center Nullachtfünfzehnfrage regelrecht provoziert.

Ich lasse mich nicht gerne von anderen manipulieren. Habe Ja-Sager und Mitläufer schon immer mit Argwohn betrachtet. Im Job hat mich das nicht gerade nach oben befördert. Mein gesamtes Berufsleben habe ich heimlich Psychogramme von Kollegen erstellt und mir versucht vorzustellen, wer wohl im nächsten Nazi-Regime ganz schnell obenauf schwimmt und seine netten Kollegen mit ungenierter Unschuldsmiene ans Messer liefert. Die Ergebnisse meiner Gedankenexperimente waren, egal in welchem Unternehmen und Arbeitsumfeld ich gerade arbeitete, verheerend.

Schon früher habe ich gelegentlich darüber spekuliert, wie es zu dieser bescheuerten Standardfrage ›Klingt das interessant für Sie?‹ gekommen sein könnte. Meiner damaligen Theorie zufolge muss ein windiger Call Center Betreiber einen noch windigeren Psychologen zum Freund gehabt haben. Nach ein paar Bier fragt der Call Center Betreiber seinen Freund, mit welcher geschickten Vorgehensweise man Menschen dazu bringen kann, am Telefon nicht nein zu sagen. ›Frag sie nicht, ob sie das, was du ihnen gerade angeboten hast, kaufen möchten, sondern frag sie, ob es interessant für sie klingt‹, antwortet der. Bei dieser Frage sei die Hürde viel größer, nein zu sagen, ist der Psychologe überzeugt.

Ich habe es dennoch geschafft. Aber tatsächlich tat es mir immer leid, wenn ich die armen Call Center Kerle mit meinem ›Nein‹ jäh auskonterte.

Rita Harris fragt mich nicht, ob ich ihre Einladung in ihre Talkshow interessant finde. Den besten Grund, das Gespräch mit ›Nein‹ zu beenden bleibt sie mir also schuldig.

»Mrs. Harris, ich lebe in Deutschland«, gebe ich reserviert zu Protokoll.

»Das weiß ich, Mr. Weiß. Es gibt gute Flugverbindungen zwischen München und Denver«, kontert sie souverän, als hätte sie unser Gespräch schon in allen möglichen Varianten durchgespielt.

»Wir haben alles für Sie arrangiert. Klimaneutraler Flug. Ihnen entstehen keinerlei Kosten.«

Flugzeug. Mit klimaneutraler Brennstoffzelle. Tickets dafür sind sündhaft teuer. Die Dame meint es ernst. Trotzdem überlege ich, ob mir Mrs. Harris nicht gerade den zweitbesten Grund geliefert hat, das Gespräch zu beenden. Unschöne Gedanken an mein Erlebnis in Tansania über dem Hochland vor ein paar Jahren kommen auf. Ich mag weder Flugzeuge, egal mit welchem Antrieb, noch längere Reisen darin. Mit ›Klingt eine Flugzeugreise über den Atlantik interessant für Sie?‹ hätte sie mir perfekt in die Hände gespielt, das Telefonat einfach mit ›Nein‹ zu beenden und aufzulegen. Aber so einfach tappt Profi-Rita nicht in meine unsichtbar aufgestellte Falle.

Stattdessen merke ich, wie mein Stresspegel steigt. Nach Amerika für eine Talkrunde. Ich bin nicht der Typ, dem man mit sowas schmeicheln kann.

Der Anruf ist dennoch eine Zäsur, wird mir klar. Bis vor Ritas Kontaktaufnahme beschränkte sich die Aufmerksamkeit für meine Person auf ein paar Berichte, Videos und Podcasts im Internet, nichts davon direkt von mir initiiert und in den meisten Google-Treffern flog ich noch weit unter dem Radar, wurde nicht oder nicht korrekt namentlich genannt. Es fand mehr oder weniger auf dem Niveau von Verschwörungstheorien statt. Humbug, wenig vertrauenserweckend, unseriös. Insofern bot das Internet für Fälle wie mich ironischerweise fast schon den perfekten Schutzraum. In einem Ozean von Falschmeldungen, KI-gestützten Deepfakes, Weltuntergangs-Szenarien und einem kreischenden Wettbewerb um die meisten Klicks fiel da der ein oder andere schräge Post zu einem Typ, der am 6. Juni Regen in die Savanne bringt, nicht weiter auf. Ist eben so, wie wenn in China ein Sack Reis umfällt ... Ok, ich bekam durchaus schriftliche Anfragen für Interviews auch mir bekannter Medien, lies sie aber bis auf wenige Ausnahmen unbeantwortet, weil schon aus den Mails für mich hervorging, dass es in die falsche Richtung laufen würde. Nach einem Interview mit aus dem Zusammenhang gerissenen Äußerungen als wichtigtuerischer Scharlatan hingestellt zu werden war das Letzte, was ich wollte. Die weitgehende Anonymität, die ich trotz der Ereignisse in Tansania immer noch genoss, war mir wichtig und ich wollte sie nicht leichtfertig aufs Spiel setzen.

Jetzt ist es anders. Rita Harris und ihr Team haben mich zielgerichtet ausfindig gemacht und auf meiner Mobilnummer angerufen, die seit meiner Entführung nur meiner Familie und dem engsten Freundeskreis bekannt ist. Sie wollen mich zusammen mit irgendwelchen Wissenschaftlern in ein Studio setzen, mit großen Scheinwerfern anstrahlen und vermutlich eine gute Story geliefert bekommen. Bei dem Gedanken daran, dass ich mich dabei mit meinem nicht so ganz perfekten Englisch zum Affen mache und am Ende noch als ›German Freak‹ in einer amerikanischen Live-Sendung zerlegt werde, bekomme ich ein flaues Gefühl im Magen.

»Worüber genau wollen Sie denn mit mir diskutieren?« frage ich Rita.

»Über das, was Sie erlebt haben.«

»Meine Entführung ist tabu, darüber rede ich nicht.«

»Ok, einverstanden. Lassen Sie es mich anders formulieren: über das, was Sie *auslösen*.«

»Regen«, sage ich knapp.

»Ja, Regen. *Ihren* Regen.«

»Welche Rolle spielen die Wissenschaftler?«

»Sie sollen es validieren. Oder eine andere Erklärung dafür finden.«

»Habe ich bereits hinter mir. Frage zwei Wissenschaftler und erhalte drei unterschiedliche Theorien«, sage ich sarkastisch.

»Ansgar…, darf ich Sie so nennen?« Sie wartet meine Bestätigung nicht ab.

»Mein Team hat das, was man über Sie in Erfahrung bringen kann präzise und seriös recherchiert. Die Wissenschaftler, die wir geladen haben sind allesamt von renommierten Universitäten und Instituten. Ihr Fall ist durchaus…«, sie zögert kurz, »… bemerkenswert. Wir würden Sie nicht aus Deutschland einfliegen lassen, um hier mit Ihnen eine drittklassige X-Faktor-Folge zu unerklärlichen Phänomenen mit Gruselfaktor abzudrehen.«

Jetzt zeigt mir Harris ihre resolute Seite. »Dafür haben wir hier in Amerika Spinner genug. Wir sind zwar ein kleinerer Sender, Ansgar, das aber mit Anspruch und Niveau. Wir wählen keine Themen aus, die uns danach selbst um die Ohren fliegen.«

Sie wirkt ein wenig gekränkt. Ich denke noch darüber nach, ob das ihre übliche Masche ist, mich zu umgarnen, oder ob ich ungebührlich schroff zu ihr war.

Ich schwanke. Spüre den wankenden Boden unter meinen Füßen förmlich, fast wie damals, in Joshs Propellermaschine. Bin hin und hergerissen, ob ich mich auf dieses erneute Wagnis mit ungewissem Ausgang einlassen soll. Ein Draufgänger bin ich wahrlich keiner, brauchte immer das Gefühl von Sicherheit im Leben.

Während sie spricht, google ich sie und ihren Sender auf dem Tablet. Tatsächlich, beide gibt es.

»Wozu soll das führen, Mrs. Harris?«

»Nennen Sie mich Rita. Nun, Ansgar, es gibt noch jemanden, der explizit auf Ihre Teilnahme drängt.«

»Noch ein Wissenschaftler? Welche Disziplin?«

»Kein Wissenschaftler. Ein Stammesführer.«

»Ein Indianer?«

»Ein amerikanischer Ureinwohner, ja.«

»Warum?«

»Weil sein Stamm in einem der trockensten Gebiete siedelt und er an Sie glaubt«, sagt Rita vielschichtig.

»Ich soll sein Reservat regelmäßig zu meinem Geburtstag beregnen?« frage ich halb belustigt, halb ungläubig. Ich habe nicht die geringste Lust, mich jedes Mal an meinem Geburtstag in einen anderen schaukelnden Kotzbomber verfrachten zu lassen.

»Nein, das ist es nicht. Er hat Ihnen etwas anzubieten.«

Eine Pause entsteht, die Rita voll und ganz auszukosten scheint.

»Er hat eine Erklärung für Sie. Wer Sie sind. *Was* Sie sind. Natürlich abseits der Wissenschaft«, sagt Rita vieldeutig.

Damit hat mich Smart Rita in ihrem Kescher. Ich will selber Antworten. Suche sie schon zu lange ohne zufriedenstellende Ergebnisse. Das unbefriedigende Gespräch mit Professor Dr. Lorenz Stiller vom Institut für Klimarisiken, Resilienz- und Adaptionsstrategien vor ein paar Jahren kommt mir in den Sinn. Mich hatte es damals eher wütend und ohne große Erkenntnisse zurückgelassen. Mir ist völlig klar, dass Rita mir am Telefon nicht mehr verraten wird, das ist ihre Trumpfkarte, mich ins Flugzeug zu bekommen. Curiosity kills the cat. Diese Chance, auch wenn sie noch so klein scheinen mag, möchte ich nicht leichtfertig vorüberziehen lassen.

Ich gebe mir einen kräftigen Stoß, überwinde meine innere Zerrissenheit und sage zu. Nach ein paar klärenden Fragen zum Ablauf und den bereits für mich arrangierten Reisedetails verabschieden wir uns und ich lege auf. Es geht in die

Staaten. Vielleicht hat eine Art Medizinmann ein paar Antworten auf Fragen, die mich schon lange quälen. Zu lange.

Während ich es selbst noch gar nicht so richtig glauben kann, habe ich unvermittelt das Gefühl, dass ich drauf und dran bin, mein eigenes Mysterium endlich zu lüften ...

7. Expertenrunde

Ich sitze in einem Fernsehstudio in der Lincoln Street, das an irgendeinem Carré nähe dem History Colorado Center in Denver liegt.

Die Begrüßung durch Rita in der Hotellobby am Abend zuvor, nachdem ich meinen Jetlag mehr schlecht als recht weggeschlafen habe, war überraschend herzlich, mit Umarmung und viel Willkommensgestik. Rita ist eine afroamerikanische, vor Energie sprühende Mittvierzigerin mit festem Blick und Handschlag, die man vermutlich nicht zum Feind haben will. Wen die Dame auf dem Kieker hat, verspeist sie sicherlich zum Frühstück. Sie erinnert mich definitiv an Condoleezza Rice, in grauer Vorzeit mal Außenministerin unter George W. Bush. Im Flugzeug dachte ich noch, es würde eine eher unterkühlte, kurz angebundene Begrüßung werden.

Gut zwei Stunden vor Beginn der Sendung, noch bevor es für uns alle in die Maske geht, lerne ich die Gesprächspartner der Diskussionsrunde im kurzen Abstimmungsbriefing kennen, mit dem Rita uns auf den Ablauf und ein paar zentrale Fragestellungen einstimmen möchte. Robert Tegmark wird mir von Rita als Klimatologe am New Climate Institute aus Massachusetts vorgestellt, eine gemeinnützige Organisation, die sich mit Klimapolitik und globaler Nachhaltigkeit beschäftigt. Tegmark, ein junggebliebener, unbekümmert wirkender Sunnyboy, Typ Wunsch-Schwiegersohn, schüttelt mir aufmunternd die Hand. Er freue sich mich zu treffen, sagt er mit einem sympathischen Lächeln.

Elena Shelby, der ich als nächstes durch Rita vorgestellt werde, ist Mathematikerin und Stochastikerin an der Princeton Universität, um die fünfzig, in einem strengen, mausgrauen Kostüm. Shelby ging gut als hagere Zwillingsschwester von Janet Yellen durch, die US-Finanzministerin Anfang der 2020er-Jahre. Sie hätte ich weder als Lehrerin in der Schule, noch als Professorin an der Uni haben wollen. Typ Authoritätsperson, ganz auf Zahlen und Mathematik fokussiert. Wer den vergeistigten Funktionen und Gleichungen, in denen sie gelegentlich schwelgt, nicht folgen kann, ist in ihren Augen bestimmt ein bemitleidenswerter Loser.

Unsere Augen treffen sich kurz und beiden ist uns klar, dass es keine Freundschaft auf den ersten Blick ist, und dass auch keine auf den zweiten entstehen wird.

Daniel Herman, der dritte im Bunde, offenbar mit deutschen Wurzeln, stellt sich mir als Physiker und Kosmologe vor, der am MIT lehrt. Er ist ein zurückhaltender Senior im ebenso groben wie zerknitterten Cordsakko, um die sechzig, mit bereits schlohweißen Haaren und etwas zu dick geratener Hornbrille. Mit Einstein hat er aber nichts gemein. Er nickt mir freundlich zu, bevor er sich sogleich wieder seinem handgeschriebenen Notizzettel widmet, den er offenbar in Vorbereitung auf unsere gleich stattfindende Diskussion erstellt hat.

Einer fehlt. Der Stammesführer. Nachdem ich allen drei hochdekorierten Akademikern freundlich-zurückhaltend und ein wenig ehrfürchtig die Aufwartung gemacht habe und der erste Smalltalk verflogen ist, nehme ich Rita in einer günstigen Situation zur Seite und frage sie nach dem Indianer.

»Ich habe nicht gesagt, dass Otis Namingha an der Diskussionsrunde teilnehmen wird, Ansgar. Ich habe gesagt, er habe Ihnen etwas anzubieten.«

»Ist er hier?«, will ich von Rita kurzerhand wissen.

»Er ist als Studiogast eingeladen. Wenn er kommt, wovon ich ausgehe, gibt es sicher nach der Sendung die Gelegenheit, ihn zu treffen,« lächelt Rita.

Sie weiß mehr als ich, das ist so klar, wie der taghelle Sonnenschein außerhalb des Studios.

Ich versuche mich auf die gleich startende Sendung zu konzentrieren und bete, mich in den nächsten 45 Minuten nicht zu blamieren.

***

Rita moderiert das Thema der heutigen Sendung unter dem Motto ›Zufall, Fluch oder Gabe?‹ in meinen Augen etwas zu reißerisch, typisch Fernsehen halt, an, aber ich muss mir eingestehen, dass das Aufmachermotto die Sache ganz gut trifft.

Sie stellt mich als extra aus Deutschland eingeflogenen Gast mit einer ›gewissen Besonderheit‹ sowie die drei Wissenschaftler kurz vor. Dann folgt als Einspieler der Videoclip, den Josh auf seinem Cloud Seeding Youtube-Kanal veröffentlicht hat und uns beide, ihn lauthals lachend, mich grün im Gesicht, in der Beechcraft über dem Mbulu-Hochland zeigt, nach der Landung umringt von ein paar Hochlandbewohnern, die mir Geschenke übergeben, weil ich oder der Zufall ihnen ein wenig Regen verschafft habe. Sie dreht sich zu mir, jetzt wird es ernst.

»Mr. Weiß, Sie haben in einem Podcast von 2031, den es leider nur auf Deutsch gibt, mal gesagt, Sie können belegen, dass Sie an neun von zehn Geburtstagen Regen gehabt haben, egal, wo Sie sich zu diesem Zeitpunkt befanden. Sind Sie ein Unglücksrabe oder ein Regenmacher?«, fragt sie mich mit ihren perfekt weißen Zähnen.

Froh, ihre Frage einigermaßen korrekt verstanden zu haben, bringt sie mich dennoch gleich ins Schwitzen. Ich hasse es zu schwitzen. Je mehr ich mich darauf konzentriere, nicht zu schwitzen, desto mehr Wärme steigt in mir hoch. Das verfolgt mich schon seit ich denken kann. Ich versuche den Gedanken daran wegzudrücken und mich auf meine Antwort zu konzentrieren.

Bringe ich Unglück oder bin ich für manche ein Heilsbringer, so wie für den Stamm der Hadza in Zentral-Tansania, darauf läuft Ritas Frage hinaus. Ich weiß es nicht, möchte es nicht beantworten, suche nach einer ausweichenden Antwort.

Ich habe Menschen immer bewundert, die eine Frage, die sie nicht direkt beantworten wollten, geschickt umschiffen können. Nicht plump und ausweichend, wie die meisten Politiker, sondern die eine smarte Alternative ins Spiel gebracht, der Frage einen neuen *Spin* gegeben haben. Mir gelang das nie. Und wenn, dann fiel mir so eine rhetorische Meisterleistung, mit der man seinen Gesprächspartner nicht düpierte, sondern sogar aufwertete, immer erst hinterher ein, wenn es längst zu spät war.

Vorsicht, Ansgar, es ist immer schlecht, vor Publikum über sich selbst eine Wertung vorzunehmen.

»Um ehrlich zu sein, ich weiß es selber nicht, Mrs. Harris. Ich komme aus Deutschland. Dort, aber auch in den angrenzenden Ländern Mitteleuropas, gibt es Anfang Juni ein Wetterphänomen namens Schafskälte.«

Ich benutze das deutsche Wort, weil es im Englischen keine Entsprechung dafür gibt. Schnell führe ich weiter aus. »Die Schafskälte gilt als meteorologische Singularität, sie tritt seit den Wetteraufzeichnungen meist zwischen dem zweiten und 19. Juni ein und ist häufig mit zweistelligen Temperaturstürzen innerhalb weniger Stunden verbunden«, schlaumeiere ich herum, was das Zeug hält, mir andererseits aber genau jene Sicherheit gibt, die ich jetzt in dieser Live-Talkshow gut gebrauchen kann, um mich nicht um Kopf und Kragen zu reden.

Ich schaue bei meinem letzten Halbsatz Robert Tegmark, den Klimatologen an, in der Hoffnung, dass er diesen Faden später aufnehmen wird. In die Richtung von Elena Shelby, der respekteinflößenden Stochastikerin zu blicken, traue ich mich erst gar nicht. Von ihr erwarte ich so ziemlich alles: Dass sie mich komplett zerlegt oder ihrerseits mit Zahlen, Modellen und Kurven um sich haut, die nur einem einzigen Zweck dienen: mich als wichtigtuerischen, zwielichtigen Betrüger erscheinen zu lassen.

Da ich aus dem Seitenwinkel den Eindruck habe, dass Rita nicht ganz zufrieden mit meiner Antwort ist, weil ich gerade den kleinen besserwisserischen Möchtegern-Wissenschaftler aus Deutschland gemimt habe und damit in das

Territorium meiner Mitdiskutanten eingebrochen bin, setze ich schnell noch nach.

»Ich kann mich tatsächlich nur an sehr wenige Geburtstage ohne Regen erinnern, obwohl er meteorologisch ja im Sommer liegt. Das hat mich das ein oder andere Mal doch ziemlich gefrustet, mittlerweile habe ich es akzeptiert. Ich sehe es weder als Fluch, noch als Gabe«, füge ich an und bin mit meiner Antwort einigermaßen zufrieden. Rita anscheinend auch, denn sie wendet sich lächelnd Robert Tegmark zu und will von ihm kurzerhand wissen, was er von dem vorher eingespielten Internet-Clip hält. Damit, dass dies die erste Frage sein würde, die Rita ihm stellt, hat er offenbar nicht gerechnet, denn er braucht eine Weile, um sich seine Antwort zurechtzulegen.

»Zunächst einmal«, setzt er profimäßig an, »gibt es in der Tat gewisse lokale Klimaanomalien, die schwierig vorauszusagen sind, aber dennoch mit einer gehäuften Wahrscheinlichkeit mehr oder weniger regelmäßig eintreten. Die Bauernregeln europäischer Bauern aus dem 18. und 19. Jahrhundert geben uns da gute Hinweise und legen ein Zeugnis dafür ab, dass die Menschen damals bereits Zusammenhänge bestimmter Ereignisse herstellen konnten, die auf den ersten Blick gar nichts miteinander zu tun hatten.«

Tegmark weiß, wovon er spricht, der sympathische erste Eindruck bei der Begrüßung hat nicht getäuscht.

»Klimaanomalien wie die von Mr. Weiß erwähnte mitteleuropäische Schafskälte hatten lange Zeit eine Eintrittswahrscheinlichkeit von bis zu achtzig Prozent, in Einzelfällen sogar bis neunzig Prozent, insofern tut es mir für unseren Freund aus Deutschland zwar leid, aber tatsächlich mag das erklären, warum die meisten seiner Geburtstage verregnet sind, und das im Sommer auf der Nordhalbkugel.«

Einige Lacher von den Studiorängen sind zu hören. Tegmark macht einen auf Nice Guy, schäkert mit dem Publikum, das mit ihm mitgeht. Mir zwinkert er kurz jovial zu.

»Die Ursache für die Schafskälte liegt in der unterschiedlich raschen Erwärmung von Land- und Wassermassen im Frühling«, liefert er sogleich nach. »Während sich die Landmassen mit länger anhaltender Sonneneinstrahlung schon gut aufgeheizt haben, erwärmt sich das Meer wesentlich langsamer. Dreht nun der Wind auf Nordwest, landen entsprechend kühle Luftmassen an.« Tegmark hat die Schafskälte perfekt erklärt, aber darauf ist Rita gar nicht aus. Sie hakt bei ihm nach: »Er scheint die Klimaanomalie aber überall mit hinzunehmen, zumindest an seinem Geburtstag, ganz egal, wo er sich befindet, wie vorher im Video zu sehen, wie erklären Sie das, Robert?«

Tegmark setzt wieder sein gewinnendes Lächeln auf. »Ich habe mich im Vorfeld der Sendung natürlich mit Mr. Weiß' Geschichte befasst. Ja, ich finde es zugegebenermaßen faszinierend, denke aber, dass es sich im Rahmen von Zufällen bewegt.« Jetzt versucht er es kleinzureden, in Abrede zu stellen. Ich bin etwas enttäuscht.

Für Rita Harris ist es hingegen die perfekte Überleitung zu Elena Shelby, der Stochastikerin. Und für Elena Shelby ist Tegmarks lapidare Bemerkung eine beispiellose Steilvorlage.

»Zufälle, mein lieber Robert, und das sollten Sie wissen, gibt es nicht, jedenfalls nicht für uns Stochastiker«, fistelt Shelby in hoher, mir unangenehmer Stimme.

Rita zieht die Moderation an sich. »Was meinen Sie damit, Mrs. Shelby?«

»Nun, bei allen Ereignissen, die vorhersagbar und damit berechenbar sind, ist der Zufall raus aus dem Spiel«, gibt der Stochastik-Knochen mit den platingrauen Schnittlauch-Haaren sibyllinisch zurück.

Rita zieht eine Augenbraue hoch, fast so wie Mr. Spock aus Star Trek, allerdings nicht, weil sie so fasziniert von Shelbys Aussage ist, sondern weil sie davon genervt ist. »Können Sie es dem Publikum mit einfachen Worten erklären?«, bittet Rita.

»Gern«, lächelt Shelby wohlwollen und fährt fort.

»Wir Menschen wissen mittlerweile, dass es für nahezu alles, was geschieht, mindestens eine oder auch mehrere Ursachen gibt. Damit hat es der Zufall sehr, sehr schwer in der Welt. Meinen Erstsemestern erkläre ich es immer mit dem scheinbar zufälligen Fall von Würfeln. Niemand hier von uns im Studio«, dabei schaut sie bedeutsam in die Runde, »ist in der Lage vorherzusagen, welche Augenzahl bei einem Würfel als nächste fallen wird. Das Ergebnis eines Wurfes scheint nur deshalb zufällig, weil wir nicht alle Startbedingungen des Wurfes kennen. Wüssten wir hingegen ganz genau, wie sich die Würfelhand bewegen wird, in welchem Moment und Winkel er die Hand verlässt, aus welcher Höhe er fällt, wie schnell er sich dabei dreht und wie sein Material und das der Tischplatte beschaffen sind, dann könnten wir tatsächlich berechnen, welche Zahl fallen wird.«

Im Studio ist es mucksmäuschenstill. Sowohl das Publikum als auch alle Diskutanten einschließlich mir und Rita haben Shelby mit Spannung zugehört. Ich versuche mir einen Reim darauf zu machen, was das für mich bedeutet. Aber Rita übernimmt das für mich, indem sie Shelby die naheliegende Frage stellt: »Sie wollen damit sagen, für den Regen, den Mr. Weiß am 6. Juni eines jeden Jahres zuverlässig aufkommen lässt, gibt es eine Erklärung?«

»Eine *Ursache*, vermutlich mehrere, ja natürlich« gibt Shelby mit der Inbrunst der Überzeugung zurück.

»Wollen Sie uns wenigstens eine davon verraten?«, frohlockt Rita.

»Nein, ich denke, das überlasse ich lieber meinem geschätzten Kollegen zu meiner Rechten hier«, gibt Shelby elegant zurück und meint damit Daniel Herman, der mit dem Ball von Shelby aufgrund seines süffisanten Lächelns offenbar schon fest gerechnet hat.

Rita wendet sich direkt in ihre Hauptkamera und kündigt eine kurze Werbeunterbrechung an. Für mich kommt das völlig abrupt und unerwartet, sie und die Regie hatten das offenbar genau an dieser Stelle eingeplant. Richtig, wir sind ja im Live-TV. Profis eben.

Während der Werbeunterbrechung für die TV-Zuschauer ist im Studio kurzes Frisur- und Kostümrichten bei Rita angesagt. Robert und ich nutzen den Moment für einen Schluck Wasser. Jemand aus der Regie zählt die Sekunden bis zur Live-Schalte wieder runter, alle rutschen sich noch in ihren Sesseln zurecht, nehmen eine aufrechte Sitzposition ein. Es geht weiter.

Rita nimmt den Faden moderationstechnisch perfekt auf und wendet sich nonchalant an Daniel Herman, den Senior in unserer Runde.

»Daniel Herman, wir alle hier sind gespannt auf Ihre Erklärungsversuche, die Perspektive des Physikers und Kosmologen. Mit was haben wir es hier Ihrer Ansicht nach zu tun? Zufall oder höhere Kräfte, die am Werk sind?«

Rita dramatisiert und sie versucht dem ganzen nun unnötigerweise noch etwas Mystisches einzuhauchen. Ich verstehe, dass sie das als TV-Moderatorin tun muss, mich macht es dennoch nicht glücklich.

Herman hat trotz seines Alters ein außergewöhnlich spitzbübisches Lächeln und setzt an: »Dass Menschen von etwas verfolgt werden, von Unglück, Verlust, Déjà-vus oder immer gleichen Bildern, findet man in nahezu jeder Kultur und vermutlich ist das Phänomen fast so alt, wie die Menschheit selbst.«

Er macht eine Pause. Die Spannung im Studio ist fühlbar.

»Wir müssen uns fragen, woher das kommt. Ich stimme Kollegin Shelby in ihren Ausführungen voll und ganz zu, nenne es aber anders. *Determinismus.*«

Jetzt bin ich baff. Von Herman hätte ich so eine Äußerung nicht erwartet. Ich bin gespannt, wie er weitermacht. Herman weiß, dass er den Begriff nun dem Publikum erklären muss. Das weiß Rita auch, weswegen sie ihn wohlwollen und ohne Unterbrechung weiter gewähren lässt.

»Determinismus folgt der Auffassung, dass alle Ereignisse eindeutig vorherbestimmt sind. Vertreter des Determinismus gehen also davon aus, dass vergangene, gegenwärtige als auch zukünftige Geschehnisse festgelegt sind. Zur Einordnung: Das hat nichts mit Esoterik zu tun, auch nicht mit Religion oder gar Parapsychologie«, setzt er wie ein freundlicher Großvater fort, der jetzt offenbar Spaß an dem Gedanken hat, alle Studiogäste seien seine Enkelkinder, die wissbegierig weiter seiner spannenden Geschichte lauschen.

»Es gibt in letzter Zeit ein paar interessante wissenschaftliche Theorien, an denen ein Team aus Kosmologen und

Quantenphysikern arbeitet. Dabei geht es, vereinfacht ausgedrückt, um die Verschränkung und Wechselwirkung von Teilchen und Strukturen, mit denen wir Menschen so bislang nicht gerechnet haben.«

Auch Rita schaut ihn nun ungläubig an. Das leichte, entspannte Lächeln um ihre Augen herum sagt mir aber, dass sich die Diskussion für sie in die richtige Richtung entwickelt.

»Wollen Sie damit sagen, Mr. Weiß steht in direktem Kontakt mit dem Wetter oder dem Klima unseres Planeten?«

Herman ist Profi genug, sich mit seinen Aussagen nicht zu weit aus dem zwölften Stock des Studios zu lehnen, in dem wir gerade sitzen. Trotz seines Alters, oder gerade deswegen, will er seine Reputation, die er sich ganz offenbar jahrzehntelang als seriöser Wissenschaftler erarbeitet hat, nicht leichtfertig verspielen. Er wählt seine Worte mit Bedacht, vermutlich befinden sich einige seiner Formulierungen vorbereitet auf dem Zettel, der mir beim Kennenlernen schon aufgefallen war, jetzt aber nirgends zu sehen ist.

»Vom erkenntnistheoretischen Standpunkt aus betrachtet können wir heute vermutlich so weit gehen zu sagen, dass alles in unserem Universum miteinander interagiert. Im kosmischen Maßstab ebenso wie auf der Ebene der kleinsten Elementarteilchen. Kleinste Quarks und Leptonen, aus denen auch wir bestehen, werden gern als punktförmige Gebilde interpretiert, was sicher auch berechtigt ist. Sie stehen im direkten Austausch mit anderen Teilchen, den Bosonen, was schon zu recht bemerkenswerten Theoremen geführt hat, die unser heutiges Verständnis radikal auf den Kopf stellen.«

Ich höre gespannt zu, bin mir aber nicht sicher, worauf der Kosmologe hinauswill. Rita wirkt angestrengt, es war ihr und ihrem Stammpublikum vermutlich schon viel zu abgehoben, doch sie lässt ihn weiter gewähren, in der aufkeimenden Hoffnung, der freundliche weißhaarige Mann hat noch eine handfeste Überraschung fürs Publikum parat, die auch für jeden begreiflich ist.

»Die Superstring-Theorien interpretieren Teilchen und deren Interaktionen auf eine völlig andere Weise, und zwar als schwingende Saiten. Manche stellen sich Strings auch als Membranen vor, die in elfdimensionalen Raumzeiten gefaltet oder eingerollt sind.«

Rita ist enttäuscht. Sie hat auf den Big Bang gewartet, der vor lauter Kauderwelsch ausbleibt.

Sie greift nochmal in ihre journalistische Trickkiste und will Herman aus der Reserve locken: »Sie sagen, Ansgar Weiß, hier, unter uns sitzend, ist direkt mit dem Universum verbunden?«

Herman lächelt sein süßestes Weißer-Opa-Lächeln.

»Das sind wir doch alle, liebe Rita. Wir müssen nur noch herausfinden, wie.«

***

Die Sendung ist vorbei. Die Ränge leeren sich, das Studiopublikum trottet gemächlich dem Ausgang entgegen. Für die Zuschauer mochte der Diskussionsverlauf dank der wortgewaltigen Ausflüge von Shelby und Herman in abstrakte Metaebenen und abgefahrene Theorien ganz unterhaltsam gewesen sein, aus meiner Sicht blieb er aber recht vage. Ich blieb in der Runde eine Randfigur, was mich nicht weiter störte, ganz im Gegenteil. Besser, als die Rolle eines zweifelhaft-kauzigen Exoten mit übersinnlichen Kräften zugeschrieben zu bekommen. Doch dazu kam es auch dank Ritas Moderation glücklicherweise nicht.

Rita dankt mir und den Vertretern der Wissenschaft, die offenbar schon vor der Sendung miteinander bekannt waren, für unsere Teilnahme. Auch ich verabschiede mich mit den üblichen Smalltalk-Floskeln von Tegmark, Herman und sogar von Shelby. Sie wirft mir noch einen Kommentar zu, über den ich wohl die zehn Stunden auf dem Rückflug nach Deutschland grübeln soll: »Denken Sie daran, Mr. Weiß, den Zufall gibt es nicht.« Danach verlässt auch sie gemeinsam mit ihren beiden Kollegen die kleine Bühne über den Seitenausgang, an der schon eine Assistentin Ritas auf die drei wartet, um sie hinauszugeleiten.

Bis auf Rita, mich und ein paar Leute der Technik- und Redaktionscrew ist das Studio nun leer, die energiehungrigen Hauptleuchten runtergefahren. Wie schnell so ein quirliger, hell erleuchteter Ort voller Menschen binnen Minuten plötzlich so verlassen wirken kann, denke ich. Doch ich habe etwas übersehen. Jemanden. Ein Zuschauer im linken Block der zweigeteilten Zuschauertribüne, vierte Reihe, ganz außen zum Mittelgang. Er ist groß. Das kann ich unschwer erkennen, obwohl er noch sitzt. Dann erhebt er sich in einer mühelosen, flüssigen Bewegung, die ich seiner Statur nicht zugetraut hätte und kommt langsam auf mich zu. Er hat einen dunklen Teint, trägt eine Jeans und Jeansjacke und fixiert mich mit einer Miene, die ich nicht zu deuten weiß. In dem Moment ist mir sofort klar, wer der Mann ist. Es ist Otis Namingha, der Indianer.

***

Rita begrüßt Namingha, als seien sie hier fest verabredet. Die beiden kennen sich, das ist offensichtlich, bleiben aber freundlich und respektvoll auf Distanz.

»Die Wissenschaft der *Bahana* hat so viele Worte und sagt dennoch wenig«, sagt er unvermittelt zu mir gewandt. Ich bin nicht sicher, ihn korrekt verstanden zu haben, mein Gesichtsausdruck ist für ihn vermutlich wie ein offenes Buch zu lesen. »Bahana – der weiße Mann«, fügt er erläuternd zu. Er überragt mich um eine halbe Kopflänge.

»Ansgar, darf ich vorstellen, Otis Namingha, vom Stamm der Hopi«, stellt mir Rita den Indigenen vor. Namingha streckt mir seine rechte Hand entgegen. Sie ist, proportional zu seiner stattlichen Statur, groß und kräftig, wirkt aber dennoch offen und einladend. Ich, der *Bahana*, zögere keinen Moment und schüttle ihm zur Begrüßung die Hand. Dabei ist mir ausnahmsweise mal völlig egal, dass meine noch von der Aufregung durch den Fernsehauftritt etwas schwitzig ist.

»Schön Sie kennenzulernen, Mr. Namingha«, gebe ich von mir, um das Gespräch in Gang zu setzen, so, wie man das eben im Umgang mit Amerikanern und Engländern gelernt hat. Dabei bin ich mir nicht mal sicher, ob dieses Standardgeplänkel auch bei amerikanischen Ureinwohnern verfängt.

»Ganz meinerseits, nennen Sie mich Otis. Darf ich Ansgar sagen?«, fragt er mich mit festem Blick, den ich immer noch nicht so recht deuten kann.

»Ihr Nachname ist für mich weitaus schwieriger zu sprechen«, fügt er mit dem Anflug eines Lächelns hinzu. Ich nicke ihm freundlich zu und versuche mir einen Reim darauf zu machen, welche neue Richtung diese zufällige Begegnung mit einem Abgesandten der Hopi-Indianer meinem Leben geben wird. Wobei, das hat mich ja die graue Stochastik-Eminenz Elena Shelby gerade gelehrt, Zufälle gibt es nicht. Otis ist hier, weil er etwas von mir will, beziehungsweise mir etwas anzubieten hat, wie es Rita Harris vor einer Woche am Telefon formulierte.

Ich sehe Otis direkt an, versuche in seinem Gesicht, nein, ihn, zu *lesen*. Otis Alter ist für mich schwer zu schätzen, ich taxiere ihn auf Ende Vierzig, gebe ihm quasi ein paar Jahre Verjüngungsbonus, weil ihm sein indigenes, sonnengegerbtes Gesicht bestimmt ungerechtfertigterweise ein paar Jährchen draufschlägt. Sein dunkel-silbergraues, etwas längeres Haar trägt er offen, es umschmeichelt in einer coolen Mischung aus stylisch und natürlich zerzaust sein Gesicht. Otis hat typisch indianische, aber ungewöhnlich fein geschnittene Gesichtszüge. Sein Blick ist wach, die Augen durchdringend, ohne bohrend zu wirken. Bis auf ein Armkettchen oder Bändchen, das ich beim Händeschütteln flüchtig an seinem Handgelenk ausmachen konnte, entdecke ich keinerlei Indianerschmuck oder Hinweise auf seine Herkunft. Sein Blick, mit dem er mich mustert, verfehlt seine Wirkung nicht. Otis ruht. In sich selbst. In diesem Moment. Gäbe es hier im Studio Erde als Boden würde ich sagen, er ist mit dem Boden verwurzelt, *kommt aus ihm*. Er ist eine Erscheinung und füllt dieses leere, nun halbdunkle Studio mit seiner Präsenz förmlich aus.

Ich bin kein Esoteriker, war es nie, werde es nie sein, aber solche Momente sind einfach unumstößlich da, sind real und lassen sich mit jeder Faser meines Körpers spüren.

Aura, sagen manche dazu. Manche Menschen haben sie, die meisten nicht. Otis hat eine.

»Ich will Ihnen etwas über uns Hopituh Shinumu erzählen«, fängt er an. Ich runzle die Stirn. »Kurz Hopi genannt«, säuselt mir Rita ins Ohr, die noch neben uns steht, sich aber anschickt zu gehen. »Was Ihr beide zu besprechen habt, geht auch nur Euch beide etwas an. Ich lass Euch jetzt allein. Wenn Ihr fertig seid, meldet Euch im Redaktionsbüro, wir sind da.«

Rita verschwindet.

»Wollen wir uns setzen?«, fragt Otis und macht eine Handbewegung in Richtung erster Sitzreihe der Publikumsbestuhlung. Wir nehmen Platz, lassen einen Sitz zwischen uns aus und drehen einander zu.

Er schaut mich mit dieser zentrischen Ruhe, diesem festen Blick an und beginnt, mir von seinem Stamm zu erzählen.

Er sei Mitglied des Hopi-Stammes, dessen ursprüngliches Stammesgebiet südwestlich eines Tafelberg-Plateaus, der *Black Mesa*, lag, eine trockene Hochebene, der seine Vorfahren auf terrassenförmig angelegten Feldern trotzig Mais, Bohnen, Kürbis und Melonen abgerungen hätten. Der größte Teil seines Stammes, der ohnehin nur noch aus gut 10.000 Hopi bestehe, lebe heute in einem kleinen Reservat am Rande der Painted Desert im Nordwesten Arizonas.

Ich höre aufmerksam zu, will keine Verständnislücken aufkommen lassen. Mit seiner sonorigen Stimme und den vielen Handbewegungen, die seine Ausführungen begleiten, erzählt er spannend und lebendig, aber stets so, dass ich ihm bei allem, was er sagt, uneingeschränkt Glauben schenke.

Ich komme gar nicht auf den Gedanken, ihn zu unterbrechen, um ihn zu fragen, was er eigentlich von mir will. Ich lausche einfach weiter seinen Worten und bin auf seltsame Weise überzeugt, dass sich schon alles fügen wird.

Otis spricht nun über die Entstehungsgeschichte, die Mythologie der Hopi. Ich muss mich beim Zuhören konzentrieren, manches ist verwirrend für mich und ich hänge förmlich an seinen Lippen, um halbwegs mitzubekommen, was er sagt.

Am Anfang, lange vor der Erde, so verstehe ich ihn, lebten die Geister in einem *grenzenlosen Raum* namens *Tokpela*. Die Geister sollten nach der Erschaffung der Erde durch den Schöpfer Menschengestalt annehmen, um das irdische Leben zu beginnen. Doch einige der Menschen hielten sich nicht an die Gebote des Schöpfers, und so vernichtete er die *Erste Welt* durch Feuer, und nur die guten Menschen überlebten und durften auf der *Zweiten Welt* einen Neustart wagen. Doch auch in dieser Welt wurden die Menschen böse und hörten nicht auf ihren Schöpfer, also vernichtete er auch die *Zweite Welt*, diesmal mit Eis und Schnee, und schuf eine *Dritte Welt*. Diese Welt war nicht so schön, aber die Menschen darin waren zufriedener. Doch allmählich gab es auch hier Zwietracht und die Menschen kämpften gegeneinander und vergaßen und ignorierten ihren Schöpfer.

Ein paar der guten Menschen der *Dritten Welt* wollten in einer friedlichen Welt Zuflucht suchen und fanden schließlich die *Vierte*, unsere heutige *Welt*. Der Hüter dieser Welt, *Massau*, gestattete ihnen zu bleiben, warnte sie jedoch vor vielen bevorstehenden Schwierigkeiten und Prüfungen, die sie zu bestehen hätten. Nach langer Suche und einigen kleineren Siedlungen gründeten sie schließlich Oraibi, ihr eigentliches Zuhause auf der Third Mesa, dem westlichen Teil der Black Mesa Hochebene. Hier regnete es, hier blühte alles, hier hatten sie endlich ihr Land gefunden, das sie kultivieren konnten und das sie mit ihren Felszeichnungen als das ihre kennzeichneten.

»Oraibi ist nachweislich die älteste dauerhaft bewohnte Siedlung in den heutigen USA«, fügt Otis nicht ohne Stolz hinzu.

Ein klein wenig Ehrfurcht stellt sich bei mir ein, mit einem Ureinwohner zu sprechen, dessen Stamm offenbar Jahrhunderte vor Jesus Christus den nordamerikanischen Kontinent bewohnt haben muss. Ihr ursprüngliches Stammesgebiet südwestlich des Tafelbergs Black Mesa, dessen Bezeichnung in Hopi-Sprache ich nicht verstehe, übersetzt er mit ›Mittelpunkt des Universums‹.

Mein Kopf droht vor Informationen und Eindrücken, aber auch durch die vielen Bilder, die sich darin formen, zu platzen. Ich spüre die Anstrengung, die es mich kostet, ihm auf Englisch zu folgen.

Irgendwie muss er das merken und Otis stellt mir unvermittelt eine Frage.

»Was glauben Sie, Ansgar?«

Ich bin mir nicht sicher, worauf seine Frage abzielt und hoffe, dass er mir jetzt nicht abringen möchte, wie ich es mit der Religion halte. Mit dem Thema tue ich mich schon schwer, seit ich denken kann.

Wenn du keine Lust hast, eine Frage zu beantworten, stelle eine Gegenfrage, schießt es mir durch den Kopf.

»Spielt es denn eine Rolle, was ich glaube?«, frage ich.

Otis lächelt. Wieder mit dieser seltsamen Universums-

Ruhe, die er ausstrahlt.

Es entsteht eine längere Pause. Keiner von uns redet. Es ist mir nicht unangenehm.

»Fühlen Sie sich *verbunden*?«, präzisiert er und stellt mich erneut auf irgendeine Probe, die ich nicht so recht greifen kann.

»Verbunden?«, frage ich mit einer intendierten Deutlichkeit, um ihm klarzumachen, dass ich nicht die leiseste Ahnung habe, worauf er hinauswill.

»Verbunden. Mit dem, was uns umgibt«, gibt er zur Antwort und macht dabei eine Handbewegung, die mich unmissverständlich interpretieren lässt, dass er das abstrakte Alles-um-uns-herum meint, unser direktes Umfeld, die Natur, vermutlich die Verstorbenen und das gesamte Universum. So in etwa jedenfalls.

Ich denke nach, komme ins Grübeln. Fühle ich mich mit irgendetwas verbunden? Klar, mit meiner Familie, meiner Frau, die ich nach all den Jahren immer noch sehr liebe, unsere beiden Töchter... Aber das ist es nicht, worauf die Frage abzielt.

Empfinde ich eine tiefe Verbundenheit mit dem, was mich umgibt? Zur Natur und zu Tieren meine ich Zeit meines Lebens schon immer eine gewisse Verbundenheit gespürt zu haben. Meine Eltern nehmen mich von frühesten Kindesbeinen an mit in die Berge. Es gibt unzählige Fotos von mir und meinem Vater, wie er mich auf einer Kinderkraxe hinten am Rücken auf irgendwelche Gipfel schleppt. Eines davon zeigt mich als recht blasser Wonneproppen, der die zwei Mittelfinger seiner linken Hand vergnüglich im Mund stecken hat, mein Markenzeichen als Baby, das mir meine Eltern etwas später glücklicherweise durch irgendeine übelschmeckende Tinktur abgewöhnen konnten, nachdem sie meine Finger damit einpinselten.

Mit meiner fünf Jahre älteren Schwester und mir verbringen unsere Eltern unzählige ausgedehnte Wander- und Bergtouren. Auch sind wir an Wochenenden als Familie öfter allein, manchmal auch zusammen mit Freunden, auf einer abgeschiedenen Hütte unterhalb des Blombergs bei Bad Tölz, die mitten im Wald liegt und nur über einen kaum zu erkennenden Schleichpfad zu finden ist, den auch mein Vater nicht immer auf Anhieb findet. Von der Holzterrasse der Hütte blickt man auf eine verwachsene Waldlichtung, auf der frühmorgens Hirschböcke stehen und bellen. Für mich sind solche Erlebnisse schon damals etwas Besonderes, Einzigartiges. Auch im Winter sind wir gelegentlich auf der urigen Blockhütte, die einem Arbeitskollegen meines Vaters gehört. Im Familienalbum meiner Eltern gibt es Schwarzweißfotos von meiner Schwester und mir, die uns mit einer dampfenden Tasse voller Suppe teils vor, teils in zwei Schneeiglus zeigen, die wir mit Hilfe unserer Eltern mühsam aber kunstvoll in der Bauweise grönländischer Inuit errichtet haben. Ok, vielleicht eher nur *in Anlehnung* an die Inuit-Architektur.

Ich wachse lange Zeit mit Haustieren auf. Hasen, Wellensittiche, ein Kater, der über eine Katzenklappe als Freigänger kommt und geht, wie es ihm passt. Nachts lasse ich immer die Tür zu meinem Kinderzimmer auf, weil ich nichts mehr liebe, als wenn er mitten in der Nacht die Treppenstufen hochtappst, mit seinem Kopf die anliegende Tür aufstupst und dann mit einem panthergleichen, geräuschlosen Satz zu mir auf das Fußende meiner Bettdecke springt und zu schnurren beginnt. Am liebsten legt er sich genau zwischen meine Beine in die so entstehende Mulde. Ich halte still, bewege mich nicht, stundenlang, auch wenn es mir schwerfällt, denn wenn ich mich zu oft selber drehe und wälze, verlässt er irgendwann genervt mein Bett und sucht sich einen ruhigeren Schlafplatz ohne ständige Erdbeben.

Wenn er schläft, träumt er. Genau wie wir Menschen auch. Das merke ich oft an den Zuckungen seines Körpers, besonders der Hinterläufe, denn dann rennt er im Traum und jagt Mäusen oder Maulwürfen hinterher, die er uns das eine oder andere Mal vor die Haustür legt. Manchmal schmatzt er selig und zufrieden im Schlaf - dann frisst er im Traum, vermutlich eines seiner Leibgerichte, denn er ist von Anfang an sehr wählerisch. Mein Kater ist an manchen Tagen gut gelaunt und kuschelbedürftig, an anderen übellaunig und ein wenig kratzbürstig. Er seufzt manchmal tief und langgezogen, hat seinen eigenen Kopf und einen unverwechselbaren Charakter. Das weiß jeder, der schon mal einen größeren Katzenwurf erlebt hat. Da gibt es Zutrauliche, Mutige, Smarte, Ängstliche, totale Draufgänger, absolute Langweiler und, zum Glück relativ selten, auch mal totale Psychopathen. Das volle Programm menschlicher Eigenschaften.

Zu meinem Kater aus der Kindheit und zu unserem späteren Familienkater meiner eigenen Familie habe ich bis heute eine tiefe Verbundenheit. Wenn ich jetzt darüber nachdenke, ist das schon ein wenig verrückt. ›Sie sind uns Menschen ähnlicher, als wir glauben mögen‹, pflegte ich gern zu meiner Frau zu sagen, wenn mich der Familienkater wieder einmal mit seiner Gerissenheit überraschte.

Die Kehrseite der Empathie gibt es auch. Unweit des Elternhauses liegt ein kleiner bewaldeter Weiher. Im Frühling ist er voll von Kröten, die Laich ablegen. Aus dem Wasser ragen unzählige ›Doppeldecker‹, also Männchen, die sich auf dem Rücken der Weibchen festkrallen, damit kein anderer Konkurrent zum Zuge kommt. Ein Freund aus derselben Straße lädt mich an einem Tag der Paarungszeit zum ›Fröscheschlagen‹ ein. Ich weiß nicht, was das ist, schnell ist aber klar, dass es auf dem Land, wo wir nun wohnen, für manche Jungs ein Zeitvertreib zu sein scheint, mit langen Holzästen, die man überall in dem kleinen Wäldchen finden kann, auf die Krötenpärchen einzuschlagen, die aus dem Wasser ragen. Die suchen nicht die Flucht, tauchen nicht mal ab, während auf sie eingeprügelt wird, denn sie sind liebestoll, ineinander verhakt und bekommen vor lauter Fortpflanzungstrieb scheinbar nicht viel mit, was um sie herum passiert. Wir Jungs haben damit leichtes Spiel. Fast jeder Schlag trifft. Erst zögere ich noch, weiß instinktiv ganz genau, dass das falsch und verwerflich ist, was ich da mache. Aber nach ein paar Aufforderungen meines Begleiters haue ich ebenfalls zu und sehe mit an, wie die erschlagenen Kröten voneinander lassen und einzeln an der Oberfläche bäuchlings bewegungslos im Wasser treiben.

Noch heute muss ich ab und zu an diese Szene denken und empfinde eine tiefe Schuld für die Dummheit und Ignoranz meiner damaligen Tat.

Worüber ich mir erst später als Erwachsener klar werde ist, dass es mir guttut, wenn ich mit meinen Händen in der Erde grabe. Etwas in unserem Garten einpflanze, meine ich damit. Meine Eltern hatten, hegten und pflegten schon immer einen Garten, solange ich denken kann. Gartenarbeit war fester Bestandteil meiner Kindheit, aber nicht im positiven Sinne. Es hat mich furchtbar genervt. Meine Eltern hatten es bei meiner Schwester und mir mit allen Tricks versucht, gaben uns ein eigenes Beet, das wir bewirtschaften sollten, aber um ehrlich zu sein interessierte mich das damals nicht die Bohne. Erst viel später, als ich mit meiner Familie ein eigenes Haus mit großem Garten am Waldrand auf dem Land beziehe, wird mir klar, dass die Arbeit im Garten auf wundersame Weise geradezu therapeutische Wirkung auf mich hat. Stressige Tage im Büro, die mich unzufrieden machen, weil ich monatelang an Projekten arbeite, bei denen kaum, und wenn, dann bestenfalls nur abstrakte Fortschritte erkennbar sind, kann ich am besten mit Gartenarbeit kompensieren. Ich pflanze seltene Obstbäume, für jedes Familienmitglied einen, lege Hochbeete an, erschaffe ein Biotop für Biodiversität in unserem Garten und vieles mehr. Je weiter ich meine Hände in der Erde versinken lassen kann, desto besser geht es mir.

Ziehe ich also ein Resümee und drücke die schlimmsten Jugendsünden mal beiseite, komme ich zum Schluss, dass ich vermutlich nicht besser, aber auch nicht schlechter bin, als alle anderen auch.

Ich seufze ein wenig, als ich ansetze, Otis noch offene Frage zu beantworten.

»Soweit es mir als *Bahana* möglich ist, fühle ich mich mit der Natur verbunden, ja«, antworte ich Otis in einer Mischung aus Demut und Überzeugung, und ein klein wenig stolz auf mich selbst, dass ich gleich ein Hopi-Wort eingeflochten habe.

Er lächelt mich offenherzig an, seine Augen blitzen kurz auf, scheint mit meiner Antwort zufrieden zu sein, vielleicht sogar glücklich. Oder ist da etwa ein erleichterter Ausdruck in seinem Gesicht zu erkennen?

Ich muss ihn angrinsen. Er nickt mir mit einem kurzen Lächeln auf den Lippen zu. Wir scheinen eine gemeinsame Wellenlänge gefunden zu haben. Doch dann verschwindet sein Lächeln, und er setzt eine ernste Miene auf.

»Wir Hopi glauben, dass in Kürze das *Fünfte Zeitalter* beginnt«, sagt Otis mit klarer Überzeugung in der Stimme. »Sämtliche Prophezeiungen zum Ende der *Vierten Welt* sind bereits eingetreten, Ansgar.«

»Wie meinen Sie das?«

»Sehen Sie es nicht?«

»Was soll ich denn sehen?«

»Den Planeten. Unseren Planeten. Die *Vierte Welt.* Sie stirbt.«

Eine Menge unschöner Bilder kommt in mir hoch. Die nicht enden wollenden Waldbrände auf der Nord- und Südhalbkugel, ins Polarmeer bröckelnde Inseln und Küsten, weil der Permafrostboden kein permanenter Frostboden mehr ist, der nur noch rudimentär vorhandene Golfstrom, ein durch Brandrodung geschändeter Amazonas-Wald, die Wetterextreme auf allen Kontinenten, das globale Artensterben und die fortdauernden asymmetrischen Konflikte zwischen West und Ost, im Nahen Osten und in Afrika. Ja, der Zustand des Planeten war miserabel und wir Menschen unfähig, gegenzusteuern. Nein, Korrektur, nicht unfähig, *unwillig.* An Erkenntnis und Fähigkeiten, das Ruder noch herumzureißen, mangelte es dem Homo Sapiens ja nicht. Oder sollte ich besser sagen, den *Bahana*, wie die Weißen von den Hopi ja genannt werden.

Unsere Welt stirbt, klingt es mir in den Ohren nach.

»Auch die Menschen dieser Welt hören nicht mehr auf

ihren Schöpfer«, führt Otis weiter aus. »Es ist an der Zeit.«

Wie er den letzten Satz meint, verstehe ich nicht, aber offenbar ist das Gespräch zu Ende, denn Otis erhebt sich unvermittelt von seinem Stuhl. Ich tue es ihm gleich. Er greift in eine der Brusttaschen seiner Jeansjacke und holt ein Kärtchen hervor, das er mir in die Hand drückt. Die Karte fühlt sich merkwürdig an, wie ein sandgestrahltes, dünnes Metall. Ich werfe einen flüchtigen Blick darauf, es ist etwas aufgedruckt, aber ohne Lesebrille bin ich aufgeschmissen.

»Wir werden die *Vierte Welt*, die Erde, früher oder später verlassen, Ansgar. Und dort, wo wir hingehen, brauchen wir Regen.«

8. Schlaflos

Wieder im Hotelzimmer angekommen fühle ich mich erschlagen vor Müdigkeit, bin wie in Trance. Entweder ist das Gespräch mit Otis daran schuld, oder die Zeitzone Colorados tut mir nicht gut. Tatsächlich bin ich zum ersten Mal in meinem Leben in den USA. Als junger Erwachsener bin ich viel gereist, vor allem in den Ländern Skandinaviens. Das sprichwörtliche ›Ende der Welt‹ hat mich, zumindest in geografischer Hinsicht, schon immer magisch angezogen. Neben den Schönheiten und der Einsamkeit Norwegens, Schwedens und Finnlands hatte ich auch die schottischen Highlands, die Hebriden und Färoer, Island und Westgrönland besucht. Als ich ein paar Jahre nach dem Studium einen Job hatte, in dem ich sehr gut verdiente, sah ich mir zusammen mit einer achtköpfigen, bunt zusammengewürfelten Reisegruppe einschließlich Tour-Guide das wilde Patagonien an. Auch bis nach Winnipeg in Canada hatte ich es geschafft, um meine Großmutter dabei zu begleiten, ihren dort lebenden Sohn, meinen Onkel, in ihrem damals schon hohen Alter ein letztes Mal zu besuchen. Vom großzügigen Holzhaus meines Onkels, das mir sozusagen als Basislager diente, hatte ich die Gelegenheit, den ein oder anderen

Rucksacktrip zu unternehmen, um die Weite und unberührte Natur Canadas zu ergründen. Es macht einen gewaltigen Unterschied, ob man im dicht besiedelten Deutschland, in dem alle Nase lang ein Dorf auftaucht, unterwegs ist, oder eben in Ländern, in denen man stundenlang durch Landschaften fahren kann, ohne auch nur ein Anzeichen von Zivilisation und menschlichem Eingriff ausmachen zu können.

Im Riding Mountain Nationalpark in Winnipeg, den ich für fünf Tage zu Fuß mit Rucksack, Zelt, Schlafsack und einigem Proviant durchquerte, hatte ich bei einer Zeltübernachtung eine unheimliche Begegnung. Ich war bereits mehrere Stunden mit meinem schweren Rucksack unterwegs und hatte keine große Lust, heute noch viel weiter zu laufen. Gegen Nachmittag tauchte mitten auf dem Trail plötzlich eine kleine Waldlichtung auf, teilweise eingefasst von einem dicken Gebüsch, das den Platz, zufällig oder nicht, wie mit einem U-förmigen Wall auskleidete. Ein leicht schiefes, schon stark verwittertes Schild, das ich erst nicht wahrnahm, da es von Baumästen verdeckt wurde, wies den Platz tatsächlich als Campingplatz für Wanderer aus. Jetzt sah ich auch eine einfache Feuerstelle, auf der man sich etwas Warmes kochen oder einfach nur ein Feuer entfachen konnte. Das Schild wies auch auf einen nahegelegenen Bachlauf mit Trinkwasser hin – der perfekte Platz für eine Übernachtung in der Wildnis. Dachte ich. Als ich mein Nachtlager aufgebaut hatte, setzte ich sogleich ein Feuer auf, über dem ich in meinem Alu-Kochtopf Haferflocken mit Milchpulver, Wasser, Zucker und ein paar Trockenfrüchten aufkochte. Klingt mir aus heutiger Sicht nicht besonders lecker, das Gewichts-/Sättigungsverhältnis der Zutaten ist für

Rucksackreisende, die sich an Proviant nicht krumm und buckelig tragen wollen, nahezu unübertroffen. Mit meinem Löffel kratze ich also den Topf so gut es geht sauber. Ich weiß, dass das Zeug binnen kürzester Zeit fest wie Beton wird. Doch ich bringe es, mit vollem Magen langgestreckt vor meinem Zelt liegend, nicht mehr fertig, mich mit Porridge-Topf und Besteck zum achtzig Meter entfernten Bachlauf herunterzubemühen, um alles sauber zu machen und am nächsten Morgen darin einen Kaffee zubereiten zu können, in dem keine unappetitlichen Schwebeteilchen schwimmen. Stattdessen, es hat angefangen zu dämmern, lege ich mich auf der Isomatte ins Zelt, schließe Mückennetz und Apsis und versuche aufgrund der warmen Temperaturen mit offenem Schlafsack einzuschlafen. Das gelingt mir nicht, denn ich verspüre Durst, habe tagsüber und zu meinem Porridge-Abendmahl viel zu wenig getrunken. Mein Mund fühlt sich klebrig an. Ich nehme einen Schluck Wasser aus meiner Aluflasche. Das Wasser ist warm, stammt noch vom Vormittag und schmeckt abgestanden. Wäre ich doch vorhin noch zum Bach gelaufen und hätte meine Wasserflasche mit kühlem Nass aufgefüllt, denke ich mir. Wenig später döse ich endlich ein.

Ich höre das Knacken eines Astes. Es ist leise, noch weiter weg, und kommt irgendwo aus dem Wald, der um mich herum ist. Die Richtung kann ich nicht so recht ausmachen. Es ist noch einigermaßen hell, lange kann ich nicht gedöst haben. Es knackt wieder, diesmal bereits näher. Jetzt bin ich hellwach. Mein Mund ist immer noch trocken, ich habe Durst. Und zwar nach Bier. Müsste nicht mal frisch gezapft sein, ein kühles Dosenbier würde vollauf reichen, da wäre ich jetzt nicht pingelig. Mein Hirn fabuliert sich schon den nächsten Gedanken zusammen, ich kann ihn nicht unterdrücken: *das Knacken kommt von einem Wanderer, der noch spät unterwegs ist und er wird hier auf dem kleinen Campingplatz sein Zelt aufschlagen. Du wirst ihn freundlich begrüßen, ihr werdet euch von Anfang an blendend verstehen, kommt ins Gespräch, redet über eure Tourenerlebnisse, sitzt gemeinsam am Lagerfeuer und dann... dann macht er ein paar Schritte auf seinen Rucksack zu, kramt zwei Dosen Bier hervor, natürlich eisgekühlt, und hält dir eine davon grinsend und auffordernd hin.*

Soweit der Ablauf, den mein Hirn gerne hätte. Der Ablauf in der Situation, in der ich mich befinde, ist ein anderer: Es knackt erneut. Laut vernehmbar, diesmal aber aus der gegenüberliegenden Richtung. Das finde ich merkwürdig, um nicht zu sagen ziemlich beunruhigend. Die beruhigende Erklärung dafür wäre, der Wanderkumpel mit Bier im Rucksack ist zu unfähig, dem Trail bis zur Campinglichtung zu folgen und hat sich im Dickicht des Waldes verlaufen. Die beunruhigende Erklärung ist, dass mich jemand langsam aber sicher einkreist. Jetzt fängt mein Herz an, etwas aufgeregt zu schlagen. Ich bin kein überängstlicher Typ, schon gar nicht draußen in der Natur, aber den Geräuschen zufolge ist es offensichtlich, dass sich mir jemand oder etwas spiralförmig nähert. Wieder ein Knacken, diesmal so laut, dass der Verursacher nur noch ein paar Meter entfernt von der kleinen Lichtung sein kann. Spätestens jetzt wäre der richtige Moment, aus dem Zelt zu springen und nach dem Rechten zu sehen. Hier im dunklen Zelt zu liegen, und dem, was da auch immer auf mich zukommt, völlig ausgeliefert zu sein, ist ein Horrorgedanke. Doch die Überwindung ist zu groß.

Ich spüre meinen Puls im Hals schlagen, als ein erneutes Knacken Tatsachen schafft: jemand, der sich anschleicht wie einer, der Übles vorhat, ist nun nur noch wenige Meter von deinem Zelt entfernt. Ich bekomme es hin, den Reißverschluss der Zeltapsis zu öffnen. Ich blicke auf die nur zwei Meter entfernte Hecke, aus der jetzt schon wieder knackende Geräusche kommen, diesmal vermischt mit Laubgeraschel. Plötzlich schält sich eine feuchte Nase aus der Hecke. Sie ist sehr beweglich, geht mal nach links, mal nach rechts, mal nach oben. Und sie ist feucht, das kann ich auf die kurze Distanz klar erkennen. Allmählich drückt sich der Rest des Kopfes durch die grüne Laubhecke. Es ist der Kopf eines Schwarzbären. Er wittert mein restliches Porridge im Topf und das scheint ihm durchaus einen leckeren Duft in seine Nase steigen zu lassen. Ich sitze aufrecht in meinem Zelt und kann mein Herz deutlich schlagen hören vor Angst und Aufregung. Nie zuvor habe ich mein Herz wirklich selbst hören können. Jetzt ist es so laut, dass es in der kleinen Zeltkuppel deutlich vernehmbar ist. Ich bin wie gelähmt. Der Bär hat sich halb aus dem Gebüsch geschält, er ist ein ziemlicher Brummer, aber auch vorsichtig. Er hat mich natürlich längst gesehen, schaut von der Kochstelle direkt zu mir, unsere Augen treffen sich. Ich rufe vor meinem geistigen Auge die Informationstafeln am offiziellen Eingang des Riding Mountain National Parks zu den Verhaltensregeln bei Sichtkontakt mit Bären auf, die ich bei der Ankunft brav und ordnungsgemäß versucht habe in mich aufzunehmen. Die Verhaltensregeln sind, je nach Bärenart, völlig unterschiedlich. Ich bin froh, dass es kein Grizzly ist. Totstellen heißt da die Devise, wenn er dich tatsächlich anfällt. Ich kann da innerlich nur gequält lachen. Niemals könnte ich gegen meinen Fluchtreflex loszurennen ankämpfen und mich scheintot auf dem Boden zusammenrollen, während das Vieh mannshoch über mir tobt und wütet. Nein, zum Glück, mein Glück, dass es ein Schwarzbär ist. Schwarzbären mögen keinen Lärm, also mach Lärm! Töpfe schlagen, rufen, schreien, sich großmachen, aber bloß nicht wegrennen. Letzteres empfinden beide Bärenarten als Aufforderung, ein kleines Wettrennen zu veranstalten, bei dem Menschen fast immer den Kürzeren ziehen. Ich mache Lärm. Lächerlichen Lärm, denn ich bin immer noch so gelähmt, dass ich erst keinen Mucks aus mir herausbekomme. Ich räuspere mich. Allen Ernstes, das ist das erste, was ich schaffe, mich zu räuspern! Es ist ein klägliches, lächerliches Räuspern. Der einzige Topf, auf den ich schlagen könnte, liegt zwischen mir und dem Bären, dessen Nase ihn anzuhimmeln scheint. Die Augen des Bären fixieren mich. Er, halb in der Hecke, ich, unfähig, mich aus dem Zelt zu wagen, weiter in der Apsis sitzend. Ich erhöhe den Karteneinsatz und fange an, mich so laut wie möglich zu räuspern. Er wirkt leicht irritiert, macht aber noch keinen Rückzieher. Dann nehme ich all meinen Mut zusammen und schreie, was das Zeug hält. Daraufhin zieht er sich tatsächlich zurück in die Hecke. Endlich fühle ich mich sicher genug, nun aus dem Zelt zu steigen und aufzustehen. Ich schreie ihm irgendwas hinterher, weiß aber noch genau, dass es weder Kraftausdrücke, noch sonstige Beleidigungen waren. Denn *ich* war hier der Hornochse, der ihn mit meinem unausgewaschenen Porridge-Topf in seinem Revier angelockt hatte. Er war hier zuhause, ich nur der durchreisende Gast.

Der Bär trollt sich, mein Mut wächst, ich bekomme Oberwasser. Ich kann wieder einigermaßen klar denken. Die ganze Nacht liegt noch vor mir, wird er wiederkommen? Den Gedanken daran finde ich maximal beunruhigend, wische ihn aber mit einem Aktionsplan aus Gegenmaßnahmen weg, die ich noch treffen kann, bevor es stockdunkel wird. Als erstes wasche ich Topf und Besteck im nahegelegenen Bach aus. Dabei erwische ich mich, wie ich ständig über meine Schulter schaue, ob nicht wieder der Bär mit triefnasser Nase hinter mir steht. Zurück beim Zeltplatz suche ich mir einen Baum, an den ich meinen Rucksack mitsamt der noch darin befindlichen Vorräte möglichst hoch hängen kann. Auch ein Tipp auf den Infoplakaten, den ich nicht beherzigt hatte, weil ich den Rucksack aus Bequemlichkeit lieber bei mir im Zelt haben wollte. Jetzt nehme ich das Wichtigste für die Nacht heraus und hänge ihn soweit wie möglich von meinem Zelt mit einem Nylonstrap an einen dicken Ast.

Warum mir diese Begegnung abends im Hotelzimmer nach dem Gespräch mit Otis Namingha einfällt, weiß ich nicht. Sigmund Freud vermutlich schon.

Ich fühle mich wie im Wachschlaf. Es ist lange her, dass ich so viele intensive Eindrücke verarbeiten musste. Meine Gedanken kreisen um das, was mir Otis über die Hopi erzählt hat, über deren Mythologie. Dabei erwähnte er eine Dokumentation, die über die Hopi Ende der 80er Jahre unter Beteiligung einer jungen Filmstudentin aus Deutschland entstanden sein soll. Der Film wurde offenbar auf Initiative eines Hopi-Ältesten ins Leben gerufen, der damit die Geschichte und Lebensumstände des Stammes für nachfolgende Generationen beleuchtet haben wollte. Ich google mit ein paar Suchbegriffen nach der Doku und werde schnell fündig. Leider gibt es nur einen kurzen Trailer, die ganze Dokumentation von über hundert Minuten kann man sich aber für wenige Dollar streamen. Eine Stimme in mir lässt mich wissen, dass die Dokumentation der nächste Puzzlestein in meiner seltsamen Reise ist, die ich offenbar mit dem Flug über den Atlantik gerade erst angetreten habe. Und schon bezahle ich online und starte den Play-Button.

***

Der Film hat mit seinem 4:3-Format die Anmutung einer längst vergangenen Epoche. Ist das Super-8? Ich bin mir nicht sicher, aber es macht ihn umso authentischer. Es gibt keinen Moderator, keinen Off-Sprecher. Es sprechen nur Vertreter der Hopi in ihrer Stammessprache, manchmal durchsetzt von ein paar englischen Wörtern, weswegen es Untertitel gibt.

Der Film ist ein Mix aus Interviews mit Stammesältesten, Zeichnungen, Originalfotografien und, seltener, historischen Kameraaufnahmen in Schwarzweiß, gegen Ende auch in knalligen Kodak-Farben. Mir ist sofort klar, dass ich mir hier ein Zeitdokument ansehe. Es fesselt mich von Beginn an. Der Einstieg hat es in sich: »Unsere Kultur und unser Leben als Hopi werden bald erloschen sein«, ist vermutlich der damalige Dorfälteste und Initiator der Doku, Kachongwa, zu hören. Der Film handle von Prophezeiungen und Warnungen vor kommenden Ereignissen, ist in den eingeblendeten Untertiteln zu lesen. Bald sei die eigene Lebensart zerstört, warnt eine Stimme. Doch zunächst wird zu Malereien und Bildern die Mythologie der Hopi erklärt, die auf dieser, unserer, Erde bereits in der *Vierten Welt* wohnen. Diese sei nicht perfekt, und das erste Land, das sie sich hier suchten war unfruchtbar, sodass nur Gebete Regen und Nahrung brachten, erfahre ich. Irgendwann gründeten sie Oraibi, wo es ausreichend regnete und alles blühte. Das deckt sich in etwa mit dem, was ich von Otis Schilderungen verstanden habe.

Die Jahrhunderte vergehen, doch mit dem Auftauchen eines spanischen Missionars beginnt eine tragische Geschichte. Der Priester kommt und verbietet ihnen Zeremonien, will sie von ihrem Glauben abbringen, um ihnen den seinigen überzustülpen. Mit dem Verbot von Tänzen und anderen traditionellen Ritualen bleibt der Regen aus. Irgendwann wissen sie sich nicht anders zu helfen und beschließen, den Priester zu töten. Sie beten erneut zu ihren Göttern und tatsächlich, der Regen setzt wieder ein. Doch ihr Leben im Einklang mit ihren Gesetzen und der Natur währt nicht lange.

Irgendwann kommen die ersten Weißen und wollen ihre Kinder umerziehen, ›zivilisieren‹, wie die *Bahana* es nennen. An der Einflussnahme der Weißen und am Druck, den diese auf die Indigenen ausüben, zerbricht deren Gemeinschaft. Das Dorfleben in Oraibi ist vergiftet, sie entzweien sich. Es kommt zur Spaltung in *Die Friedlichen*, die sich dem Weißen Mann fügen und bereit sind, fragwürdige Geschenke anzunehmen, und *Die Rebellen*, die weiterhin ihr traditionelles Leben führen wollen.

1906 erfolgt mit Truppen der amerikanischen Regierung die Vertreibung aus Oraibi. In der Doku schildern mehrere

Zeitzeugen detailliert und mit eindringlichen Worten die Geschehnisse, die sie als etwa Zehnjährige selbst erlebt haben. Es müssen dramatische Szenen gewesen sein. Unter den Friedlichen gibt es Kollaborateure, die mit den US-Truppen zusammenarbeiten und sämtliche Rebellen, die nicht bereit sind, sich dem Druck und der Räumung zu beugen, an den Haaren aus ihren Häusern ziehen und über den Dorfplatz schleifen. Man treibt sie am Dorfende zusammen, beschimpft sie, demütigt sie und beraubt sie ihrer Decken und Kleider. Dann jagt man sie fort, weit weg von Oraibi, damit es nicht wieder zu Streit kommen kann.

Der Auszug der Traditionalisten aus Oraibi führt, unfreiwillig, zur Gründung von Hotevilla, wo es zunächst nichts weiter gab, als ein paar Zedern. Sie bauen mit ihren letzten Reserven ein paar simple Behausungen auf, um den anstehenden Winter überstehen zu können. Als Türen dienen nur ein paar Wolldecken, die sie haben retten und mit sich führen können. Sie sind die Verbannten, die den ›wahren Weg‹ weitergehen statt ›aus fremder Quelle zu schöpfen‹, wie es ›die mit dem Kreuz‹ täten, lerne ich aus den Untertiteln der in der Doku sprechenden Hopi und spüre aus den Formulierungen immer noch die Verbitterung jener heraus, die das selbst erlebt haben.

Ein gewisser Yukima will Land und Leben der Hopi schützen und wird zum Rebellenführer und Vorstand des neuen Dorfes.

Und trotzdem haben die Hopi, Freundliche wie Rebellen, keine Ruhe vor der amerikanischen Regierung. Viele erwachsene Männer werden in alle Richtungen verschleppt, müssen Zwangsarbeit bei der Errichtung von Überlandstraßen leisten. Andere landen in Gefängnissen, weit weg von der Heimat, sogar auf Alcatraz. Kinder versuchen die US-Soldaten immer wieder einzufangen. Sie werden in Internate gesteckt und dort umerzogen. Viele original Schwarzweiß-Aufnahmen zeigen tatsächlich, wie Hopi-Mädchen und -Jungen in Einrichtungen auf die Kultur der Weißen getrimmt werden.

Gegen Ende beschreibt ein Älterer den Drahtseilakt, den die Hopi im Umgang mit der amerikanischen Regierung und ihren Behörden vollführen. Und zwar damals wie heute. Es ist eine Zwickmühle, in der sie sich befinden. Sobald sie mit Weißen Verträge schlössen, akzeptierten sie auf die ein oder andere Weise deren Rechtssystem. »Wenn wir das Gesetz des Schöpfers verlassen, sind wir nicht mehr Hopi, wir verlieren das Land« sagt er. Der Hopi-Weg sei so schmal, wie eines Messers Klinge. Ein echter Hopi dürfe niemals von deren Urgesetz abweichen, nämlich ein glückliches Leben in Harmonie mit *Allem, was uns umgibt*, zu führen.

Die Frage von Otis, ob ich mich *verbunden* fühle, kommt also nicht von ungefähr.

Nachdem ich das Tablet beiseitegelegt habe, verharre ich minutenlang in Gedanken. Vieles passt zusammen, und doch ergibt sich für mich daraus noch kein schlüssiges Bild.

Ich krame die Karte hervor, die mir Otis am Ende unseres Gesprächs im Fernsehstudio in die Hand gedrückt hat. Ich täusche mich nicht, es ist seine Visitenkarte. Sie besteht aus einem merkwürdigen Material, kein Plastik, eher Metall, ist grau und besitz eine Art Prägung. Die Prägung besteht aus einer Linie, die mitten durch zwei kleine Kreise führt. Darunter steht aufgedruckt sein Name. In kursiv ist unterhalb seines Namens *Representative of the Hopi Tribe Nation* zu lesen, gefolgt von einer Telefonnummer. Keine Adresse.

Ich rufe an. Eine Frauenstimme meldet sich. Ich meine schon mich verwählt zu haben, frage aber dennoch nach Otis Namingha. Ich höre Stimmengemurmel, es ist eindeutig der indianische Singsang der Hopi-Sprache, die auch in der Doku auftauchte.

Otis ist dran.

»Bahana«, Weißer Mann, höre ich ihn durchs Telefon lächeln.

»Was wollen Sie von mir, Otis?«, frage ich ihn unumwunden. Schlaflos wie ich bin, bin ich des Rätselratens überdrüssig, will Klarheit, wie ein Torpedo, auf der Suche nach Wahrheit oder auf zerstörerischem Kollisionskurs.

»Kommen Sie mit mir nach *Tuuwanasave* und Sie werden verstehen.«

Ich verstehe rein gar nichts. Außer, dass ich ihn offenbar zurück in sein Reservat in Arizona begleiten soll. Es wird ja immer besser, denke ich empört vor mich hin.

»Hören Sie, Otis, morgen geht mein Flug zurück nach Deutschland, ich bin todmüde, es war sehr nett Sie kennenzulernen und Einblicke in Ihre Kultur bekommen zu haben, dennoch, ich muss zurück…« Ich höre mir selbst dabei zu, wie ich versuche, mit platten Business-Phrasen Distanz zu schaffen. Irgendjemand, ich bin mir nicht sicher, ob es nur Otis ist, will mich hier in etwas hineinziehen.

»Der Unwissende, in dem Weisheit und Natur steckt, wird immer zur Quelle finden«, bekomme ich zu hören.

Auch auf Englisch hört sich das ganz klar nach einer alten Hopi-Weisheit an, die er mir nun anträgt. Es ist wie ein Sog, ich muss dem widerstehen.

»Es tut mir leid, Otis, ich fliege morgen zurück«, bringe

ich hervor. Alles andere macht keinen Sinn, wäre völliger Irrsinn, wie sollte ich das meiner Frau zuhause erklären?

»Es war schön, dich kennenzulernen, Ansgar. Du warst sehr respektvoll zu dem Bären«, höre ich Otis noch durchs Telefon. Dann legt er auf.

Ich bleibe sprachlos zurück, seine letzten Worte hallen mir im Kopf. Was für ein Bär, verflucht nochmal, WAS FÜR EIN BÄR, schreit es förmlich in mir drin. Und gleichzeitig kriecht eine irrwitzige Ahnung in mir hoch, die mich schwindeln lässt und die ich als so dermaßen abwegig erachte, dass ich sie mit aller Gewalt versuche als völlig absurd wegzuwischen, ja am besten wegzusperren.

Die Ahnung lässt mir keine Ruhe. Sie bohrt sich wie ein glühender Nagel quer durch mein Hirn.

Wie lange ich dort in Gedanken auf dem Hotelbett sitze kann ich nicht sagen, ich habe mein Zeitgefühl verloren. Fünf Minuten? Eine halbe Stunde?

Ich wähle erneut Otis Nummer. Diesmal ist er direkt dran.

»WELCHER BÄR?« schreie ich fast schon durchs Telefon. Eine von Stille durchzogene Pause.

»Der Schwarzbär«, gibt er knapp zur Antwort. »Im Riding Mountain Naturreservat.«

Um mich herum kreiseln die Wände meines Hotelzimmers. Alles fängt an, surreal zu werden. Schlafe ich? Habe ich Drogen genommen? Hatte ich vielleicht einen schweren Autounfall und liege in Wahrheit auf der Intensivstation eines Krankenhauses im Koma, so wie vor zwei Jahren in Tansania?

Es gibt nur einen Weg das herauszufinden.

»Ich komme mit«, sage ich mit fester Stimme zu Otis.

9. Geheimnisvolle Hopi

Von Denver, Colorado bis ins Hopi-Reservat sind es fast elf Stunden Fahrt. Otis hat mich wissen lassen, dass er mit dem Auto angereist ist, also wird es auch unser Transportmittel zurück zu ihm nach Hause sein. Aus Gründen, die vermutlich mit Jahrzehnten amerikanischer TV-Serien-Berieselung im deutschen Fernsehen zu tun haben, habe ich ein klares Bild vor Augen, dass ich morgen zur vereinbarten Uhrzeit mit meinem gepackten Reiserucksack vor dem Hotel stehen werde und entweder ein älterer monströser Pickup um die Ecke gebogen kommt oder ein ebenso betagter Ford Mustang.

Beim Frühstück, bei dem ich angesichts der langen bevorstehenden Fahrt ordentlich zuschlage, überkommen mich plötzlich Zweifel, ob Otis überhaupt wie vereinbart auftauchen wird. Ich muss an eine Reise quer durch Schottland mit einem Schulfreund aus dem Gymnasium denken. Mit einem Interrail-Ticket konnten wir kostengünstig ganz Nordeuropa mit dem Zug bereisen. Wir waren wandern im Glenncoe, zelteten unterhalb des Ben Nevis, besuchten sowohl äußere als auch innere Hebrideninseln und dort ansässige Whiskey-Destillen, schafften es sogar bis auf die

Orkneys. Und kehrten auf unserer vierwöchigen Reise auch immer wieder mal in Pubs ein, um dort für unsere deutschen Zungen unaussprechliche Whiskeys zu probieren, von denen wir noch nie gehört hatten. Diese erfassten wir in einem kleinen roten Büchlein, das ich heute noch irgendwo aufbewahre und in das wir fein säuberlich jeden Whisky namentlich eintrugen, den wir uns zur Verkostung bestellten, um ihm, getrennt voneinander, Geschmacksnoten von eins bis fünf zu vergeben. Unnötig zu erwähnen, dass die Liste in dem Büchlein beeindruckend lang geriet…

Als wir an einem Abend in Oban strandeten und eigentlich noch weiter auf die Isle of Mull wollten, um dort am nächsten Tag eine Wanderung auf den Ben More zu machen, saßen wir in einem Pub, um bei einem Glas Cardhu unsere Optionen für die anstehende Nacht und den nächsten Tag zu diskutieren. Nachdem wir unseren ersten Whisky geleert und bezüglich unseres Weiterkommens an diesem frühen Abend immer noch keinen guten Plan entwickelt hatten, kam ein freundlicher, älterer Schotte an unseren Tisch und erkundigte sich, woher wir kämen. Er gab sich als ausgesprochener Deutschland-Fan im Allgemeinen und als Bayern München Fan im Speziellen aus und es entstand eine ebenso lebendige wie sympathische Unterhaltung über Länder, Leute und, wie konnte es anders sein, die Vielfalt schottischer Whiskeys. Er spendierte die nächste Runde, was uns schmeichelte. Angesprochen auf unsere weiteren Pläne in Schottland erzählten wir ihm, dass unser Reiseplan eigentlich vorsah, morgen eine Wanderung auf der Isle of Mull zu absolvieren. »Da habt Ihr Glück, denn ich muss heute Abend noch zurück auf die Insel«, sagte der Alte. »Liefere aus Tobermory immer Fisch aus nach Oban«, erklärte er uns, »und fahre abends zurück. Ich starte um 18.30 Uhr hier vor dem Pub mit einem kleinen LKW, ›Tobermory Fish Company‹ steht auf der Plane«. Uns kam der freundliche Schotte, der uns doch noch mit rüber auf die Isle nehmen konnte, wie gerufen und wir nahmen sein Angebot der Mitfahrgelegenheit dankbar an. Der gesprächige, recht eloquente Schotte freute sich offenbar auch, dass er auf seiner Rückfahrt vom Festland noch ein wenig Unterhaltung haben würde. Wir verblieben mit ihm so, dass wir Punkt 18.30 Uhr mit unseren Rucksäcken auf der Straße vor dem Pub auf ihn warten würden. Er verabschiedete sich von uns, zog ab, um dann aber sogleich nochmal zurück an unseren Tisch zu kommen und sagte, er müsse noch zehn Flaschen Whisky mit zurücknehmen, habe aber die großen Scheine im LKW liegen, ob wir ihm nicht kurz mit einer Fünfzig-Pfund-Note aushelfen könnten, die er uns gleich nachher wiedergäbe. Mein Freund und ich schauten uns kurz prüfend an, ich nickte ihm zu und der Schotte verließ mit unserem Schein den Pub. Natürlich kam 18.30 Uhr kein LKW der Tobermory Fish Company vorgefahren. Auch nicht eine Stunde später, noch im weiteren Verlauf des Abends. Es war eines der wenigen Male, dass ich auf meinen Reisen übers Ohr gehauen wurde. Und das ausgerechnet von einem Schotten!

Viele Jahre, um nicht zu sagen Jahrzehnte später stehe ich wieder wie vereinbart mit meinem Rucksack an einer Straße und warte auf einen wildfremden Menschen, diesmal kein Schotte, sondern ein nordamerikanischer Ureinwohner, der mit seinem Pick-up jetzt gleich um die Ecke gebogen kommen soll, um mich aufzugabeln. Es ist 10.00 Uhr morgens und schon verdammt warm. Ich stehe vor meinem Hotel, unweit des sehr futuristisch wirkenden Denver Art Museums, das wohl eine bedeutende Sammlung indianischer Kunst beherbergen soll. Die Architektur des Gebäudes beeindruckt mich. Es wirkt auf mich wie ein gelandetes fremdartiges Raumschiff, das hier nicht hingehört.

Was um Himmels Willen treibe ich hier? Wie leichtgläubig ich doch bin, wundere ich mich über mich selbst. Zweifel graben Falten auf meine Stirn. Hier kommt weder gleich ein Pick-up, noch ein Ford Mustang und natürlich auch kein LKW der Tobermory Fish Company.

Otis Namingha kommt im Tesla vorgefahren.

Es ist ein graphitgrauer Tesla, klar zu erkennen am einprägsamen ›T‹ auf der Motorhaube, doch das Modell selbst kenne ich nicht, habe es noch nie gesehen. Es ist ein wuchtiger SUV, scheint offenbar brandneu und in Europa noch nicht lieferbar zu sein. Ich staune nicht schlecht, der Indigene hat wohl die ein oder andere Überraschung parat.

Otis steigt aus dem Wagen und begrüßt mich freundlich mit irgendeinem Gruß auf Hopi. Er bedeutet mir, meinen großen Rucksack und den kleinen Daypack einzuladen. Letzteren nehme ich mit nach vorne und wir fahren los.

***

Die Fahrt verläuft unspektakulär. Natürlich brennt es mir auf der Seele, Otis einige Fragen zu stellen. Irgendetwas passiert hier, wofür ich keinerlei vernünftige Erklärung habe, nicht mal eine unvernünftige. Es macht alles keinen Sinn. Meine Neugier halte ich dennoch im Zaum. Mir ist völlig klar, dass ich von ihm im Auto keine klaren, direkten Antworten bekäme. Die hätte er mir ja auch gleich direkt im

Gespräch oder am Telefon geben können. Er aber wollte, dass ich ihn begleite. *Kommen Sie mit mir nach Tuuwanasave und Sie werden verstehen,* hatte er gesagt. Tuuwanasave, das Zentrum des Universums, wie die Hopi ihr traditionelles Stammesgebiet am südwestlichen Rand der Black Mesa nennen. Dorthin fahre ich nun in einem mir nicht geläufigen Tesla-Modell mit einem Hopi-Indianer, dessen flüchtige aber offenbar alles andere, als zufällige Bekanntschaft ich erst gestern gemacht habe.

Zum ersten Mal seit meiner Ankunft in Amerika nehme ich die Landschaft um mich herum wahr. Denver überrascht mich positiv. Die Stadt hat Charme und hie und da merkt man ihr anhand historischer Gebäude ihre Wurzeln aus der Zeit des Wilden Westens an. Mir war nicht bewusst, dass Denver so hoch liegt, auf etwa 1.600 Meter. Wir fahren an vielen Outdoor-Shops und Verleihstationen von Erlebnis-Ausrüstung vorbei. Jetzt wird mir klar, dass Denver nicht umsonst das Tor zu den nahe gelegenen Rocky Mountains ist. Eine Stunde Fahrt außerhalb von Denver geht es schon durch den auf fast 2.500 Meter hohen Aspen Park und ich bin hellauf begeistert von der Szenerie da draußen. Ich muss zu meiner Schande gestehen, dass die Landschaften, durch die wir fahren, weitaus schöner sind, als ich es in Berichterstattungen oder Filmen über die Prärielandschaften des amerikanischen Westens wahrgenommen habe. Die Weite, der blaue Himmel mit kontrastierenden, windzerfaserten Wolken, die denen in den österreichischen Alpen ähneln, sind einfach wunderschön.

Ich genieße. Und schweige. Otis ebenfalls. Mir ist das Schweigen ganz angenehm. Einerseits wüsste ich gar nicht, wie ich ein Gespräch anfangen sollte, ohne auf bestimmte Themen zu sprechen zu kommen, die mir so absurd merkwürdig vorkommen, dass ich sie besser auslasse. Andererseits bin auch ich ganz froh, dass er ganz offensichtlich davon absieht, mich auf meinen ›Hang nach Regen‹ anzusprechen. Kommt Zeit, kommt Rat, denke ich mir. Ein deutsches Sprichwort, keine indianische Weisheit. Ich muss in mich hineinlächeln.

»Hunger?«, fragt mich Otis mitten in meine Gedanken hinein. Seit dem Frühstück sind über fünf Stunden vergangen, wir sind fast dreihundert Meilen gefahren. Ich denke an die noch vor uns liegende Strecke. Gefühlt haben wir gerade einmal die Hälfte bewältigt. Es zieht sich. Ich hätte nichts dagegen mir die Beine ein wenig zu vertreten und einen Happen zu essen, also bejahe ich.

Kurz darauf, etwas außerhalb von Pagosa Springs, einem kleinen aber idyllisch-verschlafen wirkenden Örtchen mit natürlichen heißen Mineralquellen, steuert Otis einen typisch amerikanischen Straßen-Diner an. Er parkt am Gebäude direkt vor einer Tesla-Ladestation, während ich staune, dass Elon Musk hier so weit draußen eine vermutlich unrentable Lade-Infrastruktur für E-Mobilität unterhält.

»Gute Steaks, günstiger Strom«, sagt der Hopi lächelnd, steigt aus dem Fahrzeug und steckt es zum Laden an die Ladesäule. Ich folge ihm ins Diner und gehe mit einer an brutal grenzenden Erwartungshaltung durch die Tür, dass es innen exakt so aussieht, wie alle amerikanischen Straßen-Diner in allen amerikanischen Filmen, die ich in meinem bisherigen Leben angeschaut habe. Wehe, wenn nicht…

***

Das Straßen-Restaurant ist innen tatsächlich so eingerichtet, wie in meiner Vorstellung. Ein rautenförmiger Fliesenboden, nein, nicht Fliesen, Moment, ist das wirklich ein Linoleumbelag? Der Innenraum ist typisch schlauchförmig langgezogen. Rechterhand die Fensterfront zu den Parkplätzen mit kleinen Separees, linkerhand eine langgestreckte Bar mit Chromkante, davor eine Reihe knubbelig gepolsterter Barhocker. Es ist das perfekte Retro-Abziehbildchen eines American Diners im Fünfzigerjahre-Look. Wenigstens etwas an meiner merkwürdigen Reise entspricht exakt meiner bescheidenen Vorhersage. Und wenn's nur das Look-and-Feel eines Restaurants an der Straße ist.

Das Diner ist recht gut besucht, einige Plätze an den Fenstertischen sind aber noch frei. Während ich noch den Blick schweifen lasse und versuche zu ergründen, ob das Diner tatsächlich so alt ist wie es aussieht oder nur auf Alt gemacht ist, geht Otis voran und nimmt an einem freien Tisch am Ende des schmalen Zwischenganges Platz. Ich setze mich ihm gegenüber. Eine junge Dame schält sich aus dem für Gäste nicht einsehbaren Küchenbereich und blickt von der Theke zu uns herüber. Unsere Augen treffen sich kurz, sie fokussiert daraufhin aber eindeutig Otis. Sie kommt an unseren Tisch. Jetzt sehe ich, dass sie ziemlich sicher auch indianischen Ursprungs ist. Sie ist irgendwo zwischen Ende zwanzig und Anfang dreißig würde ich schätzen, ihr Haar ist pechschwarz und penibel mit einem Mittelscheitel streng nach hinten gebunden. Ihre Gesichtszüge sind hübsch aber streng. Sie schaut Otis mit einem fast schon herausfordernden Blick an und sagt etwas auf Hopi zu ihm, was ich nicht verstehe. Der Ton ist – da muss ich kein Hopi sein – nicht gerade freundlich. Otis sieht sie ungerührt an, lässt sie gewähren. Er ist die Ruhe selbst. Dann erwidert er etwas in seiner Sprache, wobei er mit einer Hand kurz in meine Richtung gestikuliert. Die junge Frau nimmt mich mit ihren dunklen, fast schwarzen Augen sprichwörtlich ins Visier. Es ist ein strenger, leicht verächtlicher Blick. Dann wendet sie sich wieder meinem Gegenüber zu und zischt ihn mit ein paar schnell gesprochenen Worten an. Einfach alles an der Szene sagt mir, dass sich die beiden kennen. Otis spricht jetzt nochmal begütigend auf sie ein. Mehrfach fällt das Wort *Kachinam* in ihrem kurzen Disput. Erneut schaut sie mich an. Tiefgründig, als ob sie mir auf den Grund meiner Seele blicken möchte. Ich halte ihrem Blick stand, gefühlt eine kleine Ewigkeit, Einsteins Relativitätstheorie lässt grüßen. Endlich entspannt sich ihr Gesicht. Die beiden wechseln noch ein paar Worte, dann setzt sie den Anflug eines Lächelns auf und fragt mich, was ich trinken und essen möchte. Ich bestelle kurz angebunden, kann nicht auf lockere Heiterkeit umschalten. Das erste Mal, seit ich auf Otis getroffen bin, fühle ich mich unwohl – unwohl in der klaren Erkenntnis, dass offenbar ich in den Augen der jungen Indigenen ein Stein des Anstoßes bin.

»Gibt es Probleme?«, frage ich Otis, als die resolute Bedienung mit unserer Bestellung in die Küche marschiert. »Nein, keine Probleme, Ansgar, nur Missverständnisse«, gibt er kryptisch zur Antwort. Er hat mitbekommen, dass die Situation für mich etwas befremdlich war und will beschwichtigen. »Genieße das Essen. Es ist das Beste auf dem langen Weg, der noch vor uns liegt«, sagt er lachend.

Das Essen schmeckt ausgezeichnet. Wir unterhalten uns

noch eine ganze Weile über Belangloses und ich bin dankbar, mit ihm so ungezwungen über Gott und die Welt plaudern zu können. Nichts finde ich schlimmer, als angespanntes Schweigen beim Essen.

Wir verlieren ein wenig die Zeit aus den Augen. Es geht auf 17.00 Uhr zu und wir haben laut Otis noch weitere 350 Meilen vor uns. Es wäre für die müden Knochen ganz gut, sich draußen noch schnell die Beine zu vertreten, bevor es weitergeht. Ich will daraufhin die Rechnung begleichen, doch Otis ist strikt dagegen. Widerstand zwecklos. Beim Bezahlen raunt er unserer streitbaren Bedienung noch etwas zu, die sich aber gänzlich beruhigt zu haben scheint. Im Hinausgehen drückt sie Otis noch einen metallenen Zylinder in die Hand, den der Indigene zügig zusammen mit dem Ladekabel im Kofferraum des Teslas verschwinden lässt. Hopi scheinen amerikanische Ureinwohner mit ein paar Geheimnissen zu sein.

Kurz nachdem wir losfahren stellt Otis das Radio an. Über den Wippschalter am Multifunktionslenkrad will er offenbar einen bestimmten Sender ansteuern, den er gerne hört. Vermutlich kommt jetzt gleich irgendein lokaler Hopi-Piratensender mit Indianer-Sing-Sang, lächle ich in mich hinein. Der Sender ist ein englischsprachiger Infokanal. Tatsächlich erzählt mir Otis aber, welch wichtige Rolle von American Natives betriebene Radiosender für seinen und alle anderen Indianerstämme spielten. Trotz Internet seien die Radiostationen die große verbindende Kraft, um die gemeinsame Sprache und Kultur in die bestehende, aber häufig auch weit versprengte Community zu tragen. Viele Hopi lebten nicht im Reservat, sondern in umliegenden Siedlungen oder auch in den größeren Städten der Bahana. Die gemeinsame Identität trotz Entfernung voneinander zusammenzuhalten könne nichts und niemand besser leisten, als das Radio. Ich finde den Gedanken interessant, gerade weil bei uns in Deutschland das Radio, so empfinde ich es jedenfalls, primär Berieselungsfunktion für die Berufspendler hat. Dementsprechend seicht und belanglos fühlen sich die Inhalte an.

Ich bekomme mit halbem Ohr mit, dass der Sender, den Otis eingestellt hat, über einen weiteren Sieg junger Klimakläger berichtet, die ihr Recht auf eine intakte Umwelt erfolgreich vor einem Bezirksgericht im Bundesstaat Wyoming erstritten haben. In den letzten Jahren hatte es in den Staaten bereits mehrere aufsehenerregende Verfahren gegeben, bei denen junge Umweltaktivisten erfolgreich ihren Bundesstaat dafür verklagten, speziell die junge Generation nicht ausreichend vor den schädlichen Auswirkungen der Verbrennung fossiler Brennstoffe geschützt zu haben. Profit ginge nach wie vor über das Wohlergehen der Menschen, so argumentierten sie. Einige Bundesstaaten hatten den Schutz der Umwelt beziehungsweise das Recht der Bewohner auf eine unversehrte Natur schon früh in ihrer Verfassung niedergeschrieben. In den letzten Jahren schlossen sich die letzten Bundesstaaten an, nur noch ganz wenige, darunter Wyoming, hatten immer noch kein entsprechendes Grundrecht in ihren Verfassungen verankert.

Die Berichterstattungen darüber hatte ich von Deutschland aus immer mit Interesse verfolgt. Das amerikanische Rechtssystem empfand ich zwar seit ich denken kann als ziemlich suspekt, es war andererseits aber auch häufig für eine positive Überraschung gut, wenn es um den Schutz und die Rechte von Verbrauchern beziehungsweise von Einzelpersonen ging. Bis in Deutschland mal erfolgreich ein wirklich hartes, bahnbrechendes Urteil zu haarsträubenden Umweltsauereien gefällt wird, kann man lange warten. Und unmenschliche, systematische Tierquälereien in der Massentierhaltung oder in Schlachtereien scheinen nie wirklich harte juristische Konsequenzen nach sich zu ziehen. Die Höhe der Schadensersatzsummen, die in Deutschland jenen zugesprochen werden, denen schlimmes Leid, absichtlich oder unabsichtlich, widerfährt, waren in meinen Augen schon immer eine – traurige – Lachnummer.

Diesmal scheinen die jungen Leute einen Teilsieg in Wyoming errungen zu haben. Die Prozesse sind alles andere, als ein Klacks. Während der langwierigen Anhörungen müssen die Kläger mittels Experten und Gutachten hieb- und stichfest die Zusammenhänge zwischen industrieller Ausbeutung von Rohstoffen, den damit verbundenen Treibhausgasemissionen und die dadurch persönlich erlittenen Schäden darlegen. Beweisketten, die von der Gegenseite mit mächtigen Anwaltskanzleien natürlich gern in Zweifel gezogen und zerrieben werden. Im Radiobericht kommt ein junges Mädchen, das in Wyoming zusammen mit ihren Eltern eine Ranch betreibt, zu Wort. Sie schildert, wie die verheerenden Waldbrände, die an der Grenze zu und in Canada durch extreme Temperaturen und Trockenheit wüteten, die Existenzgrundlage und Gesundheit der gesamten Familie genommen hätten. Die Familie sei mittlerweile insolvent, das Farmland staubtrocken und unfruchtbar, der Vater sei seit einem Schlaganfall letzten Winter halbseitig gelähmt und ein Pflegefall, für den die Familie die Kosten nicht mehr aufbringen könne. Mir drückt der Bericht im Radio auf die

Psyche, auch wenn die jungen Leute offenbar gerichtlich erfolgreich waren.

»Es erfordert sehr viel Geduld, noch mehr Geld und eine ganze Schar von Anwälten, um die Bahana mit ihrem eigenen Rechtssystem zu schlagen, aber es ist möglich«, kommentiert Otis den Bericht, und ich bin mir nicht ganz sicher, ob er es zu mir oder mehr zu sich selbst sagt.

Ich war schon immer ein News-Junkie. Außer auf meinen Rucksackreisen durch irgendwelche abgelegenen Gegenden ohne Netz gehört es zu meinem täglichen Ritual, Nachrichten und Artikel zu konsumieren. Die Newsblogs während der ersten Corona-Pandemie und zum jahrelang anhaltenden Ukraine-Krieg, aber auch die täglichen Ereignisse auf diesem Planeten lassen mich nicht los. Leider, denn sie tun mir nicht wirklich gut. Ich brauche dann immer eine Weile, bis ich wieder abgelenkt und zurück ›auf der Spur‹ bin.

Es stimmte, allein die letzten Jahre hatte vor allem Canada große Teile seiner vormals endlosen Wälder durch apokalyptische Waldbrände verloren. Die Bilder, die um die ganze Welt gingen, erinnern wahrhaftig an Armageddon. Ganze Landstriche glichen Brachflächen, aus denen nur noch endlose schwarz verkohlte Baumstümpfe emporragten. Die betroffenen Gebiete sind so groß, dass es für meinen kleinen deutschen Blick kaum vorstellbar ist. Ich erinnere mich noch gut daran, dass bei den Sommerwaldbränden vor einigen Jahren in Canada mehr als der gesamte deutsche Waldbestand vernichtet wurde. Die Flächen sind auf die nächsten Jahre und Jahrzehnte vernichtet, teils komplett entvölkert.

Wir werden diesen Planeten früher oder später verlassen, Ansgar. Otis Andeutung bei unserem ersten Aufeinandertreffen im Fernsehstudio klingt mir nun wieder in den Ohren. Bei diesem Gespräch, das erst gestern stattfand, mir aber wie eine kleine Ewigkeit vorkommt, bin ich viel zu aufgeregt, um groß über die mögliche Bedeutung seiner Aussage zu sinnieren. Alles ging sehr schnell, ich stehe dort im Studio schließlich zum ersten Mal vor einem waschechten Native American und weiß nicht so recht, wie mir geschieht. Vor allem in meiner schlaflosen Nacht im Hotelzimmer und mit den Eindrücken der gestreamten Dokumentation über die Hopi habe ich darüber nachgedacht, wie sie zu verstehen sein könnte. Bei meinen Überlegungen ziehe ich so allerlei in Erwägung: Otis könnte damit gemeint haben, dass die Hopi allmählich *aussterben.* Das wäre tragisch, tatsächlich sprechen sie aber selber davon, dass ihre Lebensweise und Kultur bald erlöschen. Laut der Mythologie befinden sich die Hopi ja bereits in der *Vierten Welt.* Wir Menschen, vor allem die Bahana, haben es also schon dreimal vergeigt. Wie die Hopi von einer Welt auf die nächste wechseln bleibt mir ein wenig mysteriös. In manchen Erzählungen ist von einem mächtigen, reißenden Strom die Rede, der seine Bestimmung habe. Diejenigen, die Angst hätten und sich am Ufer festklammerten, würden zerrissen werden. Nur die Menschen, die sich in die Mitte des Flusses wagten, würden auf der Reise wieder zum Stillstand kommen.

In einer anderen Überlieferung lebten die Hopi ›unter‹ unserer heutigen Welt. Dort haben sie es selber vermasselt, wir Weißen sind ausnahmsweise mal unschuldig, uns Bahana gab es zu der Zeit nämlich noch gar nicht. Sie schicken also einen Vogelboten hoch zur heutigen, unserer Welt, und fragen den Hüter dieser Welt, Maasau, ob sie hochkommen dürften. Maasau lebt sehr bescheiden. Er hat nur einen simplen Pflanzstock aus Holz und Samen. Wenn die Hopi aus der Unterwelt bereit seien, so zu leben wie er, dann seien sie oben auf der Erde willkommen.

Der Legende nach, so wird es in der Hopi-Dokumentation anhand von Illustrationen geschildert, klettern die Hopi durch ein Schilfrohr und kommen am Grund des Grand Canyon durch ein großes Loch, das ›Sipapuni‹, in der heutigen Welt an.

Auf mich wirkt das natürlich alles recht blumig, weswegen ich Otis Bemerkung über den erneut anstehenden Weltenwechsel keine riesen Bedeutung, bestenfalls eine eher symbolische, beimesse.

Die Strecke zieht sich wie Kaugummi. Wir legen die ein oder andere kurze Pause ein, um uns zu regenerieren. Ich denke bei einer der Pausen kurz darüber nach Otis zu fragen, ob ich das Steuer übernehmen soll, lasse es aber bleiben. Ich bin noch nie in meinem Leben einen Tesla gefahren und kenne weder die Bedienmenüs, noch den Autopiloten, den Otis offenbar sehr gerne und oft aktiviert. Ein Gefühl sagt mir, dass es ausgerechnet in dieser Situation keine gute Premiere wäre.

Wir fahren weiter. Mittlerweile ist es dunkel geworden. Otis hält was aus, denke ich noch, bevor meine Augen immer schwerer werden und ich noch merke, wie mir beim Einnicken der Kopf immer wieder nach vorne sackt. So wird das nichts mit einem Nickerchen. Ich frage Otis noch, ob es ihm etwas ausmache, wenn ich versuche etwas zu schlafen. Er ermuntert mich dazu, bedeutet mir alles unter Kontrolle zu haben und grinst mich an. Ich hole meine Fleecejacke aus dem Daypack und zweckentfremde sie als provisorisches

Kopfkissen, das ich zwischen Kopfstütze und Fenster klemme, um meinem Kopf eine einigermaßen weiche Seitenlage zu geben, ohne ständig nach vorne wegzukippen. Dann wird alles um mich herum dunkel und ich schlafe ein.

***

»Kaffee?«, fragt mich Otis mit gut gelaunter, fester Stimme und hält mir lächelnd einen dampfenden Becher hin. Wir sitzen im Auto, fahren aber nicht. Es steht. Ich bin noch nicht richtig wach, muss mich erstmal orientieren. Ich greife verdutzt nach dem mir entgegengestreckten Kaffeebecher und nehme einen Schluck. Er ist stark, noch schön heiß und pur, ohne Milch und Zucker. Nicht gerade so, wie ich ihn zuhause bei mir auf der Holzterrasse genieße. Trotzdem bin ich dankbar und der erste Schluck weckt sofort meine Lebensgeister.

Ich schaue durch die Windschutzscheibe. Draußen dämmert es, der neue Tag bricht an! Entweder wir sind sehr, sehr lang gefahren oder wir stehen hier schon eine ganze Weile und Otis hat mich einfach schlafen lassen. Ich blicke mich um, versuche herauszufinden, wo wir stehen. Wir stehen förmlich im Nichts. Ich sehe kein weiteres Auto, ich kann keine Gebäude ausmachen, ich sehe nur das typische Blau eines kaum angebrochenen Tages. Die Sonne ist noch nicht aufgegangen.

Der Kaffee hat die perfekte Trinktemperatur. Ich nehme noch ein paar Schluck und reiche Otis dankend den leeren Becher hinüber. Er nimmt ihn entgegen und schraubt ihn auf den zylindrischen Behälter, den die junge Frau aus dem Diner ihm beim Herausgehen in die Hände gedrückt hat.

War also nur eine Thermoskanne, aber eine ziemlich hip gestylte, erkenne ich jetzt aus unmittelbarer Nähe, weswegen ich sie gestern nicht sofort als solche identifizieren konnte.

Ich will meinen Blick schon wieder dem angehenden Tag da draußen zuwenden, als ich aus dem Augenwinkel auf dem Metallzylinder, den Otis wieder wegpackt, eine kleine unscheinbare Lasergravur entdecke. Es ist unverkennbar der SpaceX-Schriftzug. Otis ist entweder ein ausgesprochener Elon Musk-Fanboy oder Musk Industries sponsert den Stammesführer, der neben mir sitzt, von oben bis unten durch.

»Ich will dir etwas zeigen, Ansgar.«, sagt er und steigt aus dem Wagen.

Wir stehen auf einem Plateau. Die Helligkeit bricht sich Bahn, irgendwo hinter den Wolken geht die Sonne auf und taucht den östlichen Himmel in ein farbenprächtiges aber noch scheues erstes Tageslicht. Ich lasse meinen Blick schweifen, fange den Moment ein und versuche ein weiteres Mal zu realisieren, wo wir gelandet sind. Die Weite hier oben ist unbeschreiblich. Ich stehe wie angewurzelt da und versuche, die Landschaft in mich aufzusaugen. Der Blick ist atemberaubend. Weit vor uns, wo der Horizont beginnt, tut sich ein gigantisch großes Tafelberg-Plateau auf, das sich über mein gesamtes Gesichtsfeld erstreckt. An den steilen Wänden und Abbrüchen wechseln sich hellbeige mit rostroten Schichten ab, überall sind diese horizontalen Sedimentlinien zu sehen, die der Landschaft eine fast schon unendliche Tiefe verleihen. Vor den Bergrücken ist eine riesige Talfläche auszumachen, die spärlich mit grünem Präriegras und Büschen bewachsen ist. Durchzogen wird die Fläche immer wieder von ziegelroten, rund geschliffenen Felsformationen, die mal mehr, mal weniger zusammenhängend sind. Einzelne freistehende Felsen haben über die Jahrmillionen teils bizarre Formen angenommen, die an merkwürdige Gestalten erinnern. Mal sitzen sie, mal stehen sie, mal scheint es, sie hätten einen rostroten Hut auf, andere wiederum erinnern mich eindeutig an liegende Fruchtbarkeitsgöttinnen mit dicken Oberschenkeln und üppiger Oberweite. Auf manchen turmhohen Erhebungen, die sich nach oben hin verjüngen, liegt ein ebenfalls rund geschliffener Fels, der manchmal deutlich größer ist, als der dünne Hals darunter, auf dem er in manchen Fällen offenbar nur lose aufliegt. Ich kann ein paar dieser fragil aufliegenden ›Kopf-Felsen‹ ausmachen, die die Form eines runden Keiles, fast wie eine frühgeschichtliche steinerne Speerspitze, haben, nur Tausendmal größer und mit ihrer zugespitzten Seite in einem bedrohlich geneigten Winkel nach unten zeigen, so als wären sie fremdartige Waffen, aus denen sogleich Blitze schlagen werden. In Richtung zwei Uhr ragt ein kleineres Felsmassiv aus der Ebene empor, auf dem ein gutes Dutzend dieser merkwürdig geformten Gestalten, wie ich sie jetzt nenne, ganz obenauf sitzt. Die gigantischen Hinkel sehen so, wie sie dort eng beieinander thronen, definitiv aus wie Götter auf dem Olymp. Es ist eine spektakuläre Landschaft, von der ich meinen Blick gar nicht mehr losreißen kann. Es hat für mich frappierende Ähnlichkeit mit den imposanten Canyonlandschaften des Mars, die seit einigen Jahren von einem ganzen Geschwader KI-gesteuerter Mini-Flugsonden erkundet werden.

»Tuuwanasave«, sagt Otis schließlich, »First Mesa«. Aus der Art, wie er es ausspricht, kann ich die Sehnsucht, den

Jahrtausende alten Besitztum aber auch den Schmerz heraushören, den ihn mit dieser einzigartigen Landschaft verbindet.

Wir stehen noch eine Weile dort oben und lassen das Licht des Tagesanbruchs die gigantisch große Fläche vor uns in immer neue Beleuchtungen tauchen. Es ist ein beeindruckendes Schauspiel. Dann fahren wir wieder eine Serpentinenstraße hinunter und sind bald darauf auf einer breiteren Straße, die geradeaus führt. Ich sehe mir die endlose Prärielandschaft an. Sie erinnert mich an die Patagonische Pampa. Dann taucht urplötzlich ein Schild vor uns auf:

– NOTICE –
YOU ARE ENTERING THE EXCLUSIVE HOPI
RESERVATION AREA. YOUR ENTRANCE
CONSTITUTES CONSENT TO THE JURISDICTION
OF THE HOPI TRIBE AND ITS COURTS.
– BY ORDER OF THE HOPI TRIBAL COUNCIL –

10. Auf Spurensuche

Ich habe wenig geschlafen. Sehr wenig. Ab und an überkommt mich ein bohrendes Gefühl, dass das, was ich erlebe, nicht real ist. Dass ich immer noch in einem Traum hänge, weil ich eigentlich irgendwo im Koma liege. Aber im Koma träumt man nicht, habe ich mal gehört.

Ich bin jetzt den zweiten Tag bei den Hopi und weiß nicht mehr, was ich denken und von all dem halten soll, was ich hier erlebt habe. Ich wurde von den meisten hier freundlich aufgenommen und werde zuvorkommend behandelt. Trotzdem ist mir nicht ganz wohl, in welche Richtung sich die Ereignisse offenbar entwickeln. Oder besser gesagt, *die Erkenntnisse*, die sich bei mir langsam einstellen.

Nach unserer Ankunft im Dorf Walpi, einem der Ursprungsdörfer der Hopi, und der Begrüßung durch einige Bewohner, die mich interessiert musterten, war es Otis offensichtlich ein Anliegen, mir im Reservat und auf der von ihnen bewohnten Hochwüste einige besondere Plätze zu zeigen. Orte, die kein Tourist zu sehen bekäme, da diesen im Reservat nur erlaubt sei, geführte Touren des Kulturzentrums zu absolvieren. Für den Trip nimmt er einen Gelände-Pick-up und lässt seinen Tesla stehen. Ich triumphiere innerlich, dass meine Vision vom Pick-up fahrenden Otis Wirklichkeit wird und ich auch mal einen hellseherischen Treffer lande.

Zunächst fahren wir irgendwo ins Hochland, um dann eine Weile zu Fuß zu einem Felsen zu laufen, in den eine Zeichnung eingekerbt wurde. Ich kann mit Felsen- und Höhlenmalerei wenig anfangen, war mir schon immer zu abstrakt. Hatte noch nie die Muße, mich in irgendwelche komplexen Wimmelbildchen hineinzuarbeiten. Es sind einige Figuren darauf zu erkennen, keine Ahnung, ob Indianer oder deren Götter oder böse Bahana. Dann gibt es da noch zwei horizontal verlaufende Linien. Die obere verläuft von links nach rechts eine Weile parallel zur unteren. Dann aber reißt sie im wilden Zickzack nach oben aus, führt ins Nirgendwo. Die untere Linie schneidet wie eine Gerade exakt durch die Mitte zweier aufeinanderfolgender Kreise. Das habe ich schon irgendwo gesehen, kommt es mir, aber der Groschen will partout nicht fallen.

Otis fängt an mir die Felszeichnung zu erklären. Die Zeichnung gäbe die Prophezeiungen von Maasau, dem großen Geist und Hüter dieser Welt, und dessen Warnungen an die Menschen wider. Er habe den Hopi, als diese durch das Schilfrohr nach oben auf unsere Welt geklettert sind, dieses Land zugewiesen und es als ›Rückgrat‹ bezeichnet, was als Hinweis darauf gedeutet wird, dass es viele Bodenschätze enthalte. Die Bodenschätze wiederum sollten durch die religiösen Führer der Hopi solange im Boden belassen werden, bis die Menschen in der Lage sein würden, sie friedlich und sinnvoll zu nutzen. Keinesfalls dürften diese für zerstörerische oder kriegerische Zwecke eingesetzt werden.

Tatsächlich sei hier oben auf dem Colorado-Plateau, erfahre ich von Otis, das Uran abgebaut worden, das für den Bau der beiden Atombomben verwendet wurde, die über Hiroshima und Nagasaki abgeworfen wurden. Ich bin baff. Nie hätte ich vermutet, hier, an diesem Ort mitten in einer Hochwüste, der Welt- und Menschheitsgeschichte so nahe zu sein.

»Der *Kürbis voller Asche* ist Teil der Hopi-Prophezeiung, die den Untergang der *Vierten Welt* und einen neuen Zyklus, den Beginn der *Fünften Welt,* einleitet.« Otis ist ernst, in seinen Worten liegt Bedeutsamkeit.

Allerdings bin ich mir nicht sicher, ihn richtig verstanden zu haben. »Kürbis voller Asche?«, wiederhole ich, um mich zu vergewissern, was damit gemeint ist.

»Die Prophezeiung hat vorhergesagt, dass ein Kürbis voller Asche auf die Erde niedergeht und alles verbrennen wird.«, erklärt er. Mich schaudert es. Ja, ich erinnere mich an die Bilder der ersten Atombombe von Oppenheimer aus dem Manhattan-Projekt. Deren Ähnlichkeit zu einem Kürbis finde ich jetzt fast ein wenig beängstigend.

»Was stellen die beiden Linien dar?«, frage ich Otis, nachdem ich mir darauf keinerlei Reim machen kann.

»Die obere Linie ist das Leben der Menschen hier auf der *Vierten Welt.* Erst lebten sie lange Zeit im Einklang mit der Natur. Zuletzt hat er sich immer weiter davon entfernt«, erläutert Otis und deutet dabei auf die obere Linie, die erst waagrecht verläuft, dann aber in eine wilde Zickzacklinie nach oben ausbricht.

Ich will schon nach der unteren Linie Fragen, die mir irgendwoher bekannt vorkommt, aber der Indigene kommt mir zuvor. »Die untere Linie stellt den Weg der Hopi dar, unser Leben im Einklang mit dem großen Geist, Maasau, und allem, was uns umgibt.«

Jetzt wird mir klar, was die beiden Kreise bedeuten. Und jetzt fällt mir siedend heiß ein, wo ich dieses Symbol bereits gesehen habe. Es ist die Prägung auf Otis Naminghas Visitenkarte.

***

Zurück von unserer Tour mit weiteren beeindruckenden Schauplätzen voller Hopi-Mythologie, interessanten Zwischenstopps in weiteren Dörfern wie Oraibi und Hotevilla aber auch Landschaftsnarben durch den ehemaligen Tageabbau von Uran und Kohle durch Bergbaugesellschaften macht mich Otis später am Tag mit einigen Dorfbewohnern Walpis bekannt. Ich sehe viele ältere Hopi, aber so gut wie keine jungen. Die würden woanders wohnen, bekomme ich von Otis, sonst immer recht verbindlich, ziemlich ausweichend und für meinen Geschmack etwas zu kurz angebunden zur Antwort.

Ein freundlicher Älterer, der mich nach der Vorstellung durch Otis mit quicklebendigen Augen, aber wenigen Zähnen im Mund, anstrahlt, weist mir eine eigene steinerne Behausung zu, in der ich meine paar Habseligkeiten aus den beiden Rucksäcken, die ich mit mir führe, ausbreiten und auch nächtigen kann. Die Einrichtung ist spartanisch, aber dank unzähliger Aufenthalte auf einfachsten Berghütten und noch mehr Übernachtungen in allerlei Outdoorzelten macht mir das nicht das Geringste aus. Schon immer habe ich eine Hütte einem Fünfsternehotel vorgezogen, was aber auch zu dem ein oder anderen Disput mit meiner Frau führte. Die Art der Unterkünfte auf gemeinsamen Urlaubsreisen war ein Thema, an dem sich so manches Mal nur allzu gern die Geister im Hause Weiß schieden…

Der erste Tag unter Hopi und auf den drei Mesas, auf denen sich die tausendjährige Besiedelungsgeschichte des Stammes seit ihrem überlieferten Auftauchen durch ein riesiges Loch am Grunde des Gran Canyons abspielt, lässt mich dieses Volk, seine Religion und seine tief verwurzelte Verbundenheit mit Mutter Natur, deutlich besser verstehen. Ja, ich erwische mich dabei, tiefe Sympathie für die Hopi zu hegen. Sie sind friedliebend, die besten ›Dry Farmer‹ der Welt, wie sie manchmal gerne stolz über sich selbst sagen, und wollen eigentlich nicht mehr, als in Ruhe gelassen werden, um ihr Leben im Einklang mit dem großen Geist Maasau zu führen. Soweit, so gut.

Kommen Sie mit mir nach Tuuwanasave und Sie werden verstehen, hat Otis mir am Telefon nach unserem Gespräch im Fernsehstudio gesagt. Als ich noch am selben Abend völlig übermüdet und perplex von seiner Äußerung über meine Begegnung mit einem Schwarzbären in Canada zusage mitzukommen, vereinbaren wir, dass ich drei Tage im Hopi-Reservat verbringen werde. Drei Tage, um *zu verstehen.* Doch es geht mir nicht darum, zum gefeierten Super-Ethnologen und Hopi-Versteher zu werden. Auch Otis nicht, da bin ich mir sicher. Es ist ein anderes *Verstehen* gemeint. Und das Wissen, so lässt es mich der geheimnisvolle *Representative of the Hopi Tribe Nation*, wie sich Otis auf seiner seltsamen Visitenkarte betitelt, benötige eben drei Tage.

Ich muss an mich halten, ihn meine Ungeduld nicht allzu sehr spüren zu lassen. Schließlich habe ich mich auf die Bedingungen dieser Mehrtagesreise eingelassen und will jetzt nicht wie ein kleines bockiges Kind, das es sich anders überlegt hat, herummaulen. Und schließlich hat sich Otis heute den ganzen Tag die Zeit genommen, mich mit seinem Pickup kreuz und quer durch die Hochplateaus zu fahren und mir an allen Stopps Hintergrundinformationen zu geben. Eine exklusivere Guided Tour durch traditionelles Hopi-Stammesgebiet hat, da würde ich jede Wette eingehen, vermutlich noch kein Bahana vor mir bekommen. Und dennoch packt mich die Ungeduld, weiß ich insgeheim, dass es um etwas anderes geht. Meine ›Affinität‹ zu Regen an meinen Geburtstagen hat damit zu tun. Aber auch das scheint es nur halb zu treffen, denn schließlich war Rita bei unserem Vorgespräch zur TV-Sendung auf meine sarkastische Frage, ob ich sein Reservat jedes Jahr an meinem Geburtstag beregnen soll, ziemlich präzise: *Nein, das ist es nicht, er hat Ihnen etwas anzubieten*, gab sie mir zur Antwort. Irgendetwas sagt mir, dass die Moderatorin zum Zeitpunkt unseres Gesprächs deutlich mehr wusste, als ich jetzt, in dieser Situation, weiß, denn eigentlich weiß ich gar nichts, bin völlig ahnungslos. So jedenfalls kann es die nächsten zwei Tage nicht weitergehen, sage ich schweigend zu mir selbst. Du wirst das Thema noch heute Abend bei Otis ansprechen, nehme ich mir fest vor.

Wann die Gelegenheit zur Aussprache kommen wird, kann ich nicht mit Bestimmtheit sagen. Seit der Rückkehr von dem anstrengenden Mesa-Trip, bei dem ich von Otis vor meiner Hopi-Behausung abgesetzt wurde, habe ich ihn nicht mehr gesehen. Er ließ mich nur wissen, dass es jetzt Zeit sei, mich auszuruhen, ich könne ein Schläfchen halten und mir sei Essen gebracht worden, von dem ich unbedingt kosten solle. Er würde mich dann später am Abend für *Kiwa* abholen, warf er mir noch zu und brauste mit seinem Pick-up davon.

Ich nutze die Zeit, um meinen großen Rucksack auszupacken. Aber nur die Sachen, die ich für die kommenden zwei Übernachtungen hier in dieser Kate, ein besserer Begriff dafür fällt mir nicht ein, auch benötige. Im kleinen Daypack belasse ich, wie ich es immer tue, alle wichtigen Utensilien: Ladekabel und Powerbank für mein Smartphone, dünne Fleecejacke, Ausweis und Reisedokumente, Getränkeflasche, ein paar Snacks, Regenjacke. Ich checke noch kurz, ob ich hier mit dem Handy Netz habe, aber bei der Fahrt mit Otis hatte ich schon bemerkt, dass fast immer, wenn ich es gezückt hatte, kein Dienst zur Verfügung stand. Auch in meiner Kate gibt es keine Verbindung, ich kann meiner Familie zuhause also keine Nachricht zukommen lassen, was mich ärgert. Auch die genaue Bedeutung von *Kiwa* bleibt mir daher verschlossen, ich muss also warten, bis Otis wieder auftaucht.

Das Bett ist zu meinem Erstaunen mit einer ordentlichen Matratze ausgestattet und durchaus bequem. Eher hart, statt weich, genauso, wie ich es bevorzuge, um nachts überhaupt ein Auge zumachen zu können.

Einige wirre Gedanken umkreisen mich, sie ergeben alle keinen Sinn und ich weiß das, dort im Bett liegend, aber sie sind dennoch beharrlich und ich werde sie nicht los. Der typische Gedankenkreisel, den ich früher oft hatte und der mich so oft um einen tiefen, erholsamen Schlaf gebracht hat. Hier nicke ich trotzdem plötzlich weg.

***

Ich wache von dem typischen Geräusch zuschlagender Autotüren auf. Mein Blick wandert auf meine Uhr. Es ist schon spät, ich habe offenbar etwas länger geschlafen und bin von irgendwelchen abstrusen Träumen, an die ich mich nicht erinnere, noch etwas benommen. Schritte kommen vernehmlich auf meine Kate zu. Es klopft. Ich gehe zur Holztür und öffne sie, kann aber nicht vermeiden, dass sie jämmerlich knarzt. Otis steht in der Türschwelle, schaut mich an und kann sich ein Grinsen nicht verkneifen.

»Gut geschlafen?«

Ich strubble mir ein wenig verlegen durch die Haare.

»Ja, muss wohl eingenickt sein.«

»Bist Du bereit?«

»Bereit wofür?«

»Für *Verstehen*«, sagt Otis, jetzt wieder ernst. Es ist wohl an der Zeit für Kiwa, was auch immer das ist.

»Ich gebe dir ein Versprechen, Ansgar Weiß, und ich möchte dich um eines bitten«, sagt Otis und spricht zum ersten Mal meinen Nachnamen aus, was ihm erstaunlich gut gelingt. Ich schweige und harre der Dinge, die er mir offenbar zu verkünden hat.

»Es wird dir hier kein Leid geschehen. Du bist Gast der Hopi. Das ist mein Versprechen an dich«.

Während er das sagt, zeigt seine offene Handfläche zu seinem Herzen, dann legt er sie auf meine linke Schulter. Eine freundschaftliche Geste, die ich auch als solche empfinde. Doch ich weiß noch nicht, was er mir für eine Zusage abringen möchte. Hier geht's jetzt gleich ums Ganze, habe ich den Eindruck.

»Für *Verstehen* musst du in Kiwa, unsere heilige Gebetskammer. Sie ist Fremden strengstens verboten. Du bist eine

Ausnahme.« Er zögert. »Das ist für einige der Älteren hier schwer zu akzeptieren«, fügt er erklärend hinzu. »Es hat einige Diskussionen gegeben, aber jetzt sind sie ... überwunden.« Das überwunden lässt mich aufhorchen. In meinen Ohren klingt es nicht besonders beruhigend.

»Und was soll ich dir versprechen?«, frage ich, um nicht bei einer religiösen Zeremonie den Vollhonk abzugeben, den sie anschließend wegen Fehlverhaltens an einen Pfahl mit einem brennenden Reisighaufen binden. Gerade noch erleichtert, dass Otis meine abfälligen Gedanken nicht erraten kann, bin ich einen Sekunden-Bruchteil später leicht verunsichert, weil ich an den Schwarzbären denken muss, den Otis erwähnt hat, und es läuft mir kalt den Rücken hinunter. Ich habe keine Ahnung, was hier abgeht, aber es gibt untrügliche Anzeichen dafür, dass es komische Dinge sind, für die ich einfach keine Erklärung habe.

»Egal was in Kiwa passiert, lass es einfach geschehen, stell keine Fragen«, antwortet Otis geheimnisvoll.

Na klasse, genau danach steht mir voll der Sinn, denke ich mit einem Anflug von Sarkasmus.

›Ja, ich verspreche es‹ kommt mir nicht über die Lippen, das empfände ich als super schwülstig und kleinlaut, also belasse ich es bei einem knappen »Ok«, nicke ihm aber mit der gebotenen Ernsthaftigkeit zu, bevor wir zusammen meine Steinbehausung in Richtung Kiwa verlassen.

Von außen betrachtet ist die Kiwa ein unauffälliges, annähernd quadratisches Steingemäuer, etwa acht auf acht Meter und zwei Meter hoch. Irgendwo aus dem Dach ragt im sechzig Grad Winkel eine Holzkonstruktion. Als wir uns dem Gebäude nähern, sehe ich, dass es sich dabei um einen wuchtigen Holzbalken sowie eine grobe Holzleiter handelt, die beide vom oberen Dach offenbar in das Innere führen. So ist es auch, als wir über eine schmale steinerne Treppe auf der Rückseite des Steingemäuers hochsteigen und mir Otis, oben angelangt, bedeutet, die Holztreppe nach unten zu steigen.

Ich halte mich an den beiden Holmen der Sprossenleiter fest und steige hinab. Otis macht sich oben schon bereit, mir zu folgen.

Zunächst ist alles unter mir sehr dunkel. Doch schnell stellen sich meine Augen auf das schummrige Licht im Innern ein und ich sehe, dass der Raum, in den ich gerade eintauche, überraschend groß und weitläufig ist. Massive Holzbalken ziehen sich im oberen Bereich der Wände sowohl quer als auch längs durch das Gebäude. Es ist die tragende Dachkonstruktion, die seitlich im Innern auch zwei kleine Galerien zum Vorschein bringt. Welchen Zweck sie haben könnten, bleibt mir verschlossen. Unten angekommen sehe ich, dass der Raum mehrfach verwinkelt ist und einige Ecken beherbergt, in denen so etwas wie Sitznischen und Alkoven eingerichtet sind. In einer Ecke steht ein gusseiserner Ofen. An einigen Wänden sind mit etwas Abstand dicke Holzäste angebracht worden, an denen Stoffe hängen. Jetzt bin ich am Ende der Leiter angelangt und sehe mich nochmal um. Um mich herum stehen etwa ein halbes Dutzend Ältere, die mich mit einer Mischung aus Zorn und Neugier anstarren. Na, das kann ja heiter werden, denke ich mir, und hoffe, dass Otis gleich neben mir steht und die Situation ein wenig entspannt.

Unten angekommen begrüßt Otis die Hopi-Ältesten, soweit kann ich das Gemurmel noch selbst deuten. Es ist völlig eindeutig, Otis gehört nicht dem Rat der Ältesten an, dennoch genießt er den Respekt eines jeden Einzelnen. Das ist mir bereits bei allen Begegnungen mit anderen Hopi aufgefallen. Otis wird von jedem Stammesmitglied freundlich und respektvoll begrüßt, scheint bei ihnen also eine wichtige Rolle oder Funktion innezuhaben. Mir ist nur nicht klar, welche. Er ist kein Ältester, kein Religionsführer, aber auch kein normaler Hopi. Jetzt erinnere ich mich wieder an den Titel seiner Visitenkarte, *Representative of the Hopi Tribe Nation*. Was auch immer das zu bedeuten hat, er repräsentiert in der ein oder anderen Art und Weise den Stamm und die Nation der Hopi.

Nur in dieser Situation scheint das nicht der Fall zu sein, denn nach der kurzen Begrüßung setzt sich ein Wortwechsel in Gang, bei dem ich spüre, dass in der Kiwa nicht gerade grenzenlose Harmonie schwingt. Der Grund dafür bin ich oder meine Anwesenheit hier. Oder beides. Ich höre weiter zu, obwohl ich kein Wort verstehe. Dafür konzentriere ich mich rein auf den Klang der Stimmen. Es geht heiß her. Hin und her. Immer wieder fällt das Wort *Kachina* oder *Kachinam*. Man muss keine besonders feinen Antennen besitzen, um zu erkennen, dass mich die Ältesten hier in der Kiwa, in ihrem heiligsten Zeremonienbau, nicht haben wollen. *Ich habe es mir auch nicht ausgesucht, schlagt nur alle auf Otis ein, der ist schuld!*, fliegen meine Gedanken durch den Kopf. Ich habe Otis ja versprochen meine Klappe zu halten und alles laufen zu lassen. Die Versuchung ist groß, die Treppe wieder schnurstracks hochzusteigen, rüber zu meiner Kate zu laufen und die schwere Holztür mit solcher Wucht zuzuschlagen, dass alle Hopi im Dorf vor Schreck aus ihren Betten fahren.

Ich bleibe standhaft, will Otis nicht in den Rücken fallen. Er lässt die alten Hopi aussprechen, hört geduldig zu. Das ist seine Ruhepol-Art, das muss ich ihm wirklich lassen. Dann, zum richtigen Zeitpunkt, setzt er ein. Stets in dieser balsamartigen Ruhe. Das Wenige, das er zum Besten gibt, scheint seine Wirkung nicht zu verfehlen. Niemand fällt ihm gleich daraufhin ins Wort, jeder scheint erstmal darüber nachzudenken, was er gerade gesagt hat. Die Situation entspannt sich. Eine längere Pause entsteht, in der niemand redet. Dann, nach einer gefühlten kleinen Ewigkeit, nickt einer der Ältesten Otis fast unmerklich zu. Plötzlich setzen sich alle Mitglieder des Hopi-Ältestenrates halbkreisförmig auf verschiedene Sitzvorsprünge an den Wänden. Otis bedeutet mir mit einer Handbewegung, es den Ältesten gleichzutun und setzt sich ebenfalls. Wir beide schließen den Halbkreis auf der gegenüberliegenden Seite.

Wieder kommt ein Gespräch auf. Diesmal aber ohne angespannte Untertöne. Es sind einzelne Redebeiträge, die mal kurz, mal länger ausfallen, stets aber von den anderen ruhig und besonnen kommentiert werden. *Kachinam* scheint ihr Lieblingswort zu sein, dabei sehen sie mich ab und zu kurz an, weswegen ich daraus schließe, dass es ein abwertender Begriff für meine Person ist, vermutlich sowas wie ›Weißer Eindringling‹ oder ›Deutsche Dumpfbacke‹.

Einer der Ältesten mit breiten Wangenknochen und kantigem Gesicht stopft irgendeine merkwürdig aussehende Pfeife. Sie ist unförmig, um nicht zu sagen knubbelig und hat schon bessere Tage gesehen. Während sie sich unterhalten, geht ein anderer in die Ecke, in der der Ofen steht und nestelt an dem wenigen Geschirr herum, das dort steht. Offenbar bereitet er einen Tee zu. Als er zurückkommt, hat er ein Stück brennendes Holz dabei und entzündet damit einen kleinen vorbereiteten Stoß Feuerholz in einer steinernen Einfassung zu unserer Mitte. Wir sitzen zwar nicht direkt unter der Öffnung im Dach, durch die die Leiter nach unten führt, aber der wenige Rauch, der dank des spindeltrockenen Holzes entsteht, zieht trotzdem rasch durch die Öffnung im Dach ab.

Ich, Hopi-Spitzname Deutsche Dumpfbacke, sitze vor einem Feuer mit nordamerikanischen Ureinwohnern in deren heiligster spirituellen Kiwa und vermutlich wird bald auch noch eine Indianerpfeife herumgereicht. Hätte mir das jemand noch vor vierzehn Tagen, vor dem Anruf von Rita Harris, versucht weiszumachen, ich hätte mich weggeschmissen vor Lachen.

***

Ich blicke gebannt zu den Sternen auf. Es sind Tausende, nein Abertausende. Falsch, es müssen Millionen sein! Ich kann das beeindruckende Wolkenband der Milchstraße sehen. Komplette Sternenbänder, gigantische Staubansammlungen! Es ist völlig unwirklich, wie durch ein Teleskop, aber es fühlt sich seltsam real an. So einen Sternenhimmel habe ich nur ein einziges Mal in meinem ganzen Leben gesehen, auf der Warnsdorfer Hütte in der Venedigergruppe in Österreich ... das war Ewigkeiten her ...

Wo bin ich? Doch schon fühle ich mich wieder berauscht von dem funkelnden Himmelsdach, ein einmaliger Anblick, irgendwie surreal, denn so einen Sternenhimmel gibt es nur weit, weit entfernt von jeglicher Lichtverschmutzung menschlicher Zivilisation.

Merkwürdig. Ich kann nicht sagen, wo ich gerade bin. Ich bin erfüllt von diesem Himmelszelt, scheine knapp über dem Boden schwerelos zu schweben. Ich kann mühelos das Funkeln einzelner Sterne ausmachen. Da sind Haufen Blauer Superriesen, irre hell, sie leuchten beständig und strahlen mit anderen um die Wette, was das Zeug hält. Die meisten Sterne sind hellweiß oder gelbweiß. Manche von ihnen scheinen periodisch zu pulsen, wie ein kleines Funkfeuer. Hie und da kann ich tatsächlich auch orangefarbene Sterne und sogar rötlich schimmernde Rote Riesen ausmachen. Mit dem Band der Milchstraße, das sich durch den halben Himmel zieht, ist es ein Anblick, an dem ich mich kaum satt sehen kann.

Wie lange tauche ich schon in diesen wunderschönen Himmel ein? Plötzlich spüre ich meinen Nacken, der vor lauter Hochstarren völlig überspannt ist und mich schmerzt. Erst jetzt senke ich den Blick und nehme die unmittelbare Umgebung vor mir wahr. Ich bin definitiv nicht in den Bergen Österreichs. Stattdessen tut sich vor mir bis zum Horizont eine wüstenartige Landschaft auf, die in fahles Sternenlicht getaucht wird. Sie ist natürlichen Ursprungs, ich kann keinerlei Hinweise auf menschliche Zivilisation ausmachen. In der Ferne tun sich Erhöhungen auf, vermutlich Gebirgszüge, die riesig sein müssen. Zwei Handbreit darüber setzt sich ein einzelner, blau funkelnder Stern von ein paar anderen ab.

Zu meiner rechten nehme ich jetzt eine Art Abbruchkante wahr, die ich nicht einsehen kann, hinter der es zu dunkel ist. Im ersten Moment sieht es wie ein schwarzer breiter Fluss aus, instinktiv weiß ich aber, dass es in die Tiefe geht, ein Abbruch ist. Ich drehe mich in Richtung Kante und laufe ein paar Schritte auf sie zu, in der Hoffnung, sie besser einsehen zu können. Das ist kein Laufen, es fühlt sich eher wie ein Schreiten und gleiten im Wasser an, ein Schweben gegen Widerstand. Für den sanften Widerstand bin ich dankbar, denn ich habe Angst, vor der Abbruchkante nicht zum Stehen zu kommen, wie auf Eis weiterzuschlittern und in den endlosen Abgrund zu fallen, der sich allmählich vor mir auftut.

Jetzt erst merke ich, dass ich einen Anzug trage. Das habe ich vorhin nicht bemerkt, weil das Visier keinerlei Sichteinschränkungen hat, es ist völlig *natürlich*. Ich schaue nun auf die Handschuhe, die ich trage. Die Sterne werfen ein fahles, aber ausreichendes Licht auf sie, um ihre Struktur zu erkennen. Ich blicke auf meine Arme und Beine. Es ist definitiv kein Raumanzug, in dem ich stecke. Er hat nichts Klobiges, ich spüre auch jetzt, wo ich darauf achte, keinerlei Gewicht. Es scheint eher eine sehr flexible, gummiartige Schicht zu sein, durchzogen von dunklen Linien, von einem darunterliegenden Geflecht. Die ›Schutzschicht‹, wie ich sie nun nenne, fühlt sich gut an, so, wie sich ein flexibler Taucheranzug aus Neopren anfühlt. Mir ist warm, aber ich schwitze nicht und fühle mich in meiner Bewegung auch nicht eingeschränkt.

Ich gehe weiter zur Abbruchkante. Mit jedem Schritt wird die schwarze Fläche größer, die sich vor mir auftut. Aber auch heller. Sie muss gigantisch breit sind. Je näher ich ihr komme, umso mehr Sternenlicht leuchtet sie aus und mir wird klar, dass sich vor mir ein gigantischer Canyon auftut. Ich kann kaum die gegenüberliegende Wand erkennen, er muss wirklich riesig sein. Aber ich kann einen Teil des Grundes erspähen, auch wenn er größtenteils in dunklem

Halbschatten liegt.

Bloß nicht zu nah an den Rand, sagt mir meine innere Stimme. *Sei nicht leichtsinnig!* höre ich plötzlich jemand rufen. Ich kann die Stimme nicht zuordnen, bin jetzt aber bei jedem Schritt besonders vorsichtig und überzeuge mich so gut es geht von der Tragfähigkeit des Untergrunds direkt unter meinen Füßen. Ich will bestmöglich in den Teil hinuntersehen können, der mir am nächsten ist und einigermaßen vom hellen Milchstraßenband darüber angestrahlt wird. Noch ein kleiner Schritt zur Kante...

Da unten leuchtet etwas oder bilde ich mir das nur ein? Werden die Sterne von irgendetwas reflektiert, einer glatten Oberfläche, Eis oder Schnee? Noch einen halben Schritt weiter an die Kante und ich kann das Funkeln da direkt unter mir am Boden des Abgrundes noch besser einsehen. Ja, eindeutig, in der Tiefe zeichnen sich kleine einzelne Formen oder Strukturen ab. Ich beuge mich mit dem Oberkörper noch ein bisschen über den Abgrund. Die watteartige Schwerelosigkeit gibt mir eine Kaltschnäuzigkeit, die ich, stünde ich hier an einem Felsabgrund in den Alpen, niemals aufbringen würde. Jetzt kann ich direkt unter mir am Fuße des Canyons runde Objekte ausmachen, aus denen etwas herauszuragen scheint. Mal wie ein Geweih, mal nur punktförmig. Manche dieser Strukturen blinken oder reflektieren das Sternenlicht über ihnen. Sind das Behausungen da unten?

»Ansgar!«

Der Schrei einer eindeutig weiblichen Stimme geht mir durch Mark und Bein. Er kommt rücklings von mir, ist aber zeitgleich direkt in meinem Kopf. Ich drehe mich abrupt um. Auf der Ebene vor der Abbruchkante stehen ein Dutzend Gestalten in merkwürdig aussehenden Anzügen, ähnlich meiner eigenen Schutzhaut. Sie stehen mir halbkreisförmig gegenüber. In den meisten Anzügen stecken Männer, das ist an der Physiognomie der enganliegenden Anzüge schnell zu erkennen. Mir am nächsten steht eine weibliche Gestalt, sie muss meinen Namen gerufen haben. So, als wolle sie mich vor dem Abgrund warnen und mich zurückholen. Doch es ist schon zu spät. Instinktiv mache ich vor Schreck mit einem Bein einen Ausfallschritt nach hinten, um meinen Fluchtabstand zu den Gestalten zu vergrößern. Der halbe Schritt ist extrem effektiv, denn er sorgt für einen Fluchtabstand, der sich durch den beginnenden Fall meines Körpers entlang der Canyonwand schnell und beständig vergrößert. Ich spüre den Fall in allen Einzelheiten. Er ist vergleichsweise langsam und lässt mich von der an meinem Gesichtsfeld vorbeiziehenden Felswand, die ich gerade hinabstürze, hoch zum leuchtenden Sternenhimmel blicken, der so imposant ist.

»Nein, Ansgar! Komm zurück!«, höre ich die Frauenstimme oben von der Kante schreien. Seltsam, dass sie glaubt, ich könne wie Superman zurück zu ihr kommen. Doch es interessiert mich nicht weiter. Ich kann mich kaum abwenden von diesem Sternenrausch. Es fühlt sich an, als würde ich selbst im All zwischen all den Sternen und der Unendlichkeit schweben. Etwas zwingt mich, meinen Blick wieder Richtung Boden zuzuwenden. Die Strukturen, die ich vorher von oben geradeso erkennen konnte, kommen jetzt näher, werden immer größer. Es sind eindeutig Behausungen, kleine Kuppeln, die sich dunkel von ihrer Umgebung abzeichnen. Ich kann Eingänge erkennen. Manche Kuppeln haben einen Verbindungstunnel zu anderen. Jetzt erkenne ich auch die Geweihe. Es sind Antennen. Einige davon sind offenbar mit blinkenden Lichtern versehen. Manche pulsen in schneller Frequenz in den Himmel. Ich denke noch darüber nach, ob das Laserimpulse sind, mit denen Informationen an die Sterne über uns übertragen werden, aber schon schlage ich am Boden des Canyons auf.

***

Schweißgebadet wache ich auf. Meine Haare sind nass, mein Oberteil klebt auf meiner Haut. Ich bin für den Moment desorientiert, weiß nicht, wo ich bin. Meine Augen wollen weder so richtig aufgehen, noch scharfstellen, obwohl ich mich dazu zwinge, mein Umfeld zu erkennen. Wo bin ich? Was ist passiert?

Allmählich kann ich fokussieren und lasse den Blick schweifen. Ich liege in meiner Kate in dem Hopi-Dorf. Waipipi. Nein, Walpi. Ich bin mir nicht sicher. Mein Kopf kann nicht klar denken.

Jetzt schießen ein paar Bilder ein. Ich in der Kiwa! Mit den Hopi-Ältesten. Plötzlich kann ich einige Szenen ganz klar vor mir sehen. Ich bekomme die Pfeife gereicht und inhaliere den Tabak. Später wird ein Getränk gereicht, das ebenfalls rundum geht. Und die Deutsche Dumpfbacke? Kann einfach nicht die Finger davon und den Kelch an sich vorbeiziehen lassen, nein, muss da natürlich völlig eintauchen in alle Rituale, *du Idiot!*

Mein Gewissen weiß genau, wie es mich in Grund und Boden reden kann. Allmählich kann ich wieder klar denken. Ich hatte diesen Irrsinnstraum mit dem Sternenhimmel und dem Canyon. Was hat sich in der Kiwa zugetragen? Waren Drogen, Halluzinogene im Spiel? Waren das Visionen von den Hopi auf einer ihrer Welten? Ich muss an die Gestalten denken, vor denen ich vor Schreck zurückwich und einen Schritt zu weit nach hinten machte. Sie wollten mich nicht erschrecken oder gar bedrohen ... die Frau, die meinen Namen rief, rief ihn in tiefer Sorge, nein in blanker Angst um mich. Wer war sie? War das, was ich gesehen habe etwa die *Fünfte Welt*?

Ich versuche klar im Kopf zu werden, stehe auf und wasche mich über eine Waschschüssel gebeugt, mit Wasser aus einem steinernen Krug. Nach der Morgentoilette fühle ich mich wieder einigermaßen hergestellt. Nein, eigentlich bin ich jetzt sogar völlig klar, im Torpedomodus, wie meine Frau das nennt, wenn ich mir etwas in den Kopf gesetzt habe und es wie ein Besessener verfolge, bis es realisiert ist. Das Ziel des Torpedogefechtskopfes ist Otis Namingha. Ihn werde ich nun aufspüren und zur Rede stellen. Und dann auffordern, mich zum nächstgelegenen Flughafen zu fahren.

Ich gehe nach draußen. Anhand des Sonnenstandes sehe ich, dass es schon später Vormittag sein muss. Das Dorf ist wie ausgestorben, niemand ist zu sehen. Ich drehe mich um die eigene Achse, merke, wie sich eine Panikattacke aus meinen inneren Eingeweiden langsam ihren Weg in mein Hirn bahnt. Was ist, wenn die mich hier alleine zurückgelassen haben? Doch ich sehe Otis Truck ein paar Häuser weiter stehen und beruhige mich wieder ein wenig. Dann sehe ich viel weiter vorne eine Hopi langsam über den Platz laufen. Ich fange an auf sie zuzurennen. »Hallo!«, rufe ich unter dem Laufen. »Hallooo«, wiederhole ich, nun noch lauter. Sie bleibt nicht stehen, noch wendet sie sich mir zu. Ist sie vielleicht taub? Oder war ›Hallo‹ zu deutsch und sie kann mit meinem Ruf nichts anfangen? Ich schließe keuchend zu ihr auf und lange ihr auf die Schulter, damit sie mich endlich wahrnimmt. Sie hält an, schaut mir unumwunden direkt ins Gesicht. Es ist ein etwas leerer, seltsamer Blick, interessiert, nicht unfreundlich, aber auch nicht wirklich zugewandt.

»Wo ist Otis?«, frage ich die Hopi-Frau. Tatsächlich sage ich das vor lauter Aufregung auf Deutsch, wird mir klar, und wiederhole es sogleich auf Englisch.

Die Frau sieht zu mir auf und zuckt nichtssagend mit ihren Schultern. Aus ihrer Reaktion bin ich unsicher, ob sie mich überhaupt verstanden hat.

»Ich suche Otis. Otis Namingha. Wo ist er?«, versuche ich es erneut.

Ich bekomme etwas auf Hopi zur Antwort. Es ist zwecklos. Keine Verständigung möglich.

Ich probiere es ein letztes Mal, in dem ich »Otis, wo?« frage und dazu beide Arme fragend in die Luft strecke.

Sie sagt wieder etwas in ihrer Sprache, doch diesmal entdecke ich ein kleines, aber feines englisches Wörtchen darin. »Gone«, weg.

***

Aufgestachelt, entrüstet, enttäuscht. So fühlt sich mein momentaner Gefühls-Mix an, der in Wellen durch meinen ganzen Körper läuft. Aufgestachelt bin ich von Aktionismus. Vermutlich auch von Adrenalin. Oder irgendwelchen Resten von Halluzinogenen, die im Tee oder im Tabakrauch waren, von denen ich ja meine Finger nicht lassen konnte. Entrüstet bin ich vom Gedanken, mich hier zum apathischen Opferlamm machen zu lassen. Ich verspüre nicht die geringste Lust, brav in meiner Steinbehausung zu warten, bis hier wieder jemand auftaucht. Das bringt mich zu Otis. Ja, ich bin tief enttäuscht von ihm. Fühle mich *getäuscht*. Er hat mich überredet hierher zu kommen, er hat mir Versprechungen gemacht zu verstehen. Die Versprechen stellen sich in meinen Augen als völlig haltlos heraus. Stattdessen werde ich benebelt und träume hier wirres Zeug, das ist aber auch schon alles.

Ich sitze auf dem Bett in meiner Kate und bin wütend über mich selbst. Draußen ist es viel zu heiß, um im kleinen Dorf, das nur mit sehr wenigen Hopi bewohnt zu sein scheint, herumzuirren und weitere Bewohner nach dem Verbleib von Otis zu befragen. Das kann wirklich nur mir passieren, dass ich mich auf so einen Irrsinn einlasse! Obwohl ich mich für einen recht nüchternen, realitätsnahen und sehr geerdeten Menschen halte, war ich seit Rita Harris Anruf viel zu leichtgläubig. Habe mich an Strohhalme geklammert, wollte unbedingt Antworten. Antworten, die es nicht gibt. *Initiative ist jetzt gefragt, deine Initiative*, rede ich mir ein. Ich greife zu meinem Smartphone. Keine Verbindungsbalken. Das werde ich ändern.

Mit geschultertem Daypack verlasse ich meine provisorische Unterkunft. Wasserflasche, Snacks, eine dünne Jacke – besser als nichts gegen die UV-Strahlung – habe ich vorsorglich eingepackt. Ich suche mir den höchsten Punkt hier in der Gegend, damit ich meiner Familie zuhause ein Lebenszeichen geben und Otis anschreien kann, er möge seinen Allerwertesten so schnell wie möglich hierher bewegen und mich gefälligst zum nächsten Flughafen fahren.

Durch Walpi bin ich schnell durch. Am anderen Ende des Dorfes gibt es einen Hügel, den ich gut erklimmen kann ohne Gefahr zu laufen ernsthaft klettern zu müssen.

Die Hitze ist drückend. Ich war bei meiner Reise in ein Fernsehstudio in Denver weder auf einen Abenteuertrip, noch auf irgendwelche Wanderungen in freier Wildbahn vorbereitet. Entsprechend habe ich weder Sonnenschutz, Sonnenbrille noch eine Kopfbedeckung dabei. Alles nur für ein paar Tage Hotel-Aufenthalt in der Zivilisation gepackt, ein Großteil der Zeit davon im Flugzeug sitzend.

Der Aufstieg auf den Hügel ist mühsam und zieht sich wie Kaugummi. Der Untergrund besteht aus einer Mischung aus feinem Sand, durchsetzt von felsigem Geröll, das gerne nachrutscht. Kenne ich von meinen insgesamt drei Islandreisen und es ist die Art von Untergrundbeschaffenheit, die man sich am wenigsten für eine Berg- oder Trekkingtour wünscht. Der Schweiß läuft mir bereits nach ein paar Höhenmetern an den Schläfen in Richtung Hals hinunter, wenig später rinnen mir erste Perlen von der Stirn in die Augen. Kein Problem für mich, was habe ich schon auf meinen vielen Rucksacktouren geschwitzt. Ich greife zur Wasserflasche. Sie ist komplett gefüllt, fasst aber nur einen halben Liter, da ich bei allen Ausrüstungsgegenständen für den Rucksack penibel sowohl auf das Volumen als auch auf das Gewicht achte. In jungen Jahren waren die Rucksäcke schwer wie Blei, später zählte jedes Gramm.

Ich nehme einen tiefen Schluck aus der Flasche. Muss mir hier wegen dem kleinen Hügel, der vielleicht doch nicht ganz so klein ist, wie es vom Dorf aus schien, nicht auch noch das Wasser rationieren, wäre ja lächerlich. Unten in meiner Behausung ist ja noch was.

Ich steige weiter auf, es wird deutlich steiler. Ab und an geht es einen Schritt vorwärts, um dann gleich wieder zwei Schrittlängen zurück zu rutschen. Das kostet Kraft und nervt. Von diesem Hügel irgendwo auf einer Hopi-Mesa in Arizona lasse ich mich nicht unterkriegen.

Endlich bin ich oben angelangt. Die Sicht ist beeindruckend, aber dafür steht mir jetzt nicht der Sinn. Ich lasse kurz den Blick rundherum schweifen und nehme mein Smartphone zur Hand. Auch hier oben gibt es kein Netz. Insgeheim hatte ich das fast erwartet, denn das Dorf weiter unten liegt bereits recht hoch. Die Gegend hier hat, im Gegensatz zu ein paar Straßen, auf denen Otis mit mir am Tag unserer Ankunft gefahren ist, einfach keine Netzabdeckung. Oder es liegt an meinem antiquierten Smartphone, für das ich mich jetzt selbst zum Teufel wünsche.

Mir ist nicht nach Fotos zumute, dennoch verweile ich noch einige Minuten oben auf der Spitze der Erhebung, auch um meinen vom Aufstieg feucht gewordenen Rücken wieder trocknen zu lassen. Noch ein Schluck Wasser und die Flasche ist auch schon leer. Ich steige ab, hinunter ins Dorf. Einen Versuch war's wert.

Unten angekommen laufe ich quer durch Walpi. Es wirkt wie ausgestorben. Die wenigen Hopi, die hier dauerhaft leben, halten sich offenbar in ihren Behausungen auf, was ich bei der trockenen Hitze und der sengenden Sonne gut verstehen kann. Mit einer Halbliterflasche ist man hier nicht gut beraten. Auch wenn in dem Steinkrug meiner Unterkunft noch etwas Wasser ist, sollte ich den nächsten Hopi besser danach fragen, wo hier eine Wasserleitung mit Hahn oder ein Brunnen ist.

Wenigstens diesbezüglich meint es das Schicksal gut mit mir, denn tatsächlich sehe ich zwanzig Meter weiter eine Hopi auf einer Mauer im Schatten sitzen und etwas flechten. Nach ein paar weiteren Schritten kann ich sehen, dass sie einen größeren, leicht gewölbten Teller aus einer offenbar recht widerborstigen Pflanzenfaser flechtet. Nein, es ist eine Schale. Vor ihr liegen fein säuberlich getrennt Bündel verschiedenfarbiger Fasern. Aus den Farben entstehen die Muster in der Schale. Es ist Handwerkskunst auf hohem Niveau.

Als ich mich ihr auf wenige Schritte nähere, sieht sie mich direkt an. Sie hat weiche Gesichtszüge und langes offenes Haar. Ein paar graue Haaransätze sind zu erkennen. An ihren Händen und um den Hals trägt sie typischen Indianerschmuck, allerdings weniger üppig, als ich es sonst bislang gesehen habe. Staunen lässt mich ihre Brille. Sie ist vergleichsweise modern, will hier in das Ambiente des Tausende Jahre alten Dorfes nicht so recht reinpassen. Durch die Gläser blicken mich ihre Augen wach an, ruhen auf mir. Ich kann ihren Gesichtsausdruck nicht deuten, aber ich habe das Gefühl, das die Zeit langsamer läuft.

Du wolltest sie nach Wasser fragen, muss ich mich selbst erinnern. Ich nehme die Wasserflasche aus meinem Daypack, schraube den Verschluss ab und halte sie schräg nach unten, lass die letzten Tropfen aus ihr herauslaufen, damit sie versteht, dass die Flasche leer ist. Die Tropfen landen vor ihrer Matte im Staub, auf der sie ihre Pflanzenfaser-Bündel ausgebreitet hat. Ihr Blick folgt den Einschlägen im staubigen Boden, dann sieht sie in Zeitlupe zu mir auf.

»Entschuldigen Sie, wo bekomme ich hier Wasser?«, frage ich sie mit meiner Aluflasche in der Hand.

Sie schaut mich weiter an, bleibt regungslos. Das Flechten hat sie eingestellt. Immer noch ruhen ihre Augen auf mir, sehen mir direkt ins Gesicht.

Ein Lächeln setzt ein. Es ist freundlich, offen, ernstgemeint, weder süffisant oder in irgendeiner Weise abwertend mir gegenüber.

»Kannst du es nicht *machen*?« sind die Worte, die ich klar und deutlich auf Englisch vernehmen kann.

Die Antwort, oder besser gesagt die Frage trifft mich völlig unvermittelt. Es ist wie ein rhetorischer Knock-out. Ich stehe mit offenem Mund da, versuche zu begreifen, was sie mir da gerade zur Antwort gegeben hat, wie es gemeint sein könnte. Dass hier jeder im Dorf weiß, dass mich Otis hergebracht hat, ist mir klar. Mich beschleicht aber das Gefühl, dass die Hopi vor mir genau weiß, zu welchem Zweck oder tieferem Sinn ich hierhergebracht wurde. *Kannst Du es nicht machen*? Nein, Wasser kann ich nicht machen, aber so meint sie es nicht. Mir wird immer klarer, was ich soeben wirklich gefragt wurde. Die eigentliche Frage an mich war, *ob ich es nicht regnen lassen kann.*

Sie schaut mich immer noch an, ich bin mir nicht sicher, ob sie ernsthaft eine Antwort von mir erwartet. Doch einfach weiterzugehen würde nur ein völliger Gefühlsidiot fertigbringen.

»Nein, ich kann es nicht«, bringe ich hervor. »Jedenfalls nicht heute«, füge ich hinzu. Es klingt entschuldigend, resignierend, zerknirscht. Vermutlich meine ich es auch so, schraube meine Flasche wieder zu und gehe weiter in Richtung meiner Unterkunft.

Gedankenverloren laufe ich durch das antike Dorf mit seinen uralten Steinbehausungen. Sie sind teils erstaunlich hoch, haben unterschiedliche Ebenen oder sind nach hinten versetzt. Ab und an führen Steintreppen in die höheren Gebäude der zweiten oder dritten Reihe, vielerorts sind Holzleitern an die Gebäude gelehnt. Das Prinzip der Treppen und Leitern habe ich noch nicht durchschaut. Allen Gebäuden ist gemein, dass ihre Wände aus Natursteinen gemauert sind. Manche der Fassaden sind glatt verputzt, vermutlich mit Lehm oder einem speziellen Sand-Erde-Gemisch. Es ist eine erstaunliche Architektur, die die Gebäude über Jahrhunderte erhalten hat. Wenn man den Hopi etwas nachsagen kann, dann dass sie aus diesem kargen Land seit Jahrtausenden wirklich das Beste gemacht haben – im Einklang mit der Natur. Sie müssen einen sehr langen Atem haben. Beziehungsweise gehabt haben, denn ich weiß durch die Dokumentation, durch Otis Erzählungen, aber auch durch das, was ich mit meinen eigenen Augen seit meiner Ankunft hier sehen konnte, dass sie immer weniger werden und drohen gänzlich zu verschwinden.

Eine tiefe Traurigkeit umfängt mich bei dem Gedanken. Selbst die Stammesältesten in diesem Achtzigerjahre Film haben es schon angekündigt, dass ihr Leben hier auf der Erde, der Vierten Welt, langsam zu Ende geht. Sie haben es so lange ausgehalten hier. Gelten völlig zurecht als die besten Trockenfeldbauern der Welt, die der Hochplateauwüste ohne jegliche Bewässerung Kürbisse, Mais und Bohnen abgetrotzt haben.

Voller Bewunderung für die zweckmäßigen Gebäude, an denen ich vorbeilaufe und an denen ich immer wieder neue Kleinigkeiten entdecke, nehme ich eine kleine Seitengasse, überzeugt davon, ein paar Häuser weiter wieder auf den freien Dorfplatz zu kommen und von dort aus zielsicher meine Kate ansteuern zu können.

Die Gasse ist eng und gedrängt, die einzelnen Wohneinheiten unterscheiden sich jedoch nicht von denen auf dem Hauptplatz. Weiter oben sehe ich aus dem Augenwinkel eine schnelle Bewegung, der meine Augen versuchen zu folgen. Es ist ein kleines Hopi-Mädchen in einem korallenroten Kleid, das mich offenbar von ihrem erhöhten Vorsprung aus schon länger beobachtet hat. Unsere Augen treffen sich kurz, sie sucht Deckung hinter ihrer steinernen Brüstung, aber ihre zu zwei kleinen Tellern seitlich des Kopfes geflochtenen schwarzen Haare verraten sie. Mein standhafter Blick wird ihr offenbar zu unheimlich und sie huscht durch eine Öffnung in das Innere des Gemäuers. Wieviel Hopi werden hier in Walpi wohl dauerhaft wohnen, frage ich mich. Noch während ich über eine realistische, gut abgewogene Schätzung grübele, kommt ein Gebäude in den Blick, das sich von allen anderen hier im Dorf unterscheidet, und zwar sowohl in Form als auch in Beschaffenheit.

Ich stehe vor einer Kuppel. Keine reine Kuppel, es ist ein Rundbau mit Kuppeldach, nicht allzu hoch. Das Kuppeldach schließt oben mit einer planen, kreisförmigen Platte ab, so genau kann ich es aus meiner Perspektive nicht erkennen. Fenster kann ich keine ausmachen. Das ganze Konstrukt sieht merkwürdig aus, wie eine oberirdische Zisterne. Vielleicht ist das ihr Wasserreservoir hier in Walpi? Dafür würde die obere Platte auf der Kuppel sprechen, vielleicht wird die Zisterne von dort oben über einen Einlass betankt. Doch schnell verwerfe ich den Gedanken wieder, da hier, in dieser Nebengasse, kein Tankfahrzeug auch nur in die Nähe des Gebäudes käme. Die allergrößte Eigenheit hat der Rundbau allerdings dadurch, dass er aus einem Stück gemacht zu sein scheint. Ich sehe weder einzelne Steine, noch Fugen, noch Kanten. Rundmauer und Kuppel sind nicht verputzt, sie sind eins, aus einem Stück! Die strukturierte Oberfläche ist dunkel, reflektierend und glatt, aber nicht spiegelglatt. Von ihrer Beschaffenheit erinnert sie mich an, ja, an etwas, das ich vor ein paar Jahren auf einer Baumesse gesehen habe. Zweifellos: Vor mir steht ein Haus aus dem 3-D-Printer mit stromerzeugender Außenhülle.

11. Quantenverschränkt

Urs Rochat schaut auf unsere Welt. Aber anders, als jeder andere Mensch es tut. Oder sagen wir besser, er schaut auf unsere Welt, wie es nur sehr wenige andere Personen auf der Erde tun. So, wie vielleicht eine Handvoll Quantenphysiker.

Rochat ist nahe am Zenit seiner wissenschaftlichen Laufbahn. Manche seiner Kollegen munkeln, dass er einer der nächsten Anwärter auf den Physiknobelpreis sein könnte. Er ist von der Idee besessen, quantenmechanische Prozesse auf Elementarteilchenebene in makroskopische Objekte, reale Gegenstände unserer Alltagswelt, zu übertragen. Und er steht kurz vor dem Durchbruch. Alles, was er erreicht hat und wo er steht, hat er drei Personen zu verdanken. Eduard Melcher, einst gefürchteter Physiklehrer, Anton Zeiliger, sein Doktorvater und Physik-Nobelpreisträger 2022 sowie Daniel Herman, Physiker und Kosmologe am MIT.

Physik war schon auf dem Gymnasium Urs Leidenschaft und Liebe. Alle anderen Fächer waren weitaus weniger bedeutsam, hatten sich entweder unterzuordnen oder spielten überhaupt keine Rolle für ihn. Als er in der zehnten Klasse einen bei allen Schülern gefürchteten Physiklehrer hat, der auch die besten Einserschüler vorne an der Tafel wegen geringfügiger Verfehlungen, wie etwa einem nicht exakt geschriebenen griechischen Xi, Phi oder Omega, in kleine weinende Häufchen verwandelte, dreht er erst so richtig auf. Er, den kaum ein Lehrer wahrnimmt, weil er wenig geneigt ist, durch Redebeiträge den Unterricht zu bereichern. Bei den Mitschülern ist Urs deswegen wenig gelitten. Mit seiner schlaksigen, ungelenken Erscheinung, einer hässlichen Akne, die ihm hunderte entzündete Pickel ins Gesicht zaubert und einer Hautfarbe, die weißem Pergamentpapier alle Ehre macht, ist er entweder für sich allein oder er steht mit den größten paar Nerds der Schule irgendwo im Kreis herum, um sich leise über Themen zu unterhalten, die bei allen anderen Schülern nur verständnisloses Kopfschütteln und geringschätziges Gähnen auslösen.

Als der Physiklehrer zum Jahresende gnädigerweise ein paar Referatsthemen anbietet, die sich eigentlich an jene Schüler richten, die wegen Physik drohen durchzufallen, schnappt er beim Thema Quantenphysik und Schrödingers Katze sofort zu. Angstlehrer Eduard Melcher ist völlig egal, wer sich auf die Referatsthemen meldet. Er kennt weder die Jungen noch die Mädchen in den Klassen, die er unterrichtet. Personennamen sind ihm nicht geläufig, nein, sie spielen in Gleichungen und Funktionen keinerlei Rolle. Er muss als Pädagoge der alten Schule nur die jeweilige Note in die richtige Zeile seiner Klassenliste eintragen und fertig.

Melcher ist ein älterer, hagerer Doktor der Physik mit silbernem Haarkranz und sonderbarem Humor. Lachen hatte ihn noch nie ein Schüler jemals gesehen. Manchmal tendierte er in seinen Unterrichtsstunden jedoch dazu abzuschweifen und erzählte dann mit seiner brüchigen Stimme und einem versonnenen Lächeln auf den Lippen ebenso spannende wie seltsam anmutende Geschichten, die er selbst erlebt haben musste, so glaubhaft und authentisch kamen sie rüber.

Als der große Tag des Referates da ist, hat Urs weiche Knie vor Aufregung. Melcher ist unberechenbar. Urs steht in Physik auf einer respektablen 1,4 und braucht ohnehin keine gute Referatsnote, um seinen Schnitt aufzumöbeln. Doch nur eine falsch oder schlampig geschriebene Variable und Melcher würde ihn mitten im Referat mit einer Sechs abstrafen und auffordern, sich wieder zu setzen. Dann hätte er sich selbst und seinem Notenschnitt einen Bärendienst erwiesen. Melcher ist ein Meister darin, kleinste Fehlerchen seiner Schüler in so dermaßen monströse Konsequenzen aufzubauschen, dass es sich anfühlt, als hätte man an der Tafel mit einem falschen Kreidestrich gerade das Schicksal der gesamten Menschheit besiegelt. »*Was, er kennt nicht den Unterschied zwischen Winkel- und Startgeschwindigkeit und wird mit seiner Verwechslung die erste bemannte Marsmission auf dem Roten Planeten zerschellen lassen? Setzen!*«

Urs loggt sich mit zittrigen Händen unter seinem Profil in der Lernplattform ein und ruft die dort hochgeladene Präsentation auf, an der er die letzten vierzehn Tage unentwegt gearbeitet hat. Das ein oder andere Melcher-Schüler-Drama vorn an der Tafel vor Augen, legt er stockend los und referiert über Erwin Schrödinger, der die Quantenmechanik Anfang des 20. Jahrhunderts mitbegründete. Schnell kommt er zu Schrödingers berühmtem Gedankenexperiment einer Katze in einer Box, bei der der Quantenzustand eines vor dem Zerfall stehenden radioaktiven Teilchens über Tod oder Leben entscheidet, die Katze aber nach den Gesetzen der Quantenphysik *gleichzeitig* tot und lebendig sein kann und nur der Beobachter, wenn er in die Box blickt, einen eindeutigen Zustand, eben tot oder lebendig, feststellen kann.

Urs ist seit jeher von der Analogie in Schrödingers Katze so fasziniert, dass er, für ihn völlig unüblich, nach anfänglichem Zögern immer flüssiger und schneller spricht. Er erklärt die Unterschiede von Überlagerung, Zufall und Verschränkung, versucht seinen Mitschülern die Superposition von delokalisierten Teilchen zu erläutern und geht auf den Streit zwischen Einstein und Bell und die ersten Experimente zu quantenverschränkten Photonen und deren Versuchsanordnung ein. Jetzt redet er wie ein Wasserfall. Seine Zunge überschlägt sich förmlich, ist zu langsam, die sprudelnden Gedanken in Worte zu fassen. Urs Mitschüler staunen nicht schlecht, wie flüssig und eloquent er sich plötzlich, sonst ziemlich unbeholfen, in derart komplexen Zusammenhängen artikulieren kann.

Nach 35 Minuten, er hat leicht überzogen, kommt er mit völlig ausgetrocknetem Mund zum Ende. Seine Mitschüler applaudieren, weil sein Referat anschaulich, hochspannend und mit mitreißendem Enthusiasmus vorgetragen wurde. Es ist das erste Mal in seiner bisherigen Schullaufbahn, dass seine Klasse ihm, dem Nerd und Außenseiter, Anerkennung zollt. Urs blickt erwartungsvoll zu Melcher herüber. Doch der denkt gar nicht daran, ihm eine Reaktion zu zeigen oder ihn gar anzusehen. Stattdessen fischt er sein kleines rotes Notenbüchlein aus der Tasche, das von seinen Schülern zwar als antiquiert-analoge Kuriosität belächelt, gleichzeitig aber wie eine Mafia-Todesliste gefürchtet wird. Urs ist völlig verunsichert. Von Melcher, dem ebenso spröden wie unnahbaren Lehrer, scheint es keinerlei direktes Feedback auf sein Referat zu geben, also begibt er sich enttäuscht und mit gesenktem Kopf wieder an seinen Platz.

Melcher hat nun die richtige Seite seines Notenbuches aufgeschlagen und lehnt sich zur Schülerin in der ersten Reihe vor, die direkt vis-a-vis seinem Lehrerpult sitzt.

»Wie heißt dieser Schüler?«, fragt er sie in einer einzigartigen Tonlagenspreizung, die gleichzeitig sowohl vernichtenden Untergang als auch fachliche Anerkennung und persönlichen Respekt anzukündigen vermag.

Die pflichtbewusste aber schon durch Melchers Frage eingeschüchterte Schülerin nennt ihm Urs Vor- und Zunamen. Das tut sie aber so leise und verschüchtert, dass Melcher ihn offenbar nicht richtig versteht.

»WIE?«, donnert er lautstark los, so dass nicht nur die Schülerin in der ersten Reihe zusammenzuckt. Sie wiederholt Urs vollen Namen, diesmal etwas lauter.

Melcher, der den Nachnamen nun offenbar in seinem roten Notizbuch ausmachen kann, setzt ein dünnes, anerkennendes Lächeln auf.

»Ah, Rochat. Den muss ich mir merken«, murmelt er mehr zu sich, als zur Auskunft gebenden Schülerin, und beendet mit einem kurzen Gekritzel in sein Buch die Unterrichtsstunde.

Zwei Jahre später, während Urs in den letzten Vorbereitungen zur Maturaprüfung steckt, ruft Melcher ihn nach dem Unterricht zu sich nach vorn. Seine Klassenkameraden sind bereits auf dem Weg in die große Pause. Melcher ist wie immer: unnahbar, schroff, spröde.

Beide stehen sich gegenüber. Urs hat nicht die geringste

Ahnung, was Melcher von ihm will. Plötzlich erwächst aus Melchers wächserner Fassade ein Lächeln und er langt Urs mit seiner am Arm ausgestreckten Hand in vertrauter Geste fast freundschaftlich auf die Schulter.

»Rochat, sehen Sie zu, dass sie nach Ihrer Matura bei Zeiliger studieren. Alles andere wäre Verschwendung.«

***

Als Student an der Universität Wien gibt es für Urs nichts Erhabeneres, als den Vorlesungen von Anton Zeiliger zu lauschen. Der Universitätsprofessor und Vorstand des Instituts für Experimentalphysik hatte 2022 mit zwei weiteren Wissenschaftlern den Nobelpreis für Experimente mit verschränkten Photonen und allgemein verschränkten Quantenzuständen erhalten. Er ist Urs großes Vorbild.

Urs macht bereits in den ersten Vorlesungen durch seine Wissensgier und Ambitionen auf sich aufmerksam. Schon wenige Semester später wird er, höchst ungewöhnlich, in den engsten Kreis von Doktoranden und Post Graduates aufgenommen. Am Institut für Quantenoptik und Quanteninformation arbeiten sie an quantenverschlüsselter Informationsübertragung in der Satellitenkommunikation. Es ist ein lukratives Anwendungsgebiet, für das Forschungsgelder aus allen Richtungen fließen, denn potente Nationen und deren Militärs sind an der absolut abhörsicheren Informationsübertragung höchst interessiert.

Für die Quantenkryptographie kann sich Urs nicht so recht erwärmen. Wenn er ehrlich ist, ist sie ihm völlig egal. Ihn treibt vielmehr um, was die quantenmechanischen Effekte für unsere reale Welt bedeuten. Dass zwei oder mehr

Teilchen, Lichtjahre voneinander entfernt, sich wie miteinander verbundene Zwillinge oder Synchronspringer verhalten, ohne dass zwischen ihnen ein Informationsaustausch stattfindet oder Absprachen stattgefunden haben, ist ein bohrendes Mysterium, das ihn Tag und Nacht in Beschlag nimmt und ihn nicht mehr zur Ruhe kommen lässt. Auch Zeiliger kommt der Erklärung der von Einstein genannten ›spukhaften Fernwirkung‹ nicht wirklich näher, vermutet aber, dass unsere Vorstellungen von Raum und Zeit nur ein Konstrukt sein könne, das durch unsere menschliche Wahrnehmung definiert werde. Ist die Entfernung von A nach B und die Zeit, die man für diese Strecke benötigt, die einzig mögliche Beschreibung? Oder gibt es die Entfernung in Wirklichkeit gar nicht und damit auch keine Reisezeit? Überhaupt: von welcher oder wessen Wirklichkeit ist überhaupt auszugehen?

Während der Jahre an der Universität Wien erhält Urs genug Einblicke in die physikalische Grundlagenforschung, um zu wissen, dass er Gottes gut gehüteten Geheimnissen nur durch das mühsame Abpellen einzelner Zwiebelschalen näherkommt. Schale für Schale, Schicht für Schicht arbeitet er sich an Theoremen, Berechnungen und experimentellen Nachweisen vor, die seine Annahmen entweder bestätigen, als falsch entlarven oder gänzlich neue Fragen aufwerfen. Damit teilt er das Schicksal aller Physiker: sich an einer einzigen Erkenntnisschale abzuarbeiten kostet sie meist zehn Jahre, weiter zum Kern vorzudringen oft das ganze Leben. Ein Durchbruch zum Kern ist nur sehr wenigen vergönnt.

Durch wieviel Schalen sich Urs durchzuarbeiten hat, um zum Kern vorzudringen, weiß selbst er nicht so genau.

Urs Erkenntnisschale, die er gerade zu durchdringen versucht, ist die Frage, ob sich die Effekte in der subatomaren Welt auch auf makroskopische Objekte, also Gegenstände unseres Alltags, ausdehnen lassen. Während sich ein Großteil der Doktoranden um Zeiliger nach wie vor auf Photonen und andere Elementarteilchen konzentriert, ist er regelrecht besessen von der Idee, Quanteneffekte auf reale Gegenstände zu übertragen. Die dabei zutage tretenden Beobachtungen und Effekte sind, so hofft er, ein weiteres Erkenntnispuzzleteil im noch fehlenden Big Picture, wie unsere Welt eigentlich beschaffen ist und wie alles zusammenhängt. Wie wäre es, tatsächlich ein quantenverschränktes Würfelpaar zu erzeugen und damit zu würfeln? Nach den Gesetzen der Quantenmechanik, die sich bislang nur auf einzelne Teilchen und bestenfalls auf Bose-Einstein-Kondensate, atomare Gase unter Extrembedingungen, anwenden lassen, würden beide Würfel immer exakt die gleiche Augenzahl oder Summe zeigen. Und das auf größere Entfernung und ohne dass irgendjemand die Möglichkeit hätte zu manipulieren. Den Gedanken treibt er auf die Spitze: Könnte man damit nicht gewünschte Zustände von Objekten oder ganzen Systemen herstellen, die man an einem bestimmten Ort zu einem bestimmten Zeitpunkt haben möchte? Geklonte Zwillingssysteme schaffen, die über große Distanzen exakt denselben Zustand einnähmen, genau dasselbe täten?

In seiner Doktorarbeit geht er der Grundsatzfrage experimentell nach. Zunächst experimentiert er mit Drehimpulsen, die er einem Photon aufzwingt. Erwartungsgemäß nimmt das verschränkte Photon denselben Drehimpuls an. Wenn der Drehimpuls so kräftig wäre, das die Impulsenergie beim Auftreffen auf ein kleines Metallplättchen im Mikrometerbereich dieses auch nur ein winziges Stück in Drehung versetzen könnte, also eine Art photomechanischen Schalter erzeugt, wäre er der erste, der einen Quanteneffekt in unsere reale Welt gebracht hätte. Doch so einfach ist es nicht. Die Quanteneffekte sind so extrem fragil, dass sie durch Wechselwirkung mit ihrer unmittelbaren Umgebung entweder sofort zerstört oder in erheblichem Maße gestört werden. Urs müsste den nanogroßen Schalter und sein Extrem-Spin-Photon so aufwändig von allem abschirmen und auf den absoluten Nullpunkt herunterkühlen, dass gigantische Energiemengen und Apparaturen notwendig wären. Für diesen experimentellen Aufwand ist das Institut, an dem er arbeitet, nicht im Mindesten ausgestattet. Mathematisch kann er in seiner Doktorarbeit zwar alles nachweisen, die experimentelle Bestätigung auf makroskopischer Ebene bleibt für ihn jedoch auch Jahre nach der Veröffentlichung seiner Arbeit unerreichbar. Zumindest bis zu dem Zeitpunkt, als sich Daniel Herman bei ihm meldet.

Herman, Physiker am Massachusetts Institute of Technology, forscht seit Jahren ebenfalls an makroskopischen Quantenobjekten, das aber auf Basis von Bose-Einstein-Kondensaten, Ansammlungen von Molekülen, in denen sich deren Elementarteilchen alle im selben quantenmechanischen Zustand befinden. Herman und das MIT sind weltweit führend auf dem Gebiet. Deshalb ist es nicht ungewöhnlich, dass er einen von Urs bei Nature eingereichten Fachartikel zugesandt bekommt, um diesen fachlich zu begutachten. Herman liest den Aufsatz *Quantenmechanische Grenzen von Superpositionen massiver Objekte* sehr aufmerksam. Er kann die Berechnungen und Schlussfolgerungen alle nachvollziehen und erkennt im Bruchteil einer Sekunde die Hürde, die Urs vom großen Durchbruch trennen. Immer schon getrennt haben. Herman lächelt versonnen vor sich hin. Dann setzt er sich an seinen Convertible und lädt Urs zu sich ans MIT ein, um ein paar Mauern einzureißen. Er wird Urs fixe Ideen, die Quantenverschränkung in die reale Welt der Menschen zu tragen, einen hübschen Booster verpassen. Im wahrsten Sinne des Wortes.

***

Als Urs Rochat und Daniel Herman ein paar Wochen später aufeinandertreffen hat Urs ein Déjà-vu. Herman hat verblüffende Ähnlichkeit mit Eduard Melcher, dem gefürchteten Physiklehrer aus seiner längst vergangenen Schulzeit. Doch jetzt ist er kein Schüler mehr, sondern ein anerkannter Wissenschaftler mit Dutzenden von Veröffentlichungen. Und er gehört wie Herman zu einem kleinen Kreis von Menschen, die Zweifel haben, ob die Welt, wie wir sie wahrnehmen, auch nur annähernd so ist, wie sie uns erscheint.

Nachdem sie ein paar Freundlichkeiten und Anekdoten von einigen ihnen beiden bekannten Wissenschaftskollegen ausgetauscht haben, pflegen sie einen ersten vorsichtigen Meinungsaustausch, bei dem sie ihre Positionen und Anschauungen abtasten. Anfangs noch fundiert auf Basis der neuesten experimentellen Nachweise, etwas später zunehmend spekulativ. Dann, als die beiden erkennen, dass sie ihr halbes Leben von den immer gleichen Fragen gequält werden, brechen alle Dämme.

Was, wenn alles miteinander verbunden wäre? Wenn verschränkte Teilchen, die theoretisch unendlich weit voneinander entfernt sein können als ein korrelierendes System zu begreifen sind und sich die Quanteneffekte auch auf komplexere, größere Konstrukte anwenden ließen, wie es Zeilinger 2022 nachweisen konnte? Was würde das für unser Universum bedeuten, was aus ihm machen? Welche Rolle hätten die Menschen in diesem völlig neuen Konstrukt eines Universums, das auf Quantenebene weder jemals war, noch ist, noch sein wird, und in dem Entfernungen keine Rolle zu spielen scheinen?

Urs genießt die Gedankenspiele mit Herman. Es ist, wie wenn er nach einer langen Reise, auf der ihn niemand, dem er begegnete, verstand, nun endlich auf einen Seelenverwandten trifft, dem er sich anvertrauen und von seinen Erlebnissen berichten kann. Für diese wunderbaren Momente mit Daniel Herman dankt er im Bruchteil einer Sekunde Gott. Nein, nicht Gott, denn religiös ist Urs trotz der katholischen Erziehung in seinem Elternhaus nicht. Er dankt dem großen Schöpfer für das grandiose Katz und Mausspiel, das er sich mit ihm liefert. Das Spiel dauert nun schon einen beachtlichen Teil seines Lebens und vermutlich würde es auch nur durch sein Ableben ein Ende finden.

Urs ist für einen Moment tief in seine Gedanken versunken und bekommt nicht mit, dass Herman mit ihm redet. Als er wieder bei sich ist hört er ihn sagen »Wir machen das jetzt übrigens wie damals Tyler Vigen.«

»Vigen?« Urs kennt keinen Physiker dieses Namens.

»Ja, ein früherer Harvard-Student, der mit einem selbstgeschriebenen Programm statistische Scheinkorrelationen ermittelt hat.«

Urs ist irritiert. War er so in sich versunken, dass er einen wesentlichen Teil von Hermans Ausführungen verpasst hat?

»Was haben Scheinkorrelationen aus der Statistik mit

Quantenmechanik zu tun?«, will er wissen.

»Vermutlich rein gar nichts, aber es ist ein unkonventioneller Ansatz, der nur blanke Rechenkapazität erfordert«, gibt Herman gut gelaunt zurück.

»Und was versprechen Sie sich davon?«

»Verschränkungseffekten in unserer Welt auf die Schliche zu kommen.«

»Nach was sucht das Programm?«

»Nach Mustern für identische Systemzustände, spiegelgleiche Gegenstände und Strukturen, zwillingshafte Phänomene, hier auf der Erde und zwischen den Sternen, all sowas in der Art.«

Urs kann kaum glauben, was Daniel Herman, anerkannter und mit Auszeichnungen überschütteter Physiker, gerade von sich gibt.

»Das ist nicht Ihr Ernst, oder?«

»Nein, das ist tatsächlich nur Spielerei, aber immerhin kreativ. Auch wenn wir Physiker bei der Verbindung der allgemeinen Relativitätstheorie und der Quantenmechanik vorwärtskommen, dauert jeder bedeutende Erkenntniszugewinn Jahre und Jahrzehnte. Warum keine Abkürzung nehmen?«

Herman grinst breit über das ganze Gesicht. Urs verschlägt es die Sprache. Was Herman da gerade offenbart hat, ist hochgradig unwissenschaftlich. Doch tatsächlich bieten die Rechenpower der neuesten Supercomputer, gepaart mit leistungsfähigen KI-Systemen, die auf Mustererkennung spezialisiert sind, ungeahnte Möglichkeiten, Dinge zu erkennen, die vor uns liegen und uns trotzdem verborgen bleiben. Jetzt muss auch Urs lächeln. Daniel Herman ist ein ausgebuffter, unkonventioneller Wissenschaftler, der sich trotz seines fortgeschrittenen Alters eine kindliche Neugier und Intuition bewahrt hat, die sich als vorteilhaft erweisen könnte.

***

Wenig später, als die wilden Spekulationen wieder geerdeten mathematischen Gleichungen und Theoremen weichen, skizziert Herman an seinem Whiteboard eine Idee, wie er Urs Nano-Schalter mithilfe von heruntergekühlten optomechanischen Mikro-Resonatoren in einen quantenverschränkten Zustand bringen möchte. Er schlägt eine simple Schalter-Konstruktion aus metallenen Nano-Partikeln vor, die in einer optischen Kavität mithilfe eines stark fokussierten Gaußschen Laserstrahls wie mit einer Pinzette freischwebend und isoliert von ihrer Umwelt gehalten werden. Ein weiterer Laserstrahl soll dazu benutzt werden, um die Bewegung des aus ein paar Tausend Atomen bestehenden Nano-Schalters bis in den Grundzustand zu kühlen. So könne ein Highspin-Photon den Nano-Schalter mit seinem Impuls drehen und das verschränkte Photon den Zwillingsschalter, der sich in einer geostationären Erdumlaufbahn im nahen Weltraum befände, auch. Urs hört Hermans Ausführungen zu. Der freischwebende Oszillator als makroskopischer Nano-Schalter, völlig isoliert von seiner Umgebung, ist genial. Doch um den Nachweis zu erbringen, müsste ein Schalter im Labor, der andere im Weltraum mit je einem quantenverschränkten Photon mit unglaublich hohem Drehimpuls beschossen werden.

»In neun Monaten startet ein Forschungssatellit mit ein paar Experimenten unseres Instituts. Ich denke wir haben gute Chancen, Ihren Nano-Schalter dort noch unterzubringen.«

Urs ist außer sich vor Freude, kann es gar nicht glauben, will nicht daran glauben, dass ihm so spät noch Genugtuung widerfahren soll. Aber was, wenn das Experiment scheitert? Doch Freude, Aufregung und grenzenlose Dankbarkeit Herman gegenüber überwiegen, so dass Urs noch auf dem Rückflug nach Wien die Details für das Experiment ausarbeitet.

Zwölf Monate später ist Urs Rochat der erste Mensch, der einen Nano-Schalter auf der Erde von einem Spin-Photon betätigen lässt und einen zweiten, ohne jeglichen Zeitverlust, im nahen Weltall. Theoretisch hätte sein verschränkter Zwillingsschalter eine Glühbirne auf der Erde zum Leuchten bringen können. Und exakt zum selben Zeitpunkt eine zweite am anderen Ende des Universums.

12. Der Plan

»Wollen wir beginnen?«

»Nein, wir enden hier. Ziehen heute den Schlussstrich.«

»Ja, natürlich. Nach all den Jahren ... eine lange Zeit ...«

»Wir haben Geduld. Jede Sekunde davon hat sich gelohnt.«

»Ich hoffe es für Sie.«

»Die letzten offenen Punkte?«

»Als ob Sie das nicht wüssten. Finale Tranche, Technologietransfer, Integration in das Programm, Sicherheiten und Gegenleistungen.«

»Also gut, womit fangen wir an?«

»Finale Tranche. Ich habe Freigabe und bin autorisiert in Echtzeit zu transferieren. 23.147.886.114 Dollar und 14 Cent.«

»Warum so krumm?«

»Juristen eben. Und Zinseszinsen über 255 Jahre. Der Betrag wird von mir angewiesen, wenn wir heute abschließen und das finale Dokument signieren.«

»Der Technologietransfer?«

»Alles so, wie es in den letzten achtzehn Verhandlungsrunden von unseren beiden Teams ausgearbeitet wurde. Sie können auf das Programm zugreifen und werden Teil davon. Einschließlich KI, Nanotechnologie und programmierbarer Materialien.«

»Keinerlei Änderungen?«

»Nope.«

»Und die Quantenfarm?«

»Steht Ihren Leuten in der verhandelten Zeit und Bandbreite uneingeschränkt zur Verfügung.«

»Ich hoffe den Sicherheitszusagen steht auch nichts mehr im Weg?«

»Sie können gründen. Die USA werden sie sofort nach dem Gründungsakt anerkennen. Ich denke die Europäer werden kurz darauf nachziehen.«

»Jetzt trennen uns nur noch die Gegenleistungen…?«

»Sie teilen alle Erkenntnisse und Fortschritte von dort mit uns. Ausnahmslos. Insbesondere das Dry Farming Projekt. Via Quantum-Laserlink.«

»Einverstanden. Was noch?«

»Sie können nicht nur Ihresgleichen mitnehmen.«

»Das heißt?«

»Mischen Sie ein wenig durch. Wenn es bekannt wird, bringt Ihnen das mehr Sympathie und dauerhafte Unterstützung ein. Die werden Sie brauchen.«

»Bei meinem Kontingent habe ich freie Hand, wer mitkommt?«

»Ganz Ihre Entscheidung ... sind wir uns dann in allen Punkten einig, ist es das?«

»Das ist es.«

»Dann darf ich Sie bitten zeitgleich mit mir das finale Vertragsdokument zu signieren. Es wird mit einer Sperrfrist von fünf Jahren im Digital Safe der US-Regierung quantenverschlüsselt verwahrt und kann nur mit Ihrer und meiner gleichzeitigen Signatur, alternativ der des Justizministers oder des amerikanischen Präsidenten, aufgerufen werden.

Ich wünsche Ihnen alles Glück dieser Welt. Sie haben da noch einen weiten Weg vor sich.«

»Wir brauchen nicht das Glück dieser Welt, sondern das der nächsten.«

***

Mein dritter Tag hier im Hopi-Reservat. Von Otis immer noch keine Spur. Er lässt mich hier sitzen. Die Dorfbewohner, die ich gestern nach Otis fragte bedeuteten mir, dass er dringend wegmusste, aber wiederkommen wird. Ich solle hier auf ihn warten.

Zur Untätigkeit lasse ich mich bestimmt von niemanden verdammen. Ich habe einen Plan gefasst und den werde ich nun umsetzen, Otis hat es so herausgefordert.

Gestern Abend schlich ich um Otis Pick-up herum, der immer noch ein paar Häuser weiter abgestellt ist. Er ist offenbar mit seinem Tesla unterwegs. In Hollywood-Filmen ist das ja immer so schön anzusehen. Dort stecken die Autoschlüssel fremder Fahrzeuge, die der Held für seine Flucht braucht entweder im Zündschloss oder sie fallen von der aufgeklappten Sonnenblende hinunter.

Dass Fahrzeuge vom Besitzer nicht abgeschlossen werden, gibt es in Deutschland so nicht. Dementsprechend raufe ich mir bei solchen Szenen immer die Haare. Nicht einmal ein Förster oder Jäger lässt sein Auto mit Zündschlüssel bei uns offen herumstehen und wenn es im tiefsten Hänsel-

und-Gretel-Wald wäre. Tatsächlich ist mir das Nichtabschließen von Autos aber aus skandinavischen Ländern, aus Island, den Färöer-Inseln oder aus Grönland bekannt. Dort gibt es ja auch nur in den größeren Siedlungen ein paar Straßen, die sich außerorts schnell verlieren. Diebstahl theoretisch möglich, Flucht mehr oder minder ausgeschlossen.

Der Gedanke an einen steckenden Schlüssel blitzte gestern Abend in meinem Hirn kurz auf, als ich Otis Truck auf dem Weg zu meiner Kate passierte. Ich umrundete zunächst den Truck und obwohl ich keine Beobachter hatte, tat ich erstmal so, als würde ich drinnen etwas liegen gelassen haben. Erst dann traute ich mich die Beifahrertür zu öffnen. Sie gab ein hässliches filmreifes Knarren von sich, genauso, wie es Hollywood eben inszeniert hätte. Es war, als wäre ich in meinem eigenen Blockbuster, der Schlüssel steckte doch tatsächlich im Schloss! Meine hellseherischen Fähigkeiten gaben mir gleich so viel Selbstbewusstsein, dass ich die Tür extra schwungvoll wieder zuschlug. Sollten sie nur mitbekommen, dass ich mich hier nicht wie ein schüchternes Mäuschen verhalte.

Mein Plan reifte also letzte Nacht. Ich würde bis zum Tagesanbruch warten und dann mit Otis Pick-up so schnell wie möglich raus aus dem Reservat fahren, zurück in die Zivilisation. Sobald ich Handyempfang hätte, würde ich meine Frau anrufen und den nächsten Flughafen mit Verbindung nach Deutschland googeln. Dort könne sich Otis dann seinen Pick-up abholen. Das Vorhaben hielt mich noch lange wach. Einfach einen Pick-up stehlen? Moment, ist das überhaupt Diebstahl? Genauso gut konnte ich mich auf den Standpunkt stellen, ich sei hier festgesetzt worden. Von Entführung mochte ich aus guten Gründen nicht sprechen, das fühlt sich anders an, das weiß ich nur allzu gut. Und trotzdem ist mir seitdem mulmig zumute. Verletze ich das mir entgegengebrachte Vertrauen, das sie mir schon allein durch die Teilnahme an der Kiwa entgegengebracht haben? Durchschneide ich damit das leichte Band, das sich zwischen Otis und mir aufgebaut hat? Ich wälzte mich auf meinem Bettlager hin und her, war unruhig. Dann tauchte vor meinen Augen immer wieder das Schild am Eingang des Reservates auf: wer das Reservat betritt, erklärt sich mit der Rechtsprechung der Hopi und ihrer Institutionen einverstanden. Und während ich im Dämmerzustand noch darüber grübelte, welche Strafe die Hopi für den Diebstahl eines Pick-ups wohl verhängen werden, schlief ich endlich ein.

***

Jetzt bin ich froh, die Nacht endlich hinter mich gebracht zu haben. Schnell sind die paar herumliegenden Sachen und Utensilien im Reiserucksack verstaut. Nach der kurzen Morgentoilette sind auch die für unterwegs unverzichtbaren Kleinutensilien wieder im Daypack. Ich sehe mich mehrmals in meiner Unterkunft der letzten beiden Tage um. Einerseits, um nichts liegenzulassen, andererseits, um sie nochmal bewusst in mich aufzunehmen. Es fühlte sich seltsam an, hier zu sein. Nicht negativ. Ich hole tief Luft, atme aus und bin bereit, den langen Weg nach Hause anzutreten. Dorthin, wo eine Familie und vertraute Menschen auf mich warten, wo ich alles im Griff habe und alles *verstehe*. Denn hier verstehe ich rein gar nichts.

Ich schließe leise die Tür hinter mir. Zu Otis Pick-up sind

es keine siebzig Meter. Beide Rucksäcke geschultert, gehe ich mit festen Schritten auf das Auto zu. *Jetzt bloß keine Zweifel und Gewissensbisse aufkommen lassen und durchziehen*, mache ich mir in Gedanken selber Mut. Die Morgenluft ist kühl und frisch, im Osten geht die Sonne knapp über der Mesa-Hochfläche auf und färbt den dortigen Himmel in ein blaues Lila. Am Auto angekommen, werfe ich den großen Reiserucksack auf die Rücksitzbank, den Daypack auf den Beifahrersitz. Die Hände um das Lenkrad geschlossen, versuche ich mich kurz am Armaturenbrett und der Automatikschaltung zu orientieren. Soweit alles vertraut. Ein Navigationssystem scheint Otis Pick-up nicht zu haben, der Indianer kennt alle Straßen und Pisten hier in- und auswendig.

Gerade will ich den Zündschlüssel im Schloss umdrehen, als ein kleiner Schatten an der Motorhaube vorbeihuscht. Ich schrecke im Sitz hoch, schon klopft mir das Herz wieder im Hals. Was um Himmels Willen war das? Durch die Front- und Seitenscheiben kann ich nichts weiter ausmachen. Es hat sich aber definitiv etwas bewegt, da draußen! *Du kannst nicht einfach drauflosfahren und irgendein Tier überrollen*, spricht mein Gewissen zu mir. Mein Gewissen ist ein fieser, rücksichtsloser Gegner. Ich kann es weder ausblenden, noch dagegen handeln. Widerstand zwecklos. *Also raus aus der Karre, auch wenn du Schisser Angst hast, weil du nicht weißt, was für ein Untier da draußen auf dich wartet. Vielleicht eine Riesen-Hyäne. Gibt es die hier überhaupt oder war das nur in Afrika? Toll, Ansgar, hättest du mal besser im Bio-Unterricht aufgepasst, statt immer nur Blödsinn zu treiben!* Die Zwiesprache mit mir selbst führt zu nichts, also öffne ich einen Spalt weit die Fahrertür und schaue ängstlich seitlich nach hinten. Nochmal versuche ich mit einem 360-Grad-Blick durch alle Fenster irgendetwas da draußen zu sichten. Fehlanzeige. Macht sich klein, versteckt sich. Vielleicht unter dem Auto...

Ich nehme all meinen Mut zusammen und steige aus. Stehe da. Plötzlich höre ich ein Lachen. Nein, es ist ein Kichern, das Kichern eines Mädchens. Mein ganzer Körper entspannt sich. Das Lachen von Kleinkindern ist entwaffnend, universell. Auf der ganzen Welt lachen kleine Mädchen exakt so, wie jenes, das sich offenbar, denn aus dieser Richtung kommt das Kichern, hinten an der Ladefläche befindet. Ich gehe nach hinten und sie steht plötzlich direkt vor mir: das kleine Mädchen in korallrotem Kleid, das mich gestern auf dem Nachhauseweg bei der ominösen Zisterne beobachtet hat.

Sie schaut mich neugierig an und macht keinerlei Anstalten wegzurennen oder sich erneut zu verstecken. Ich schätze sie ungefähr auf fünf. Ihre Haare sind heute nicht zu den lustigen Tellern gebunden, die ich gestern im Gegenlicht gut ausmachen konnte und die mich an Prinzessin *Leia* aus Star Wars erinnern. Heute trägt sie zwei geflochtene Zöpfe, die sie genauso süß erscheinen lassen, wie der *Leia-Look*. Wir mustern uns gegenseitig. Das kleine Mädchen hat einen standhaften Blick. Mit ihrer Stupsnase, den Pausbäckchen und den im frühen Morgenlicht noch fast pechschwarz erscheinenden Augen blickt sie mich fordernd an. Keiner von uns bewegt sich, keiner sagt etwas. Ich weiß nicht, was sie zu so früher Stunde schon hier draußen treibt und ob ihre Mutter überhaupt schon bemerkt hat, dass Fräulein Hopi munter auf dem Dorfplatz hinter Pick-ups Verstecken spielt. Dann streckt sie ihren Arm aus, langsam, tastend, und greift mit ihrer Hand kurz meinen rechten Unterarm. Offenbar zu ihrer eigenen Überraschung fühlt sich der völlig normal an. »Kachina«, höre ich sie sagen, während sie mir fragend in die Augen blickt. Doch bevor ich etwas erwidern kann höre ich von weiter oberhalb in den Steinhäusern eine Frauenstimme rufen. Es ist nicht schwer zu erraten, dass es die Mutter der Kleinen ist.

»Deine Mama ruft dich. Besser du gehst jetzt nach Hause«, sage ich zu ihr in Deutsch. Sie kichert wieder. Vielleicht hört sich mein Deutsch in ihren Ohren lustig an, vielleicht sehe ich in ihren Augen komisch aus, oder es ist einfach die pure Lebensfreude der jungen Dame. Ich werde es wohl nie erfahren. Dann rennt sie plötzlich wie ein Wirbelwind auf und davon, in Richtung Zuhause. Ich stehe noch für einen Moment da, sehe ihr nach. Dann steige ich in den Pick-up, starte den Motor und fahre los.

Wie ich vor zwei Tagen mit Otis hierhergekommen bin, weiß ich noch ungefähr. Viele Straßen im Reservat gibt es ohnehin nicht, jedenfalls keine großen. Nur will ich nicht zurück nach Denver fahren, die Strecke ist viel zu lang. Ich weiß, dass der nächstgrößere Ort Flagstaff im Südwesten des Reservates ist und weiter südlich Phoenix kommt. Dorthin werde ich mich orientieren und sobald ich Handyempfang habe, zuhause Bescheid geben und nach Flügen suchen. Der Tank von Otis Truck ist ein Drittel voll, das sollte locker bis Flagstaff, wenn nicht sogar bis Phoenix reichen.

Aus Walpi führt mich eine schmale Straße schnell hinaus und ich komme nach kurzer Fahrt an eine Kreuzung, an der es rechts in Richtung Bundesstraße und links weiter hinein ins Reservat geht. Ich setze den rechten Blinker und will abbiegen, als sich von links ein großer Truck nähert. Der Truck hat ordentlich Tempo drauf, entsprechend groß ist die Staubwolke, die er aufwirbelt. Wenn ich jetzt noch schnell abbiege, habe ich einen Truck im Nacken, der es offenbar eilig zu haben scheint. Lieber warte ich und lass ihn vorbei. Das Gefährt kommt näher, halb eingehüllt in Wolken aus feinstem Sand, die er hinter sich herzieht. Es ist ein grauer Truck, der mir durch sein ultramodernes Design auffällt. Fahrerkabine und Trailer bilden fast eine geschlossene Einheit und haben eine nahezu bionisch wirkende, sehr aerodynamische Form. Das Ding hat phänomenale Ähnlichkeit mit einem Belugawal. Die Scheiben des Führerhauses sind schwarz getönt. Ich kann vor lauter Staunen nicht ausmachen, was für ein Logo auf dem Kühlergrill des Trucks prangt, aber als er an mir vorbeizieht, fällt mir der einzige Aufdruck an der langen Außenwand des Hängers auf. Es ist das Zeichen von Otis Visitenkarte, ein Strich, der durch zwei Kreise oder Kugeln läuft.

Während ich noch der Staubwolke hinterhersehe, versuche ich mir einen Reim darauf zu machen, was dieser futuristische LKW, gelabelt mit irgendeinem Hopi-Symbol, hier draußen zu schaffen hat. Handwerkskunst, die die Hopi in ihren Kultur- und Besucherzentren an Touristen verkaufen, wird er wohl nicht geladen haben, stelle ich sarkastisch fest und habe das ungute Gefühl, dass die Merkwürdigkeiten hier in Hopi-Land nicht abreißen wollen.

Drei Tage würde ich benötigen, um zu verstehen. Das war die Abmachung, auf die ich mich gegenüber Otis eingelassen hatte.

Du hast nach zwei Tagen zwar viel gesehen, aber noch

nichts verstanden, steigt es in mir hoch.

Ich stehe immer noch an der Kreuzung, das Lenkrad fest mit beiden Händen umfasst. Unweigerlich muss ich an Alice im Wunderland denken. *Wenn du verstehen möchtest, musst du dich weiter in den Kaninchenbau begeben.*

Der Weg nach links ist nicht beschildert, scheinbar führt er ins Nichts. Und aus dem Nichts kommen hochmoderne Trucks. Heute ist der dritte Tag, er ist kaum angebrochen. *Zehn Minuten in Richtung Nichts zu fahren, wird dich schon nicht umbringen*, denke ich mir. Und schon habe ich, schön vorschriftsmäßig deutsch, den Blinker von rechts auf links gesetzt und biege ab.

Die am Rand oft mit Wüstensand verwehte Straße lässt sich mit dem Pick-up gut fahren. Eigentlich macht es sogar einen Heidenspaß. Ich fahre durch die Weite der Prärie irgendwo in Arizona. Das hat was und über das schöne Roadmovie-Gefühl vergesse ich ganz die Zeit.

Es sind weit mehr als zehn Minuten vergangen und ich stehe erneut vor einem Abzweig. Diesmal ist in keinster Weise ersichtlich, wohin es links und wohin es rechts geht. Beide Wege führen weiter hinein in den staubigen Kaninchenbau, doch einen Unterschied gibt es. Die rechte Straße ist die, die offensichtlich stark von Trucks befahren wird, das kann man deutlich anhand der Fahrrillen sehen. Also rechts.

Die Staubwolke, die mein Pick-up, nein Otis Pick-up, hinter sich herzieht ist beachtlich. Das hier ist trockenes Wüstenland, Prärie, wie man sich das als Europäer so idealtypisch vorstellt. Was die endlose Weite des sandigen Bodens und der Grasbüschel anbelangt, hat es frappierende Ähnlichkeit zu den Pampalandschaften Patagoniens, nur in rötlich.

Aus irgendeinem Grund will ich nicht auffallen und nehme den Fuß vom Gaspedal, um die Staubwolke nicht zum größten Event hier in der Ödnis werden zu lassen.

Ich kann mir beim besten Willen nicht vorstellen, dass die Trucks hier hunderte von Kilometern durch die Wüste fahren, vor allem nicht auf so schmalen Sandpisten, die gar keiner asphaltierten Straße mehr gleichkommen, von einem Highway gar nicht zu sprechen. Während ich diesen Gedanken noch nachhänge, schält sich vor mir ein Schild aus der Umgebung, das am rechten Straßenrand mit zwei Pfählen in den Boden gerammt wurde. Auf den Holzlatten, die zu einer Tafel zusammengenagelt wurden ist in weißer Farbe zu lesen:

– STOP –
RESTRICTED HOPI RESERVATION AREA.
NO TRESPASSING
NO VISITORS BEYOND THIS POINT.
BY ORDER OF THE HOPI TRIBAL COUNCIL

Ich bringe den Truck zum Stehen. Die Hopi wollen also nicht, dass ich weiterfahre. Ich bin mal wieder hin- und hergerissen, wie so oft, das sagt man ja den unter dem Sternzeichen Zwilling im Juni Geborenen gerne nach. Soll ich mich über die Anweisung tatsächlich hinwegsetzen und weiterfahren? Mache ich damit alles nur noch schlimmer, als es schon ist, weil ich ein fremdes Auto gekapert habe, mit dem ich munter durch Arizonas Prärie fahre? Andererseits bin ich auf Einladung des *Representative of the Hopi Tribe Nation* hier, so steht es doch auf Otis Visitenkarte. Insofern kann ich mich immer auf den Standpunkt stellen, ich erkunde, wozu ich eingeladen wurde, nämlich zu *verstehen*. Und das Verstehen, sagt mir meine innere Stimme, fängt unmittelbar hinter diesem Schild an.

Na komm schon, lass die sprichwörtliche Neugier deines Zwillingswesens gewinnen und ab die Post!

Ich lege den Gang ein und gebe Gas. Jetzt ist mir die Staubwolke, die ich verursache scheißegal und ich drücke das Gaspedal ordentlich durch. Mal sehen, wie sich so ein Pick-up mit Monsterreifen verhält, wenn man alles aus ihm rauskitzelt. Hey, das macht Spaß und ich fühle mich durch einen kleinen Adrenalinschub ziemlich ausgelassen, ohne Furcht vor halb verwitterten Holzschildern und ihrer Möchtegern-Warnungen in amateurhafter Pinselei!

Eine ganze Weile fahre ich ziemlich großkotzig vor mich hin, bis ich erst sehr spät realisiere, dass ich auf einen Einschnitt von zwei Bergrücken zuhalte und der Weg nun allmählich in ein Tal mit Seitenwänden hineinführt, die, je weiter ich fahre, umso steiler werden. Ich weiß nicht so recht, ob man das schon als Canyon bezeichnen würde, bei uns zuhause in den Alpen würde ich es als engen Taleingang bezeichnen, der sich vor mir auftut. Und an der engsten Stelle stehe ich urplötzlich vor einem metallenen Zaun. Nichts geht mehr. Hier ist alles abgeriegelt.

***

Ich schaue bei laufendem Motor auf das ganz offensichtlich verschlossene Tor. Es gibt kein Hinweisschild, ich sehe auch keine Überwachungskameras oder dergleichen. Einzig ein an einem etwas höheren Edelstahlmast angebrachtes Solarpaneel ist auszumachen. Das dahinterliegende Gelände ist durch einen massiven Metallzaun samt Rolltor gesichert. Vielleicht geht das Tor ja auf, wenn ich näher ranfahre? Ich lasse den Pick-up ganz sachte auf das Tor zurollen, von dem ich respektvolle zwanzig Meter Abstand gehalten habe. Vielleicht ein Bewegungsmelder, der dann das Tor zur Seite gleiten lässt? Doch das Tor denkt überhaupt nicht daran, sich seitlich aufzuschieben und mir Durchgang zu gewähren. Ich versuche bestmöglich einen Blick in das dahinterliegende Tal zu erhaschen. So recht will mir das nicht gelingen, da ich dafür durch den Metallzaun blicken muss und das Tal dahinter auch nicht schnurstracks gerade aus, sondern nach links verläuft. Trotzdem bin ich so neugierig, dass ich aus dem Truck aussteige. Den Motor lasse ich laufen, das hätte ich zuhause nicht getan, aber unter diesen Umständen hier scheint mir das nur logisch und das einzig Richtige zu sein. Direkt vor dem Tor stehend ist der Blick weiter hinein deutlich besser, aber genauso unspektakulär. Das Tal weitet sich weiter hinten soweit ich es einsehen kann, aber was nach der Linkskurve kommt, kann ich nicht ausmachen. Nur die vielen LKW-Spurrillen im Sand sind ein untrügliches Zeichen dafür, dass belugawalartige Trucks recht häufig das Tor passieren. Plötzlich erkenne ich auf beiden Seiten des Zaunes einige Fußspuren, sie stehen sich sozusagen auf gleicher Höhe des Tores gegenüber. Die Fahrer müssen hier also, egal aus welcher Richtung sie kamen, ihre Kabine verlassen haben, um das Tor manuell zu öffnen. Nur wie?

Sperr Deine Augen auf, du Genie, sage ich im Stillen zu mir selbst und suche auf meiner Seite des Zaunes nach einem Öffnungsmechanismus. Mein Versuch, das Rolltor mit Kraft nach links aufzuschieben scheitert kläglich. Nach rechts probiere ich es mit wenig Hoffnung auch, das Resultat bleibt das gleiche. Es muss doch irgendetwas hier geben, das ...

Endlich erkenne ich eine kleine unscheinbare graue Platte, nicht größer als mein Smartphone, die in einem der seitlichen Pfeiler der Rolltorkonstruktion eingelassen ist. Sehr schwer zu entdecken, da sie sich offenbar bewusst wie ein Chamäleon in gleicher Farbe wie der des Metalltores zu tarnen versucht. Es gibt keinerlei LED, keine Tasten, nichts dergleichen. Trotzdem fällt mir die Fläche durch die kleine Umrandung auf, die sie vom Rest des Pfeilers mit einer ganz dünnen Fuge abgrenzt. Sie ist also extra eingearbeitet worden und muss eine Funktion haben.

Sofort tippe ich darauf, um auszutesten, ob durch Berührung nicht irgendeine Aktivierung oder Interaktion ausgelöst wird. Das Tor rührt sich nicht, die graue Fläche bleibt stumm und es leuchtet auch nichts auf. *Definitiv nur für die gemacht, die wissen, was hier mit dem kleinen Miststück zu tun ist*, sage ich ärgerlich zu mir selbst. Doch dann sehe ich rechts oben in der Ecke der Fläche eine kleine Gravur. Sie ist so klein, dass ich sie ohne meine Lesebrille nicht ausmachen kann. Ich fluche vor mich hin. Für mich ist es eine demütigende Erfahrung, dass ich seit vielen Jahren fürs Lesen eine Lesebrille benötige. Meine Augen lasern zu lassen, wie es heute jeder junge Mensch tut, ist für mich ein Horrorgedanke, den ich immer, wenn das Thema darauf zu sprechen kam, weit von mir wegschob.

Wie ein kleiner Junge, der sein Schulheft vergessen hat, laufe ich zurück zum Auto und hole meine Lesebrille aus dem Deckelfach des Daypacks. Ich setze sie vor dem Tor auf und erkenne die Gravur jetzt in ihren klar und scharf umrissenen Linien: Das Symbol aus der Felszeichnung der

Hopi, das auch Otis Visitenkarte ziert.

Und da fällt der Groschen! Die Größe des grauen Felds, auf das mangels Tastatur irgendetwas mit RFID-Sender aufgelegt werden muss, passt gut zur Größe einer Visitenkarte. Und Otis Visitenkarte hatte mich ohnehin von ihrer Materialbeschaffenheit etwas stutzig gemacht. Ist es einen Versuch wert? Aber warum sollte eine Visitenkarte ein stählernes Rolltor irgendwo in der Wüste Arizonas öffnen? Für Otis Visitenkarte muss ich nicht erneut zurück zum Truck laufen, ich trage sie in meiner Brusttasche mit mir herum. Ich fummle die Karte umständlich aus der Tasche heraus, ohne dass mir dabei andere wichtige Kleinteile herausfallen und lege sie auf die Authentifizierungsfläche. Nichts. Kein Mucks. Ich warte drei lange Sekunden, so ein Schließ- und Öffnungsmechanismus eines schweren Rolltores mag ja vielleicht recht behäbig sein. Aber alles bleibt so wie es ist. Scheißtag. Ich nehme die Karte wieder von der Fläche und will schon gehen, mich ins Auto setzen und zurückfahren, da kommt mir der Gedanke, Otis Karte andersherum, also mit der Aufschrift und dem geprägten Symbol nach unten auf die Fläche zu legen.

Ein kaum vernehmbarer einmaliger Piepton ertönt, sonst nichts. Plötzlich setzt sich das schwere Rolltor mit einem lauten Ruck in Bewegung und fährt nach links zur Seite. *Sesam öffne dich!* Ich staune nicht schlecht, habe dafür aber eigentlich überhaupt keine Zeit, denn ich nehme Otis Karte wieder in meine Hand, renne wie ein Verrückter zum Truck, schlage die Fahrertür zu und gebe deutlich zu viel Gas, um mit durchdrehenden Reifen schnell durch die Toröffnung zu fahren.

Der Canyon wird bald nach der anfänglich engen Passage deutlich weiter. Anfangs aufgrund der engen Wände linker und rechter Hand noch schattig, liegt jetzt eine langgestreckte, sonnige Ebene vor mir. Weiter vorne blitzt etwas auf, die Sonne wird von irgendeiner Fläche reflektiert. Ich halte weiter darauf zu. Durch die Frontscheibe sieht es aus, wie ein dunkler Fluss, doch als ich näher komme wird schnell klar, dass es ein Solarfeld mit einzelnen Photovoltaik-Paneelen ist. Das finde ich interessant und merkwürdig zugleich, denn hier unten im Canyon kann die Sonnen- und damit die Stromausbeute nicht wirklich ideal sein. Ich steuere weiter darauf zu, fahre an den exakt reihenartig angeordneten Paneelen samt ihrer Verbindungskabel zu den einzelnen Wechselrichtern vorbei. Jetzt merke ich, dass die Paneele offenbar frei schwenkbar montiert sind und sich damit exakt nach dem Sonnenlauf ausrichten. Das ist effizient, aber teuer. Mag die suboptimale Lage hier unten am Grund des Einschnittes zweier Bergmassive wieder ein wenig wett machen ...

Es sind mehrere Solarfelder, die an mir vorbeiziehen. Unvermittelt ändert sich das Bild. Statt der Solarfelder tauchen nun reihenweise Container auf. Große Container, ähnlich Schiffscontainern, bloß nicht in deren typisch gerippter Außenstruktur. Diese hier haben alle eine weitgehend glatte Oberfläche und ein paar kleinere technische Anbauten. Obenauf sind offenbar Kühlaggregate oder Gebläse angebracht, irgendwas muss stark gekühlt werden. Ich bin mir nicht sicher, aber entweder sind das moderne Container-Rechenzentren oder es sind Elektrolyseure zur Herstellung von Wasserstoff, was die Nähe zu den Photovoltaik-Feldern erklären würde. Hier ist ganz schön viel Hightech im Spiel, die offenbar völlig autonom und ohne sichtbare menschliche Wartungsteams vor sich hin werkelt.

Ein Gedanke kommt mir in den Sinn: Ist das etwa die sinnvolle und aus Sicht der Hopi-Religion vertretbare Nutzung ihres Landes, die ihnen Massau, der Hüter und Schöpfer dieser Welt, zugesprochen hatte? Sind das überhaupt Anlagen in Hopi-Besitz oder haben sie das alles hier an gierige Energiebetreiber verpachtet, womöglich weit unter marktüblichen Preisen? Wie wird Otis reagieren, wenn ich hier mit seinem Truck im Sperrgebiet von irgendwelchen Wartungsteams oder einer Sicherheitspatrouille aufgegriffen werde? Meine geniale Story habe ich mir ja bereits zurechtgelegt: *ich fahre hier auf Einladung von Otis Namingha mit einem gestohlenen Pick-up durch geheimes Sperrgebiet und wollte mal sehen, was ihr hier so treibt!* So in etwa. An der genauen Formulierung, vor allem auf Englisch, wenn mich hier Leute mit einer Pumpgun im Anschlag festsetzen, muss ich dann eben situativ arbeiten.

Leicht erheitert und angetrieben von meinem eigenen schwarzen Humor fahre ich weiter in den Kaninchenbau. Es kann eigentlich kaum noch besser werden.

Doch es dauert nicht sehr lange, bevor es tatsächlich noch verrückter wird: Zu sehr durch Solarpaneele und Tech-Container auf der rechten Seite abgelenkt, habe ich der linken Seite des Canyons zu wenig Beachtung geschenkt. Umso mehr trifft mich beim Anblick dessen, was ich in der Ferne am Rand des linken Steilhanges ausmachen kann, der Schlag. Es ist eine ganze Ansammlung derjenigen kuppelartigen Zisterne, auf die ich in Walpi in einer Seitengasse gestoßen bin. Die Gebilde stehen teils verstreut am flachen Boden, einige haben eine Art Verbindungstunnel, manche sind aber auch ganz in Hopi-Tradition terrassenförmig in den Anstieg des Bergmassivs gebaut worden.

Für mich sieht das entweder nach irgendwelchen Wasserversorgungs-Pumpstationen aus oder nach ... einer Ansammlung einzelner Behausungen, einer *Siedlung*. Eine Siedlung aus dem 3-D-Drucker.

Die Hopis, oder wer auch immer hier sein Unwesen treibt, müssen hier draußen irgendein seltsames Produktionsgelände betreiben. Vielleicht ist das ihre neue Bestimmung, ihre Zukunft – ja, statt ein auf Handwerkskunst beschränktes Dasein zu fristen, werden sie zu Betreibern grüner Energie! Nachhaltige, klimaneutrale Energieerzeugung auf ihrem Grund und Boden, das würde zu ihrem moralischen Kompass, im Einklang mit der Natur zu leben, passen. Aber wie passt das zu Otis Aussage, dass sie die Erde früher oder später verlassen werden?

Vielleicht ist die Erde ja nur ein Gleichnis für ihre jetzige Bewirtschaftung ihres Reservates und sie wenden sich einer neuen Erde zu, aus oder auf der sie grüne Energie erzeugen?

So richtig komme ich trotz der neuen Eindrücke hier nicht vorwärts. Es bleibt rätselhaft. Doch jetzt erkenne ich im Vorbeifahren auch so etwas wie Felder, die vor den Kuppelgebilden angelegt wurden. Es sind verschiedene Parzellen, auf denen offenbar unterschiedliche Dinge angebaut werden, scheinbar auch mit unterschiedlicher Technik, denn auf manchen Anbauflächen liegt eine Art Folie. Nein, das muss etwas anderes sein, es sieht aus wie eine Art halbtransparenter Isolationsdecke, fast so eine Art Treibhausfläche, aber sehr flach. Diese offenbar für das Sonnenlicht durchscheinenden Flach-Treibhäuser gibt es in Dutzenden unterschiedlicher Varianten. Es gibt eigentlich nur eine logische Erklärung, was da drüben passiert: es sind irgendwelche Agrar-Testreihen. Langsam drängt sich mir im Kopf der Gedanke auf, dass es sich hier weniger um ein Produktionsgelände, sondern vielmehr um ein Erprobungsareal handelt. Und ganz in diesem erkenntnisreichen Gedanken versunken, der mir innerhalb von Bruchteilen einer Sekunde immer plausibler erscheint, taucht vor mir ein ganz offensichtlich bewohnter Technikkomplex auf, in dem es zugeht wie im Taubenschlag. Und ich werde, das ist anhand der drei Security-Leute, die direkt auf der Straße stehen und gewillt sind mich zu stoppen, offenbar bereits erwartet.

***

Die Typen, die mich durch die Windschutzscheibe anstarren entsprechen dem Ideal von misstrauischen, abgeklärten und aggressionsbereiten jungen Männern, die bei einer Privatarmee als Söldner angeheuert haben. Typ Wann-darf-ich-endlich-ballern?

Meine Nervosität springt in einem Wimpernschlag wie auf einem Katapult von Null auf Hundert. Ich weiß, dass ich Scheiße gebaut habe und meine Ausrede, die ich mir jetzt gleich radebrechen werde, ist so bescheuert, dass die Jungs da vor mir recht haben, wenn sie mir eine reinhauen oder über den Kopf ziehen. Ich rolle an sie heran und komme mit dem Wagen zum Stehen. Den Motor mache ich als Zeichen guten Willens aus, habe aber Zweifel, ob das bei den Dreien auch so ankommt. Sie bedeuten mir mit wenig Gestik und noch weniger Mimik auszusteigen.

Waffen werden zum Glück keine gezückt, obwohl ich klar erkennen kann, dass seitlich an ihren Beinen eine Pistole im

Holster sitzt.

Ich steige langsam aus, hebe aber bewusst nicht die Arme über den Kopf, das kommt mir übertrieben vor.

Alle drei kommen auf mich zu. Einer bleibt vor mir stehen und schaut mich mit verachtungsvollem, geringschätzigem Blick an, bevor er mich von oben bis unten abtastet. Die beiden anderen nehmen sich den Pick-up vor, untersuchen die Fahrerzelle und ziehen meine beiden Rucksäcke aus dem Fahrzeug.

Dann werde ich ohne Worte, dafür aber umso unmissverständlicher, dazu aufgefordert ihnen zu folgen.

Wir gehen an einigen Gebäuden der Station vorbei. Ich habe diesem Areal hier schon einen Namen gegeben, weil es auch danach aussieht: The Hive. Es ist eine Forschungs- oder Wissenschaftsstation, das sieht ein Blinder mit einem Krückstock. Hier herrscht emsiges Treiben, das ist die Zentrale am Ende des gesamten Experimentiergeländes, der Bienenstock. Der Hive besteht aus mehreren Gebäuden unterschiedlichster Form. Es gibt Verwaltungsgebäude, Labormodule, vermutlich Schlafbaracken und Versorgungstrakte. Weiter hinten sehe ich sogar eine Garage für den Fuhrpark aus unterschiedlichsten Fahrzeugen mit angeschlossener kleiner Tankstelle. Höchstwahrscheinlich Wasserstoff.

Das Security-Team läuft mit mir auf das höchste Gebäude zu, vermutlich das Hauptverwaltungsgebäude hier. Es hat mehrere Etagen, die Oberste ist mit einer großen Glasfront talauswärts ausgestattet. Ein paar Personen kommen uns geschäftig entgegen. Wenn überhaupt, blicken sie nur kurz zu mir herüber, machen keine Anstalten sich weiter mit mir zu beschäftigen. Hier herrscht, das ist mehr als eindeutig, business as usual. Der übliche Betrieb irgendeines Forschungs- und Betriebskomplexes. Technik, die von Menschen gewartet werden muss, Technologie, deren Ergebnisse erfasst und kontrolliert werden. Alles läuft nach einem streng vorgegebenen Plan, jeder hat seine Aufgabe, ein menschlicher Bienenstock. Doch wo und wer ist die Königin? Ich habe keine Zweifel, dass ich geradewegs von meinen Security-Freunden genau dorthin eskortiert werde.

Im Hauptgebäude nehmen wir den Fahrstuhl. Er ist nicht gerade groß dimensioniert. Mit den drei schweigsamen Kerlen, die mich, zwei von der Seite, einer direkt von vorn, ungeniert auf kurze Distanz anstarren und mich damit wohl einschüchtern wollen, fühlt es sich an wie ein Psychopathen-Duell auf vier Quadratmetern. Ich will mir das nicht antun und senke den Blick, der auf der Waffe im Beinholster des Wachmannes haften bleibt, der mir gegenübersteht. Nein, ich will nicht wissen, welches Kaliber das schwarze Ding hat und welche Löcher es in Körper oder Gliedmaßen zu reißen vermag und wende mich auch davon wieder ab.

Die gläserne Aufzugskabine erlaubt während der Fahrt hie und da einen freien Blick in die dem Fahrstuhlschacht nahegelegenen Büros. Meine Augen bleiben für einen Wimpernschlag plötzlich an einer dunklen Figur kleben, die in einem der gläsernen Räume zu schweben scheint. Doch sofort wird mir klar, dass es sich nicht um eine freischwebende Person handelt, sondern um einen irgendwie bionisch wirkenden Hightech-Anzug, der an einer Vorrichtung aufgehängt ist. Noch während er aus meinem Gesichtsfeld verschwindet weiß ich, dass es sich um denselben ungewöhnlichen Anzug handelt, den ich in meinem Traum trug, während ich in der Kiwa saß. Hier laufen alle gesponnenen Fäden, von wem auch immer, zusammen. Meine

Nervosität steigt.

Endlich haben wir die oberste Zieletage erreicht. Die Männer seitlich von mir schieben mich - ohne mich zu berühren - förmlich aus dem Aufzug.

Wir erreichen eine Doppelglastür, deren beide Hälften sich mit mechanischem Geräusch in rasantem Tempo zur Seite schieben und befinden uns in einem großen Besprechungsraum mit einer beeindruckenden leicht gewölbten Fensterfront. Es ist die gläserne Etage, die ich schon von unten gesehen habe. In der Mitte des Raumes prangt ein imposanter ovaler Besprechungstisch mit rund ein Dutzend Stühlen. Von weit oben sind zwei elegante ringförmige Leuchten abgehängt, die den Tisch in kaltweißes, fast grelles Licht tauchen. Der ganze Raum ist sehr hoch, fast wie ein Kirchenschiff. Das Dach besteht aus einer gläsernen Kuppel, von der zusätzliches Tageslicht einfällt. Im oberen Bereich gibt es eine Galerie mit mehreren Türen, die zu weiteren Büros zu führen scheinen. Links und rechts des Einganges, durch den wir gerade gekommen sind verbinden zwei geschwungene Treppen mit Stufen aus Glas den Besprechungsraum mit der oben umlaufenden Galerie. An Geld hat es hier definitiv nicht gemangelt, weder bei der Gebäudearchitektur, noch beim Interior Design.

Der Typ mit dem geringsten Abstand zu mir zieht einen Stuhl am Besprechungstisch vor und macht eine unzweifelhafte Handbewegung, ich möge mich setzen. Ein anderer stellt meine beiden Rucksäcke an der Wand gegenüber meinem Stuhl ab. Zwei von ihnen verlassen den Raum, mein Lieblingsleibwächter, der mir so freundlich eine Sitzgelegenheit anbot, postiert sich am Ausgang. Ich sitze da wie jemand, der nicht weiß, wie ihm geschieht. Und wer würde behaupten, dass das eine unzutreffende Einschätzung wäre, sage ich gedankenverloren zu mir selbst, während mein Blick durch die riesige Glasfront in Richtung Testgelände-Canyon wandert.

»Schön, dass du gekommen bist, Ansgar«, begrüßt mich Otis Namingha in einer etwas indifferenten Tonlage.

Sonderlich überrascht, ihn hier anzutreffen bin ich nicht.

»Wir haben schon auf dich gewartet«, setzt er nach.

Ich ziehe es vor zu schweigen. Der undurchsichtige Indianer hat mich tief enttäuscht und kann mich mal. Ich habe genug von seinem Versteckspiel, das ich schon lange nicht mehr lustig finde.

Genau aus dem Grund setze ich eine finstere Miene auf, würdige ihn keines Blickes.

»Du bist verärgert. Das kann ich verstehen.«

Lass mich in Ruhe und spar dir deine Floskeln, denke ich nur, sage es aber nicht. Stattdessen merke ich, wie mein linkes Bein unter der Tischplatte vor lauter Anspannung wie verrückt und völlig unkontrolliert anfängt, vor sich hinzuwippen. Keine Chance das zu stoppen, ich bin hypernervös.

Schon bricht es aus mir heraus. Ich konnte in Extremsituationen noch nie so richtig an mich halten, werde dann immer sehr impulsiv und habe es nicht ansatzweise unter Kontrolle.

»Was verdammt nochmal geht hier vor sich? Ist das die Art, wie Ihr Hopi Eure Gäste behandelt? Mich da in Walpi sitzen lassen!«, schreie ich mir die Wut aus dem Bauch und Otis direkt ins Gesicht.

Otis bleibt ganz ruhig, lässt mich erstmal abreagieren.

»Es war notwendig, um Gewissheit zu bekommen«, antwortet Otis.

»Ich habe genug von Rätseln, Otis. Dafür bin ich zu alt. Entweder du sagst mir jetzt, was Ihr vorhabt und von mir wollt, oder wir beenden das hier ganz schnell.«

Noch bevor ich fertig gesprochen habe wird mir wieder mal gewahr, was für ein lausiger Pokerspieler ich doch bin: Obwohl ich nicht das geringste Drohpotenzial in der Hand habe, will ich hier mit Nichts den Einsatz maximal erhöhen, damit die Dinge endlich aufgedeckt werden. *Du bist und bleibst ein putziger Amateur, Ansgar!*

»Hat dir die Kiwa nicht schon Antwort genug gegeben?«

Seine Frage steht wie eine Marmorsäule im Raum, lässt sofort die Bilder aus dem Traum in mir hochkommen, der fantastische Sternenhimmel, die Blauen Riesen, der tiefliegende Canyon mit den künstlichen Strukturen, die Schutzhaut, in der ich stecke…

Ich kenne die Antwort längst, will sie nur nicht wahrhaben, sie mir nicht eingestehen, es ist zu verrückt und ja nur ein Traum.

»Alles, was ich dir erzählt habe ist wahr, Ansgar. Ich habe dich nie belogen oder getäuscht, ich wollte lediglich, dass du es selber erkennst, weil darin ein wichtiger Teil unserer Mission steckt.«

Ich weiß es längst, alles ist sternenklar, im wahrsten Sinne des Wortes. Aber ich muss es von ihm hören.

»Welche Mission?«

»Wie ich gesagt habe, Ansgar. Wir werden diesen Planeten verlassen. Unsere Zeit für die Fünfte Welt bricht an. Wir siedeln auf dem Mars. Und hier«, unterstreicht er gestikulierend mit einer drehenden Handbewegung, »bereiten wir uns darauf vor.«

Es trifft mich nicht. Wirft mich nicht um, weil ich es im tiefsten Inneren bereits wusste. Stattdessen will ich herausfinden, ob sich hier ein paar größenwahnsinnige Spinner in ein völlig irrwitziges Vorhaben verrannt haben.

»Kostet ein kleines Vermögen. Habt Ihr einen Kredit bei der Sparkasse aufgenommen?«, ätze ich.

Otis muss grinsen. Es ist das erste Mal in diesem Raum, dass sich die Spannung etwas löst.

»Wir waren nicht untätig. Wir haben im Geheimen mit der US-Regierung verhandelt. Über den Schaden, den sie unserem Volk über all die Jahrhunderte zugefügt haben. Wir haben achtzehn Jahre lang verhandelt, mit harten Bandagen und einem Heer von Anwälten. Die besten, die es in ganz Amerika gibt.«

»Und Ihr habt allen Ernstes Euer eigenes Marsprogramm?«

»Wir Hopi?«, fragt Otis rein rhetorisch und muss lachen. Doch es ist weder hämisch, noch überheblich. »Nein, das ist nicht allein zu schaffen. Es ist ein gigantisches Programm der amerikanischen Regierung, der NASA, CSA, ESA, JAXA und von SpaceX, ein gigantischer Komplex. Es wird in den kommenden Jahren und Jahrzehnten mehrere Missionen geben, um den Gesamterfolg abzusichern. Wir sind eine davon.«

Das lässt mir zugegebenermaßen den Mund offenstehen. Ich will es genauer wissen.

»Der Gesamterfolg?«

»Ja, das Überleben der Menschheit, Ansgar. Nach allen Modellen und Hochrechnungen schaut es nicht sehr rosig aus. Es wird schon länger mit Hochdruck und den besten zur Verfügung stehenden Technologien an Strategien gearbeitet, den Fortbestand der Menschheit zu sichern.« Ich denke für einen Moment nach. Kann das wirklich sein? Gibt es wirklich eine großangelegte, koordinierte Strategie?

»Klingt ein bisschen melodramatisch«, sage ich ein wenig aus Trotz.

»Wenn du meinst. Die Politiker wollen es nicht an die große Glocke hängen. Verständlicherweise.«

»Und wie wollt Ihr das alles hier geheim halten?«

»Brauchen wir gar nicht. Jeder weiß, dass die USA an einem riesigen Marsprojekt arbeiten. Wir sind ein Teil davon, arbeiten eng zusammen, bringen uns ein, vor allem mit unserer Jahrtausende alten Erfahrung als Trockenlandbauern. Die ist jetzt schon sehr gefragt für den zukünftigen Nahrungsmittelanbau auf dem Mars.«

Er lächelt, macht eine Pause. Lässt mich verarbeiten, was er mir gerade offenbart hat.

»Was wir hier in unserem Reservat machen, interessiert niemand. Die Touristen wollen nur ein paar alte Hopi vor ihren Steinbehausungen sitzen sehen und fertig.« Ganz schön abgebrüht, was er da von sich gibt. Otis ist nicht umsonst der Strippenzieher hier, soviel scheint sicher. Doch meine Rolle in diesem Spiel bleibt mir immer noch verborgen.

»Und was bin ich für Euch hier?«

»Du weißt, dass für uns Hopi alles spirituell ist. Alles hat einen Geist. Die Technik und Wissenschaft sind nur ein äußerst plumpes Hilfsmittel, um uns von hier nach dort fortzubringen.«

Er schaut mich eindringlich an, so wie damals, bei unserer ersten Begegnung im Studio.

»Du bist ein Reisender, Ansgar, warst du schon immer.

Und du hast die Gabe, Regen zu bringen. Zwischen unserer Reise auf die Fünfte Welt und dir gibt es eine Verbindung. Du hast deinen Weg in der Kiwa gesehen und hast ihn auch hierher gefunden. Alles ist so, wie es geschehen musste.«

Das gefällt mir nicht. Ganz und gar nicht. Ich lasse mir hier nicht irgendeinen Bestimmungsmist aufschwätzen und mich in eine hochexplosive SpaceX-Rakete zum Mars setzen. Ohne mich, Freunde!

»Nein, verdammt nochmal! Ich wollte nach Phoenix fahren und das nächste Flugzeug nach Hause nehmen. Es war purer Zufall, dass ich hier in Eurem komischen Testgelände lande«, sage ich immer noch viel zu laut und vermutlich mit etwas zu viel Empörung in der Stimme.

Oben auf der Galerie geht eine Tür, ich höre Schritte eine der Treppen herunterkommen, aber das ist jetzt völlig egal.

»Haben Sie etwa schon vergessen?«, hallt es plötzlich durch den Besprechungsraum.

Die Frage ist offensichtlich an mich gerichtet. Die Stimme kommt aus Richtung der Galerietreppen und mir bekannt vor.

Ich drehe mich um und kann es kaum glauben, wer mich da von hinten anspricht, obwohl mein Gehör und Gehirn das schon längst untereinander klargemacht haben.

»Den Zufall gibt es nicht. Und wenn, dann nur auf Quantenebene. Aber auch da sind wir ihm auf der Spur«, fährt Daniel Herman, der Kosmologe aus Ritas Diskussionsrunde, ungerührt fort und sieht mir mit einem Funkeln in seinen alten aber immer noch sehr wachen Augen direkt ins Gesicht.

Ich schaue ihn überrascht an, blicke hinüber zu Otis, eine Erklärung verlangend.

»Daniel berät das gesamte Marsprojekt hinsichtlich quantenphysikalischer Anwendungen. Computing, Kommunikation und …« Er zögert. »Er kann dir auf die Art, wie es für dich als *Bahana* zugänglicher ist erklären, wie alles zusammenhängt.«

***

Herman beginnt aus dem Stand heraus zu erzählen.

»Ein junger talentierter Student von Elena Shelby, die Sie ja bereits kennengelernt haben, hat in den 2000er Jahren ein Programm geschrieben, das Korrelationen von Ereignissen untersuchen sollte. Er fütterte seinen Computer mit allerlei Zahlenreihen und Statistiken und ließ sie gegeneinander laufen.«

Ein kleiner Triumph macht sich bei mir innerlich breit. Mein Gespür hat mich also nicht getrogen, dass sich wohl alle Diskutanten bereits vor der TV-Sendung kannten.

Herman macht eine kurze Pause, fischt in der Innentasche seines Sakkos ein kleines Brillenputztuch heraus, setzt seine dicke Hornbrille ab und beginnt damit, in aller Seelenruhe die Gläser zu putzen.

»Das Programm fand immer mehr scheinbare Abhängigkeiten unterschiedlichster Begebenheiten, die meisten davon waren völlig abstrus, ohne jeglichen Zusammenhang.«

Er steht gelassen vor mir und Otis, schaut ein paar Mal prüfend durch die Gläser und setzt die Brille wieder auf.

»So abstrus, dass man unfreiwillig darüber lachen musste. Er maß beispielsweise über einen Zeitraum von zehn Jahren eine Korrelation von über 99 Prozent zwischen der Selbstmordrate im US-Bundesstaat New York und dem Datenvolumenverbrauch der dort lebenden Menschen auf ihren iDevs. Daraufhin selektierte er die belanglosesten Scheinkorrelationen aus und ging nur jenen nach, denen er eine gewisse Bedeutung zumaß und bei denen er irgendeinen bislang verborgenen, vielversprechenden Einflussfaktor vermutete.«

Otis und meine Blicke sind auf Herman gerichtet.

»Nun, um es abzukürzen, er verlor sich ein wenig darin, auf die Jagd nach unbekannten Einflussgrößen zu gehen, die in der Lage sein würden, Abhängigkeiten erklären zu können. Er war zunehmend frustriert davon, dass eine große Entdeckung, eine Erkenntnis oder gar ein bahnbrechender Durchbruch ausblieb.«

In Gedanken habe ich den jungen, vor Eifer sprühenden Studenten förmlich vor Augen. Die Geschichte ist spannend, innerlich brenne ich darauf zu erfahren, wie sie ausgeht, denn ich habe das seltsame Gefühl, dass ich der Antwort auf meine verregneten Geburtstage so nahe wie nie in meinem ganzen Leben bin.

»Was ihm fehlte waren drei Dinge«, sagt Herman mit dem Selbstbewusstsein eines Wissenschaftlers, der seinen Kollegen aus früheren Epochen weit voraus ist.

»Eine leistungsfähige KI, die aktuellsten Erkenntnisse aus der Quantenforschung und eine Farm von Supercomputern.«

Er scheint mit seiner Erzählung am Ende zu sein, doch der entscheidende Punkt fehlt. Den muss jetzt wohl ich einfordern, das scheint Hermann von Anfang an so in seinem imaginären Skript festgeschrieben zu haben. Und wenn ich in seinem kleinen Drehbuch jetzt nicht mitmache, kann ich auf Antworten vermutlich bis zum Sanktnimmerleinstag warten.

»Was hat das alles mit mir zu tun?«, stelle ich die erlösende Frage.

»Nun Ansgar, *wir* haben jene Möglichkeiten, die der Student von damals nie hatte. Wir scannen gigantische Datenmengen nach Korrelationen, nicht nur auf statistischer Ebene.«

»Sondern?«

»Wir versuchen identische Objekte, synchrones Verhalten und spiegelgleiche Systeme zu identifizieren. Im Kleinen wie im großen Maßstab. Im Kosmischen könnte man sagen.«

Herman meint es gut mit seinen Erklärungen, aber mir geht er damit zunehmend auf die Nerven. Kann er keine Abkürzung nehmen? Traut er mir die unumwunden ausgesprochene Wahrheit etwa nicht zu?

»Das mikroklimatische System an Ihrem Geburtstag, ganz egal, wo Sie sich aufhalten, scheint noch ein Zwillingssystem zu haben.«

Ich verstehe nur Bahnhof. Schaue rüber zu Otis, doch der gibt mir mit seinem Blick zu verstehen, dass ich einfach weiter zuhören soll.

»Ein Zwillingssystem?«

»Genau das. Vereinfacht ausgedrückt gibt es an einem anderen Ort ein Wetterphänomen mit nahezu identischer Größe, Wolkenformation, Drehung und Laufrichtung. Es verhält sich zu Ihrem Geburtstagswetter wie ein synchroner Zwilling. Mit einer Ausnahme - «, pausiert Herman und schaut mich auffordernd an, jetzt die einzig folgerichtige Frage zu stellen.

»Und die wäre?«

»Es regnet dort nicht.«

»Und wieso nicht?«

»Weil auf dem Mars wegen seiner dünnen Atmosphäre für gewöhnlich kein Regen fallen kann. Er verdampft sofort«, erläutert Herman, ganz ohne den besserwisserischen Naseweis heraushängen zu lassen.

Mars. Ich schaue ungläubig drein, versuche zu verstehen und mir gleichzeitig einen Reim darauf zu machen, was mir Herman hier erzählt. Mein Geburtstags-Sauwetter gibt es eins zu eins auf dem staubtrockenen Mars, aber wegen der dünnen Atmosphäre dort bleibt der Regen eben aus? Wer um alles in der Welt denkt sich so einen verrückten Mumpitz aus? Meine Blicke wandern hektisch und leicht verunsichert von Herman zu Otis und wieder zurück. Dass die beiden jetzt gleich in prustendes Gelächter ausbrechen und sich gegenseitig für ihre geniale Verschaukelung meiner Person gratulieren, kann ich mit Bestimmtheit ausschließen. Hier läuft auch keine Truman Show, so viel ist sicher.

»Wie kann das sein? Es gibt doch überhaupt keine Wolken auf dem Mars?«, bringe ich unter dem Aufgebot all meines Wissens um die Planeten unseres Sonnensystems zuwege.

Hermans Gesicht blüht regelrecht auf. »Oh doch, Ansgar, die gibt es. Es stimmt zwar, dass bewölkte Tage auf dem Mars eher selten sind, aber tatsächlich bilden sich in Äquatornähe ab und an dichte Wolkensysteme aus Wassereis, in höheren Lagen sind es Trockeneis-Wolken.« Vermutlich stelle ich ein zweifelndes Gesicht zur Schau, vielleicht ist hier in diesem Raum aber auch jede einzelne Sekunde durchchoreografiert, denn Hermann gibt plötzlich einen Sprachbefehl. »*Catori*, stell uns ein paar Wolkenformations-Videos von *Curiosity* zusammen.« Noch bevor Herman den

Satz zur KI zu Ende gesprochen hat verdunkelt sich die gesamte Fensterfront, während gleichzeitig eine im ganzen Besprechungsraum diffuse Ambient-Beleuchtung aktiviert wird. Wer auch immer sich hier technisch-architektonisch austoben durfte, war vermutlich ein glühender Cineast mit leichtem Hang zu James Bond Bösewicht-Hauptquartieren. Auf der Fensterfront, die nun zu einem gigantischen Screen mutiert ist, erscheinen augenblicklich mehrere Fotosequenzen von Wolkenfeldern, die im Zeitraffer durchs Bild laufen. Es sind unterschiedliche Perspektiven. Bei manchen ist im Vordergrund eindeutig eine hügelige Marslandschaft zu sehen, über die der Schattenwurf der Wolken hinweggleitet. Eine andere Aufnahme scheint die Rover-Kamera direkt im Zenit gemacht zu haben und zeigt fast schon einen bedrohlich anmutenden Mix aus hell und dunkel kontrastierenden Wolkenbändern, genauso wie auf der Erde. Unter dem Video ist das Aufnahmedatum angegeben: 12. Dezember 2021.

»Die Wolken auf dem Mars sind wegen der dünnen Atmosphäre natürlich viel schwächer ausgeprägt, deswegen wurden sie mit einer speziellen Aufnahmetechnik verstärkt«, kommentiert Herman mein ungläubiges Staunen. Obwohl die Videosequenzen bereits vierzehn Jahre alt und offenbar frei im Internet abrufbar sind, habe ich sie so noch nicht zu Gesicht bekommen.

»*Catori*, zeig uns Wolkenformationen der *Maven* und *Hope* Sonden, aufgenommen jeweils am 6. Juni, beliebige Jahreszahl«, weist Herman die KI an. Wieder bauen sich einzelne Fenster auf dem Bildschirm auf, die Wolkenstrukturen aus dem Marsorbit zeigen. Ich staune nicht schlecht, denn sie haben für mich große Ähnlichkeit zu den üblichen

Satellitenbildern aus dem stinknormalen Wetterbericht deutscher TV-Sender auf dem Planten Erde. War mir so nicht bewusst. Vermutlich deswegen, weil wohl auch diese Bilder speziell nachbearbeitet wurden, um vorhandene Phänomene für das menschliche Auge besser sichtbar zu machen.

»Wie wunderbar, nicht wahr?«, höre ich Herman leicht euphorisiert beim Anblick der ablaufenden Bilder schwelgen. Seine rhetorische Frage lasse ich unbeantwortet, er folgt ohnehin seiner eigenen Dramaturgie, da bin ich mir ganz sicher.

»*Catori*, zeig' uns Übereinstimmungen von Wolkenformationen auf dem Mars und am Aufenthaltsort von Ansgar Weiß, Erde, am 06.06.2035«. Herman gibt der KI jetzt Anweisungen mit der Präzision eines Profilers, der genau zu wissen scheint, wo der tote Hund begraben liegt.

Vor uns erscheinen zwei Bilder mit Wolkenformationen aus Satellitenperspektive. Links Planet Erde, ich kann klar Ammersee und Starnberger See, meine Heimatregion, erkennen, in der ich vor knapp drei Monaten meinen letzten verregneten Geburtstag verbracht habe. Rechts Planet Mars, irgendein Ausschnitt einer weiten, mit großen und kleinen Kratern gespickten öden Fläche. Beide Oberflächen sind grundverschieden, die eine ist in unterschiedlichen Grüntönen gesprenkelt, die andere ist schlicht rostrot. Doch so unterschiedlich die Bilder auch sein mögen, über beiden liegt eine äußerst markante Wolkenformation in Form eines riesigen ausgefransten Kommas. Der obere, nördliche Wolkenbogen wirkt mit seinen Ausfransungen wie ein gigantischer Wimpernaufschlag in Weiß. Nach Südwest verläuft ein langgezogenes, sich verjüngendes Wolkenband, das sich am Ende auflöst. Die zwei Strukturen scheinen in einer Linksdrehung ein wolkenloses rundes Zentrum in Form einer dunklen Pupille zu umgreifen. Die Ähnlichkeit ist frappierend, die beiden Wolkenkommas linker- wie rechterhand sind nahezu identisch.

»Lass die Animation laufen«, erteilt Herman der KI eine weitere Anweisung.

Die Wolkenformation in den Bildern vollführen eine perfekte Simultandrehung gegen den Uhrzeigersinn. Der völlig synchrone Bewegungsablauf beider Micro-Wettersysteme lässt mich tief im Inneren frösteln. Ich bin kein Meteorologe, aber dass das auf zwei so unterschiedlichen Planeten am selben Tag nur purer Zufall ist, daran habe auch ich meine Zweifel. Herman reißt mich aus meinen Gedanken. »Tatsächlich vermuten wir auf irgendeiner Ebene, die wir noch nicht verstehen, eine Verschränkung. Sie sind in dem Spiel definitiv eine Art Trigger, ein Einflussfaktor. Wir schließen nicht mehr aus, dass Sie sogar selbst mit den Systemen verschränkt sind. Und unsere Theorie ist, wenn Sie auf dem Mars sind, haben wir ein Mikrowettersystem direkt über uns, das wir anzapfen können.«

Mein eben noch irritierter Blick wechselt zu einsetzender Fassungslosigkeit. Eigentlich weiß ich immer noch nicht so richtig, über was Mr. Quanten-Frankenstein da redet. Für meine Ohren hört es sich an, wie wenn durchgeknallte Wissenschaftler, fanatische Weltuntergangsjünger und abgedrehte Verschwörungstheoretiker gleichzeitig Hochzeit feiern und mich als Trauzeugen anheuern wollen.

Schweigen. Beide sehen mich an. Mein Hirn fährt Karussell und es fällt mir zunehmend schwer, noch klar geradeaus zu denken. Otis scheint das zu merken, ich habe ihn vom ersten Moment unseres Treffens als empathischen Menschen wahrgenommen.

»Daniel hat dir in der Tradition der *Bahana* eine Erklärung geliefert, mit der Wissenschaft des weißen Mannes. Wie du weißt, sehen wir Hopi nur das Spirituelle. Und manchmal ist es uns vergönnt, in die Vergangenheit oder in die Zukunft zu blicken. Ich habe dich und deine Begegnung mit dem Bären in der Kiwa gesehen, lange bevor das Internet auf dich aufmerksam wurde. Du bist *Kachina,* Vermittler unserer Gebete an die Götter, die uns in der Fünften Welt Regen bringen werden. Deswegen bitte ich dich im Namen des Stammes der Hopi, Ansgar, uns auf unserer Reise zum Mars zu begleiten,« sagt Otis in dem für ihn so typisch ruhigem Ton.

Ich schaue mir die beiden der Reihe nach an. Blicke in die ernsten und überzeugten Gesichter und Mienen von Otis Namingha und Daniel Herman. Unter den Eindrücken droht mein Kopf zu implodieren. Dann formt mein Mund unweigerlich die einzig in dieser schrägen, unwirklichen Szenerie möglichen Worte.

»Ihr seid ja alle völlig übergeschnappt«, bringe ich mit zittriger Stimme knapp über die Lippen und will nur noch raus hier.

13. Wettlauf gegen die Zeit

»Wo stehen wir?«

»Die Vorbereitungen für die Material- und Versorgungsflüge laufen auf Hochtouren. Für SpaceX ist es inzwischen reine Routine. Sie liefern zuverlässig ab. Für die Hauptmission 2042 sieht es gut aus, alles verläuft weitgehend nach Plan. Wir dann zwei Jahre später.«

»Gibt es Neues von den Drohnen?«

»Die Wahl des Canyons scheint sich in fast allen Parametern zu bestätigen. Er bietet Schutz, höheren Atmosphärendruck, ein ausgedehntes Höhlensystem sowie eine erhöhte Wahrscheinlichkeit, Geothermie und unterirdisch gebundenes Wasser zu erschließen.«

»Und die Pläne für die Nutzung des verschränkten Systems?«

»Wir sind ziemlich sicher, dass wir mit der Impfung der Wolken auch eine Kondensation herbeiführen und diese dann ernten können.«

»Wie war es vorige Woche?«

»Du meinst an seinem Geburtstag?«

»Ja.«

»Wie in den Vorjahren. Völliger Gleichklang. Wie ein

Marker direkt über der Landezone. Obwohl wir nun immer mehr makroskopisch verschränkte Systeme erkennen und selbst erzeugen können, es ist einzigartig ... um nicht zu sagen verrückt.«

»Und was machen wir über seinen Geburtstag hinaus?«

»Die Quantenfarm arbeitet daran.«

»Was macht er?«

»Er hat sich auf einer Hütte in Norwegen einquartiert. Geht Wandern, Fischen. Scheint eine gute Zeit zu haben. Es wird Zeit, mit ihm in Kontakt zu treten.«

»Ja, vermutlich.«

»Keiner wird ihn dazu bringen, außer dir. Du hast damals doch einen guten Draht zu ihm aufgebaut.«

»Dann ist es wohl an der Zeit, ihm einen Besuch abzustatten.«

»Willst du das wirklich auf dich nehmen? Du solltest dich besser schonen ...«

»Bald habe ich alle Zeit der Welt dazu. Vorher gibt es noch ein paar Dinge zu erledigen ...«

***

Am Abgrund

Kurz vor der UN-Konferenz für planetare Nachhaltigkeit und Klimaresilienz (PSCR) fordern der Weststaatenbund und Wissenschaftler aus aller Welt konkrete Schritte für die Einhaltung der Weltbevölkerungs-Obergrenze von 9 Milliarden und die gesteuerte Reduzierung auf 6 Milliarden bis 2080. Gleichzeitig beharren die BRICS-Staaten auf der Aufhebung der Importzölle für nicht CO_2-neutral hergestellte Waren und Dienstleistungen. Einigen sich die beiden Weltblöcke nicht auf einen planetaren Rettungsplan, drohen neben massiven Handelsbeschränkungen, Embargos und Strafzöllen ein erneutes Auseinanderbrechen der Weltgemeinschaft und nach Ansicht der Wissenschaftler der Zusammenbruch der menschlichen Zivilisation.

12.06.2038, 22.16 Uhr

Zum Start des UN-PSCR Gipfels richtete der Direktor des Instituts für Klimarisiken, Resilienz- und Adaptionsstrategien, IKRA, Dr. Lorenz Stiller, deutliche Worte an die Weltgemeinschaft. Nachdem die von der UN 2015 verabschiedeten Nachhaltigkeitsziele im Kampf gegen Hunger, Ungleichheit und ökologische Krisen 2030 als gescheitert erklärt wurden, könne die Menschheit nur noch »eine global konzertierte Rettungsaktion vor dem Abgrund retten«, sagte er im Interview mit ›Süddeutsche Medien Online‹. Wenn es so weitergehe wie bisher, erleide die Erde einen Infarkt, der die Menschheit mit in den Abgrund reißen werde.

Dass der Raubbau an Ressourcen über die Belastungsgrenze in der Menschheitsgeschichte schon des Öfteren nachweislich in die Katastrophe geführt hat, dafür gibt es belegte Beispiele genug. Die ersten Europäer, die am Ostersonntag 1722 die Osterinsel erreichten, stießen auf verwüstete Reste einer einst offenbar blühenden Kultur. Die nur etwa 1.500 Einwohner auf vergleichsweise simpler Gesellschafts- und Kulturstufe konnten die bis zu rund zehn Meter hohen und tonnenschweren Steinfiguren nicht erbaut haben. Sie stammten aus einer früheren Epoche und Kulturstufe, als geschätzte 17.000 Menschen polynesischer Abstammung die Insel bewohnten und bewirtschafteten. Die charismatischen Steinkolosse, die sogenannten Moai, zeugen von einer Hochkultur, die offenbar unterging, weil sie nicht in der Lage war, auf der nur 24 Kilometer langen und 13 Kilometer breiten Insel nachhaltig mit den zur Verfügung stehenden Ressourcen zu wirtschaften.

Dass Menschen in der Nutzung von Ressourcen auch lernfähig sein können, bewies Anfang des 18. Jahrhunderts hingegen Hans Carl von Carlowitz. Zu diesem Zeitpunkt hatten Bergleute im Freiberger Silber-Revier in Sachsen bereits den gesamten umliegenden Wald gerodet. Ohne Holz war Bergbau damals jedoch unmöglich: Holzpfosten stützten und sicherten die Schächte, mit Holz wurden die Schmelzöfen für das Erz befeuert. Die Bergleute hatten die natürlichen Grenzen überschritten und sich ihrer eigenen Existenzgrundlage beraubt. Das rief den Oberberghauptmann des Erzgebirges, Hans Carl von Carlowitz, auf den Plan. Er erließ eine Verordnung, nach der nur noch so viel Holz geschlagen werden durfte, wie durch Neupflanzungen und Ausgleichsmaßnahmen nachwachsen kann. Der findige Oberberghauptmann, in Sorge um den desolaten Zustand seiner heimatlichen Wälder, war der erste, der in seinem auf der Leipziger Ostermesse 1713 vorgestellten Buch ›Sylvicultura oeconomica oder haußwirthliche Nachricht und Naturmäßige Anweisung zur Wilden Baum-Zucht‹ den ›nachhaltenden‹ Umgang mit dem Wald forderte und ihn als unentbehrlich, sprich alternativlos, beschrieb.

Was damals auf den Osterinseln zum Untergang der dort ansässigen Kultur führte und in Sachsen durch einen visionären Beamten per Wiederaufforstung korrigiert werden konnte, stellt sich heute ungleich schwieriger dar:

Der Raubbau und Verbrauch natürlicher Ressourcen hat mittlerweile planetare Ausmaße erreicht, die nach Ansicht eines internationalen Forschungsteams, das die natürlichen Belastungsgrenzen der Erde seit 2009 untersucht, irreversibel sind und zum Kollaps der Biosphäre führen werden. Ein internationales Team aus Wissenschaftlern, dem auch Lorenz Stiller angehört – er ist Direktor des Instituts für Klimarisiken, Resilienz- und Adaptionsstrategien, IKRA, in München - hatte bereits 2009 neun solcher planetaren Belastungsgrenzen, beispielsweise den Süßwasserverbrauch, die Funktionsfähigkeit der Biosphäre, das Abholzen und die Flächenversiegelung definiert und überwacht. Das gerade im Fachblatt Science veröffentlichte aktuelle Ergebnis könnte verheerender nicht sein: Alle neun planetaren Grenzen sind mittlerweile überschritten. Klimawandel, Artensterben, Landverödung durch Verwüstung sowie Landerosion durch auftauenden und ins Meer abbröckelnden Permafrostboden haben trotz aller Bemühungen der vergangenen Dekade so an Dynamik gewonnen, dass der IKRA-Direktor ein düsteres Bild zeichnet:

»Unser Planet liegt bereits seit spätestens 2035 auf der Intensivstation«, urteilt Co-Autor Lorenz Stiller. Es sei in den vergangenen Jahrzehnten politisch heikel und unpopulär gewesen, über Populationssteuerung und Geburtenkontrolle zu sprechen. Viel zu lang sei man dem Irrglauben auferlegen, mit technischen Innovationen die durch Menschen gemachten negativen Einflussfaktoren kompensieren zu können. »Wir befinden uns gerade in derselben Phase, wie die Moai-Hochkultur auf der Osterinsel kurz vor ihrem öko-kulturellem Kollaps«, erklärt Hauptautorin Julie Pedersen von der Universität Kopenhagen. Unser Planet sei ähnlich wie die Osterinsel eines Großteils seiner natürlichen Ressourcen beraubt und dadurch nachhaltig verändert worden. Globale Ausgleichssysteme wie der Golfstrom oder die Jetstreams sowie die grünen Lungen in Form der Wälder des Amazonas und Canadas seien bereits teilkollabiert.

»Die Funktionsfähigkeit der gesamten Biosphäre ist bereits irreparabel geschädigt«, erklärt Co-Autor Hannes Klenze, Leiter der Abteilung Erdsystemanalyse am Postdam-Institut für Klimafolgenforschung, PIK. »Die Erde verträgt bei einem radikalen Wandel hin zu nachhaltiger, weitgehend emissionsfreier Bewirtschaftung durch den Menschen maximal sechs Milliarden Bewohner. Alles darüber destabilisiert unseren planetaren Lebensraum und damit unsere eigene Zivilisation«, urteilt Klenze.

Stickstoffkreislauf, Erderwärmung, Entwaldung, Artenschwund, Schadstoffe und Süßwasser, Ozeanversauerung, Ozonschicht und Luftverschmutzung sind jene neun planetaren Grenzen, die allesamt überschritten seien. Entwickelt hatte das Konzept der planetaren Grenzen bereits 2009 eine Gruppe von 29 Wissenschaftlern aus elf Nationen. Die jetzt vorgestellte Arbeit aktualisiert nicht nur den Wissensstand, sondern ist ein Appell der Wissenschaftler anlässlich des bevorstehenden UN-PSCR Gipfels.

Das Konzept der planetaren Belastungsgrenzen ist nicht das einzige, um den ungebremsten Flächenfraß und Raubbau der Menschheit auf der Erde zu beschreiben: Das Global Footprint Network ermittelt jedes Jahr den Tag, an dem die Gier der Menschheit jenes Angebot an ›nachwachsenden Rohstoffen‹ der Natur wie Holz, Frischluft, Trinkwasser, Fisch oder Weizen in einem Jahr übersteigt. War der so ermittelte ›Erdüberlastungstag‹ 2037 noch der 2. Juni, ist es heuer der 16. Mai.

»Letztendlich wissen wir ziemlich exakt, wie es um unseren Planeten und um uns bestellt ist: nur noch eine systematische Kraftanstrengung aus Klima- und Wirtschaftstransformation und das Herunterfahren der Weltbevölkerung auf maximal sechs Milliarden Menschen kann unsere planetare Zivilisation und das Überleben einer technisierten Hochkultur retten«, sagt Stiller. »Wir benötigten heute bereits zwei Planeten, um unseren Bedarf an Nahrung, Wasser und Energie zu decken.« Weder der aktuell anvisierte erste Außenposten auf dem Mond noch die bevorstehenden Marsmissionen auf einen staubtrockenen Planeten, auf dem nichts gedeihen könne, würden hier etwas zum Positiven wenden. **S**

hba/AFP/dpa

***

Ich lege gedankenverloren das Pad weg und schaue von der Holzterrasse in die Spiegelungen des Sees, der unterhalb der Hytte liegt. Das Ziffernblatt meines alten Timers von Mühle-Glashütte verrät mir, dass es schon auf zehn Uhr abends zugeht, aber die Sonne hier im hohen Norden steht noch eine Handbreit über dem Horizont und taucht die Landschaft in flüssiges Gold. Der SPIEGEL-Artikel zieht mich runter. Er ist ein Abgesang auf die Menschheit. Und ich kann zu meinem eigenen Unbehagen leider keinerlei Übertreibungen oder unangebrachte Panikmache darin erkennen. Dass ich selbst das zweifelhafte Vergnügen hatte, vor acht Jahren die Bekanntschaft von Lorenz Stiller gemacht zu haben sorgt nicht einmal für ein gequältes Lächeln. Der Artikel ist deswegen so frustrierend, weil er uns so schonungslos nüchtern den Spiegel vorhält. In Gedanken entsteht sofort das schräge Bild vor meinen Augen. Ich sehe mich im Spiegel und sage *Wir haben es versaut. Gründlich vergeigt. Und du hast schön dazu beigetragen. Einfach nur zugesehen, wie alles den Bach runtergeht. Bravo, Ansgar.* Die radikalen Maßnahmen der globalen Geburtensteuerung kommen und greifen viel zu spät.

Plötzlich höre ich ein Geräusch. Es kommt von der anderen Seite der Hütte und wird lauter. Es sind die Rotoren eines Hubschraubers. So spät noch unterwegs hier oben? Andererseits im Fjell auch nichts Ungewöhnliches, schlicht eines der Transportmittel hier oben in Skandinavien. Noch kann ich den Hubschrauber nicht sehen, dafür müsste ich auf die andere Seite der Hütte wechseln und dazu habe ich keine Lust. Doch die Geräuschentwicklung sagt mir, dass das Ding ziemlich genau auf meine Unterkunft hier am Hang zuhält. Mit ohrenbetäubendem Lärm springt wie aus dem Nichts urplötzlich ein riesiges schwarzes Insekt über das Hüttendach. Ich zucke unweigerlich zusammen, das Ding fliegt viel zu knapp über das Hüttendach, der Lärm ist kaum auszuhalten. Die hochgewachsenen Gräser vor der Terrasse schwanken kurz im Wind, Staub wirbelt auf. Das Insekt bleibt kurz in der Luft stehen und sucht sich nach einer Drehung einen ebenen Landeplatz unten am Seeufer. Ich kann mir beim besten Willen keinen Reim darauf machen, was das wohl zu bedeuten hat und tippe auf einen schlichten Privattransfer von Leuten, die sich von irgendeinem Trip weiter oben im Fjell haben ausfliegen lassen. Kurz nachdem der schwarze Helikopter mit seinen Kufen aufgesetzt hat, fahren die lärmenden Turbinen herunter. Ein paar Männer steigen aus. Im Gegenlicht der untergehenden Sonne kann ich nur schwarze Gestalten ausmachen. Der Trupp setzt sich in Richtung meiner Hütte in Bewegung. Jetzt wird es mir richtig mulmig zumute. Irgendwas stimmt hier nicht. Das sind weder Tourengänger, noch ist es mein Hüttenvermieter. Ein Anflug von Panik durchläuft mich, die sich etwas legt, als die vorderste Person den anderen ein Zeichen gibt, dass sie unten beim Fluggerät bleiben sollen. Ich kenne den Gang des Mannes, der sich nun weiter von den Männern absetzt und zu mir zur Hütte hochgelaufen kommt. Jetzt kann ich erkennen, dass er Jeans trägt, wie damals im Fernsehstudio. Es ist Otis Namingha.

***

Mit Otis habe ich das letzte Mal vor drei Jahren geredet, als er mich von seinem Mars-Trainingsgelände zum Flughafen nach Phoenix gefahren hatte. Nein, um genau zu sein hatte ich das letzte Mal mit ihm im Konferenzraum dieser Forschungsstation im Beisein von Herman gesprochen. Auf der Fahrt zum Flughafen, auf die ich nach dem Gespräch bestand, hatte ich ihn eisern angeschwiegen, was mir nachträglich leid tat. Bis zum Aussteigen aus seinem Pick-up habe ich das durchgezogen. Damals war ich völlig überfordert von den Eindrücken und seinem an mich herangetragenen Wunsch, die Hopi-Mission auf den Roten Planeten zu begleiten. Jetzt steht er wieder vor mir, ein wenig gealtert, hinter ihm strahlt die langsam untergehende Mitternachtssonne des Polarkreises.

»Hallo Ansgar.« Er sagt es in einem offenen und begütigenden Ton, macht aber keine Anstalten, mir die Hand zu geben oder zu nahe zu kommen. Er ist vorsichtig, will mich nicht vergraulen oder verärgern, das spüre ich sofort.

»Hallo Otis. Du hättest auch anrufen können« und ziehe meinen alten Smartphoneknochen aus der Tasche. »Beste Funkverbindung hier oben, deutlich besser als in Walpi«, sage ich knapp und mit leicht ironischem Unterton.

Das Wiedersehen gerät eisiger, als es mir lieb ist. Will ich ihn etwa noch für die damalige Begegnung abstrafen? Oder dafür, dass er drei Jahre lang nichts von sich hat hören lassen?

»Willst Du ein Bier?«, frage ich ihn und laufe, nachdem ich ein zustimmendes Nicken in seinem gebräunten Gesicht ausmachen kann, in die Hütte, um zwei Flaschen Lapin Kulta aus dem Minikühlschrank zu holen. Ich drücke ihm eine Flasche in die Hand und lade ihn mit einer Handbewegung ein, sich an den kleinen Veranda-Tisch zu setzen.

»Warum bist du nach all der Zeit hier, Otis?«

Wir beide sitzen auf der Holzveranda der Hütte, die ich mir für eine Woche gemietet habe, um nach langer Zeit ein paar ungestörte Tage in unberührter Natur zu verbringen. Abzuschalten. Die Begleiter von Otis haben sich unten um den kleinen See verteilt und scheinen die Flugpause in eine Biopause umzuwandeln. Otis lässt den Blick auf das umliegende Fjell schweifen, das von den letzten Strahlen der Abendsonne in ein unwirkliches Licht getaucht wird. Nur weiter oben in den Bergen liegen noch vereinzelte Schneefelder, sonst ist alles grün, die Landschaft ist von kleineren Wasserläufen der Schneeschmelze durchzogen, die im Gebirge noch in vollem Gange ist. Für mich ist schwer auszumachen, ob Otis diesen Blick, diese Landschaft, gerade genießt. Zu unterschiedlich sind die trockene rote Mesa seiner Heimat in Arizona und das saftige Grün der norwegischen Gebirgslandschaft, die alle paar Meter durch Rinnsale und glucksende Bäche durchzogen ist.

»Um etwas zu retten«, gibt Otis mir zur Antwort und schaut mich dabei eindringlich an.

Dass Otis offenbar seit vielen Jahren unbeirrbar das Ziel verfolgt, seinen Stamm vor der Auslöschung hier auf der Erde zu bewahren ist mir nur zu schmerzlich bewusst. Doch seinen Plan, mal eben auf den lebensfeindlichen Mars zu fliegen und dort, auf der Fünften Welt, einen Neustart zu versuchen halte ich für aberwitzig. Die letzten drei Jahre seit unserer Begegnung habe ich immer wieder darüber nachgedacht, wieviel Erfolgsaussichten, nein Überlebenschancen, ein solches Unterfangen hat, selbst wenn die Hopi-Mission Teil der wohl größten Kraftanstrengung der Menschheitsgeschichte sein mag. Wäre es nicht besser, all diese Kraft in den Fortbestand und die Lebenserhaltung unseres blauen Planeten zu stecken? Doch noch während dieses Gedankens, auf dem ich in den letzten Jahren immer und immer wieder unfreiwillig herumgekaut habe, bohrt sich die Erkenntnis in mein Hirn, dass die Menschen schon immer vermeintlich unüberwindbare Hindernisse genommen haben. Im Laufe ihrer Geschichte haben sie so manches Mal lebensfeindliche Eiswüsten überquert, Gebirge hinter sich gelassen und Ozeane auf Einbäumen befahren. Für die Menschen damals waren diese Passagen unwägbare Abgründe in unbekanntes Territorium. Und sie brachten vielen auch den Tod. Jetzt sind es die Abgründe zwischen den Planeten unseres Sonnensystems, die zum ersten Mal überwunden werden sollen. Bin ich ein besserer Mensch, wenn ich diejenigen verurteile, die sich zu neuen Ufern aufmachen wollen? Was hätte es geändert, wenn jegliche Expedition der vergangenen sieben Jahrhunderte vor Aufbruch in neue Welten von Gegnern abgefackelt worden wäre, mit dem Hinweis, *warum in die Ferne schweifen, lasst uns doch erstmal hier alles in Ordnung bringen!* Unrealistisch. Das sind wir nicht. Gleichwohl darf es nicht so laufen, dass daraus das Prinzip entsteht, sich wie ein nimmersatter Heuschreckenschwarm ständig durch neue Ressourcen zu fressen und weiterzuziehen, wenn alles aufgebraucht wurde. Das sind wir – hoffentlich – auch nicht.

Ich halte Otis Blick stand, warte auf seine Eröffnung. Schließlich ist er nicht mit dem Helikopter hierher geflogen, um mit mir Fischen zu gehen.

»Ich habe es falsch angestellt, Ansgar. Es war ein Fehler, dich so lange im Unklaren zu lassen und dich dann unter Druck zu setzen. Dafür möchte ich mich bei dir entschuldigen.«

Der Hopi meint es so, wie er es sagt. Otis ist zwar ein Stratege, sonst könnte er niemals ein jahrzehntelanges Projekt der Umsiedelung von der Vierten auf die Fünfte Welt bewerkstelligen, aber er ist kein Manipulator, der sich nun einen Strategiewechsel ausgedacht hat, wie er das von mir bekommt, was er von mir will.

»Ja, ich habe mich schon ein wenig gefühlt, wie eine Marionette, die von Euch an unsichtbaren Fäden geführt wird. Das war nicht schön.«

Ich überlege einen Moment.

»Andererseits«, ich muss grinsen, »wäre es vermutlich zu gar keiner Begegnung zwischen uns gekommen, wenn du angerufen und mir gesagt hättest, Guten Tag, ich bin Otis Namingha und fliege meinen Stamm auf den Mars, wir brauchen dort noch einen Regenmacher.«

Wir müssen beide lachen. Es ist befreiend und löst die etwas angespannte Stimmung.

»Entschuldigung angenommen, Mr. Namingha«, frotzle ich ihn an und proste ihm mit meiner Flasche Bier zu, die kurz noch den allerletzten Sonnenstrahl auf der Holzterrasse einfängt, bevor alles um uns herum in Schatten eingetaucht wird.

»Keine Geheimnisse mehr?«, frage ich Otis.

»Keine Geheimnisse«, lächelt Otis zurück.

»Schön, dann lass uns reingehen, ich habe einige Fragen an dich und hier draußen fressen uns gleich die Mücken auf.«

***

»Was ist das für eine seltsame Konstellation zwischen den Hopi und dem Marsprojekt?«

»Wie ich dir schon gesagt habe. Wir haben viele Jahre mit der amerikanischen Regierung über Reparationen verhandelt und sind jetzt Teil der offiziellen Marsmission, haben aber ein eigenständiges Ziel.«

»Und das wäre?«

»Wir werden dort in einem Canyon als Stamm und Nation neu beginnen. Als Trockenbauern, was wir auf all den vorherigen Welten immer waren.«

»Welche Rolle spielt Herman? Auf mich wirkt Ihr wie eine Art Syndikat.«

Otis lacht. Laut und frei heraus. Aber sofort hat er sich

wieder unter Kontrolle.

»Ich kann dich beruhigen, Ansgar, wir sind kein Syndikat. Ich habe dir bereits erzählt, dass einige Nationen dieses Planeten beschlossen haben, alle Möglichkeiten zu nutzen, der Menschheit ein zweites Standbein zu geben.«

»Der Mars«, murmle ich vor mich hin.

»Vorerst, ja.«

»Und Herman?«

»Herman gehört zu einer Gruppe von Physikern, die äußerst kreativ daran arbeiten, unsere bescheidenen technischen Möglichkeiten auf ein neues Level zu heben.«

»Und das versucht er, indem er Ausschau nach verschränkten Objekten hält?«

»Sie nutzen alle ihnen zur Verfügung stehenden Möglichkeiten. Ihnen ist bewusst, dass uns nur noch wenige Jahrzehnte bleiben, vielleicht weniger, in der wir noch halbwegs stabile Verhältnisse und Rahmenbedingungen hier auf der Erde haben, um einen bahnbrechenden Durchbruch zu erzielen. Sie suchen nach Abkürzungen. Im wahrsten Sinne des Wortes.«

»Was meinst du damit?«

»Erinnerst du dich, was Herman im Fernsehstudio gesagt hat?«

Ich bin gedanklich sofort in der Talkrunde, auch wenn die drei Jahre her ist und sich wie ein längst vergangenes Ereignis anfühlt. Herman hatte etwas von Leptonen und Bosonen gesagt, über die String-Theorie und gefalteten Raum. Gegen Ende machte er vieldeutige aber wenig konkrete Aussagen, dass wir alle irgendwie mit dem Universum verbunden seien. Den Gedanken an die Diskussion abschüttelnd, schaue ich Otis an.

»Herman sieht in der Quantenphysik den größten Schlüssel, das Überleben der Menschheit zu gewährleisten.«

Der letzte Satz von Otis lässt sofort ein Funkfeuer in meinem Kopf anspringen. Ich habe die jüngsten Berichte über die Fortschritte in der Quantenforschung mit Interesse verfolgt. In einigen Berichten war man ganz aus dem Häuschen, weil es einem Forscherteam analog zur Photosynthese der Pflanzen gelungen ist, Lichtenergie ohne jeglichen Wärmeverlust durch stabil verschränkte Photonen mit einem bislang unerreichten Wirkungsgrad in elektrische Energie umzuwandeln. Schon wurde die Quanten-Photovoltaik von einigen Medien zum Klima-Game-Changer und Menschheitsretter hochstilisiert, aber die Herstellung stellte sich als ebenso komplex wie kostenintensiv heraus. Auch war in den letzten Jahren immer wieder von Erfolgen bei der Verschränkung größerer Objekte zu lesen. Leider driftete es dann häufig ins Kryptische ab und die Wissenschaftler waren ständig bemüht, die Bedeutung der Entdeckungen und experimentellen Nachweise für die konkrete Nutzung herunterzuspielen. Oder verwiesen darauf, dass das noch Jahrzehnte oder gar Jahrhunderte dauern würde.

»Und wie weit ist er deiner Ansicht nach?«, frage ich Otis in der Hoffnung, der gänzlich unwirklichen, vollkommen skurrilen Diskussion in einer kleinen norwegischen Holzhütte ein klein wenig Erdung und Normalität zu verleihen.

»Nun, er hat den unschätzbaren Vorteil, dass er auf fast alles zugreifen kann, was der Weststaatenbund und seine Institutionen zu bieten haben. Durch KI und ganze Rechenfarmen, die ihm zur Verfügung stehen, gibt es nahezu täglich Ergebnisse. Sein Problem oder die des ganzen Teams ist es, aus den vielen Ergebnissen Erkenntnisse zu gewinnen.

Und aus Erkenntnissen die Anwendungen, die uns den nötigen Booster bescheren.«

Plötzlich wird mir klar, dass ich für Otis aufrichtig Sympathie empfinde, ihn über die drei Jahre des Schweigens schmerzlich vermisst habe. Mehr noch. Er ist mir damals schon ans Herz gewachsen, ja ein Freund geworden. Doch jetzt ist es nicht an der Zeit, sentimental zu werden und ihm meine freundschaftliche Zuneigung spüren zu lassen. Deswegen gehe ich einen anderen Weg, den ich ganz gut zu spielen weiß. Ich sende eine kleine unterschwellige Botschaft. Auf der semantischen Ebene ist sie klar wie Kloßbrühe, aber mit der von mir bewusst gewählten ambivalenten Tonlage lasse ich ihn selbst entscheiden, wie er es aufnehmen möchte.

»Mein lieber indianischer Freund, gibst du mir ein Beispiel für einen solchen Booster?«, frage ich möglichst ungerührt.

Otis schmunzelt. Ihm ist die Formulierung nicht entgangen. Ob er aber primär über die darin enthaltene Aussage oder meine Frage an sich belustigt ist, bleibt mir verborgen.

»Die Gruppe um Herman versucht letztlich den Raum und die Zeit auszutricksen. Also Raum und Zeit, so wie sie Einstein und die *Bahana* seit jeher sehen.«

Damit überrascht er mich. Den Gedanken finde ich absolut größenwahnsinnig. Und dennoch: Daniel Hermann traue ich zu, dass er völlig neue Wege beschreitet. Er ist ein unkonventioneller, verschmitzter Typ, gar nicht der klassische verschrobene Physiker, der sich immerfort nur an seinen Gleichungen abarbeitet. Was mir immer noch fehlt, ist der Zusammenhang zwischen dieser mehr als schrägen Dreier-Konstellation aus Hopi-Indianern, einer Gruppe der besten Quantenphysiker der Erde und der bevorstehenden Mars-Missionen. Es ist so schräg, dass ich einfach fragen muss.

»Was hat Euch zusammengeführt?«

Otis zögert einen Moment. Vielleicht ist ihm die Frage unangenehm, vielleicht denkt er darüber nach, wie er sich die Worte für mich bestmöglich zurechtlegt. Ich werde nicht lockerlassen, wenn er mir allzu kryptisch antwortet.

Otis setzt an. Ich merke, dass er sich bei dem Thema schwertut. »Wir Hopi sehen die Vergangenheit. Und wir können in die Zukunft blicken. Manchmal ist es uns vergönnt.«

»In der Kiwa.«

»Ja, Ansgar. Manche von uns machen diese Erfahrungen. Nicht alle.«

Er wirkt nachdenklich.

»Du kannst es«, sage ich tonlos vor mich hin.

»Ich habe dich mehrfach in Kiwa gesehen. Im Riding Mountain Reserve mit dem Bären, bei uns auf der Mesa und zusammen mit den ersten Hopi auf der Fünften Welt.«

Er macht wieder eine Pause. Das Thema scheint kräftezehrend für ihn zu sein. Ich halte mich zurück, stell keine Fragen, gebe ihm Zeit.

»Herman und seine Physiker stellen die klassischen Vorstellungen von Zeit und Raum radikal in Frage. Das führt unweigerlich zu einigen Phänomenen, die man damit in Verbindung bringen kann. Eben wie die Fähigkeiten der Hopi und anderer indigenen Völker, sich mit ihrem Unterbewusstsein durch Zeit und Raum bewegen zu können. Herman hat vermutlich deshalb quantenverschränkte Prozesse im menschlichen Hirn und Déjà-vu-Erlebnisse erforschen lassen, sehr ungewöhnlich für einen Physiker, findest Du nicht? Er sucht überall nach Abkürzungen für die Menschheit. Für uns.«

Während ich noch überlege, was das bedeuten könnte, sehe und spüre ich, dass es Otis nicht gut geht. Jetzt, in der Hütte bei spärlicher Beleuchtung, wirkt er zunehmend blass und hat einen eingefallenen Gesichtsausdruck. Es ist das erste Mal, dass er, ein Bär von einem Mann, auf mich einen schwächelnden Eindruck macht. Das hält mich davon ab, mit ständiger Fragerei weiter zu bohren. Für heute habe ich wohl genug erfahren. Doch plötzlich setzt er wieder an.

»Herman und sein schweizer Freund Urs...«

»Der Nobelpreisträger? Urs Rochat?«

»Ja. Die beiden lassen bereits Objekte an zwei weit voneinander entfernten Orten dasselbe tun. Ohne Zeitverzug. Das kann sehr nützlich für die Mission sein.« Otis sagt das unter großer Anstrengung. Der Mann ist krank, das wird mir jetzt klar.

»Sie denken aber noch weiter -«, fügt er heiser hinzu, kann aber seinen Satz nicht mehr vollenden. Mit aller Kraft zwingt er sich dennoch dazu.

»Sie stehen kurz davor, Zustände und kleinere Strukturen von einem Ort auf einen anderen zu übertragen.«

»Otis, was ist mit dir?« Ich bin besorgt. Irgendwas hat er. Er ringt nach Luft, versucht sich wieder zu sammeln.

»Mach dir um mich keine Sorgen, *Kwaatsi.*«

»Kwaatsi?«, wiederhole ich fragend.

»Freund in *Hopilàvayi*, der Sprache der Hopi.« Er lächelt mich an, aber seine Stimme ist ein schwaches Krächzen. Es ist ein gütiges, vertrautes und zuversichtliches Lächeln. Ich lächle zurück, bin tief bewegt und in Sorge um meinen

Freund. So sehr, dass ich es nicht vor ihm verbergen kann. Und plötzlich bricht sich ein ganz anderer Gedanke Bahn, eine Erkenntnis, die mir in ihrer drastischen Bedeutung so bislang verborgen blieb: Der Menschheit und der Mission, sie auf einen zweiten Planeten anzusiedeln, aber auch meinem Freund Otis, allen läuft die Zeit davon…

14. Hinter Türen

Als kleiner Junge habe ich immer versucht mir auszumalen, wie es wohl sein würde, später die erste bemannte Marsmission mit zu verfolgen. Die Bilder dazu lieferte meine kindliche Phantasie ganz von allein: ich sah mich selbst zusammen mit meinen Eltern in unserem Wohnzimmer sitzen und verfolge gebannt am Fernseher, wie mutige Astronauten aus turmhohen Landeraketen aussteigen und als erste Menschen diese einzigartigen roten Landschaften in siebzig Millionen Kilometer Entfernung von der Erde erkunden. Schon damals war immer von 2033, spätestens 2035 die Rede. Und es ging aufgrund der zur Verfügung stehenden Startfenster in Richtung Mars und zurück zur Erde immer um die beiden Optionen, entweder nur für maximal sechs Wochen oder gleich für ein ganzes Jahr auf dem Mars zu bleiben. Im letzteren Fall würde die gesamte Missionsdauer einschließlich halbjährlichem Hin- und Rückflug zwei Jahre betragen. Ein Zeitraum, der sowohl ein technisches Versagen als auch das Scheitern aufgrund psychologischer wie physiologischer Probleme der Astronauten sehr wahrscheinlich machen würde. Erst viel später kamen dann plötzlich hochtrabende Alternativpläne von Privatanbietern wie Mars One auf, die mit großem medialem Tamtam bis 2026 eine Marsbasis ohne Rückflugticket zur Erde ankündigten, sich aber schon lange vorher im klammheimlichen Konkurs auflösten. Auch Elon Musks allzu euphorische Ankündigungen von ersten bemannten Marsflügen mit der *Dragon* für 2018, seine vollmundigen Visionen einer ›multiplanetaren Spezies‹ oder die Vorhaben von Roskosmos, die Flugzeit zum Mars dank neuartiger Kernreaktor-Antriebe auf sechs Wochen zu verkürzen schenkte ich wenig bis gar kein Vertrauen und verbuchte sie eher unter billigem PR- und Marketinggehabe, statt als ernsthaft anstehende und technisch realisierbare Missionen zum roten Planeten.

Je mehr ich mich später mit dem Thema beschäftigte, je gezielter man sich im Internet um valide Informationen zum bestehenden Stand der Planungen bemühte, umso verworrener wurde es. Es schien, als plane jede raumfahrttreibende Nation und einige Privatinitiativen völlig autistisch vor sich hin, jeder mit gänzlich unterschiedlichen Konzepten, die einander auch vehement widersprachen. Vor allem das im Rahmen der Artemis-Mission von der NASA geplante Lunar Orbital Platform-Gateway namens LOP-G, das als modulare Zwischenstation für bemannte Missionen zum Mond und zum Mars dienen sollte, stand nicht nur bei Anhörungen vor dem US-Kongress, sondern auch bei ehemaligen NASA-Direktoren, Ex-Astronauten und der einflussreichen Mars Society, einer vom Raumfahrtingenieur Robert Zubrin gegründeten Non-Profit Organisation mit eigenen, ambitionierten Missionskonzepten, in der Kritik. Letztlich lagen die Standpunkte vor allem in den gesetzten Prioritäten weit auseinander. Hatte die bemannte Mondlandung und die Einrichtung einer Mondbasis an dessen Südpol, um aus den dortigen Ressourcen den dringend benötigten Treibstoff für Weiterflüge zum Mars zu gewinnen, oberste Priorität oder war die Montage des LOP-Gateways im Mondorbit der entscheidende Schritt, Deep Space Missionen in Richtung Mars vorbereiten zu können? Für beide Konzepte war eine Armada aus unterschiedlichen Techniksystemen und Komponenten notwendig, verteilt auf ein noch breiteres Firmengeflecht. Unterfinanzierungen, wechselnde US-Präsidentschaften, Rechtsstreitigkeiten und vor allem immer wieder auftretende, technisch bedingte Verzögerungen bei den teils voneinander abhängigen Transportsystemen wie dem Space Launch System SLS, bei Musks Falcon Heavy und Starship Mondlandefähren sowie bei den Logistik- und Wohnmodulen des LOP-G stellten die anvisierten Termine für Mondmissionen als auch die Pläne für den ersten bemannten Marsflug immer wieder in Frage.

Doch hinter den Türen, dort, wo weder Medienvertreter, Kameras, Mikrofone noch Smartphones erlaubt waren, schien es aus meiner damaligen Sicht einen kleinen Kreis elitärer weißer Männer zu geben, die aus mannigfaltigen Motiven am Ziel einer bemannten Marsmission festhielten und einander schworen, sich von aufkommenden Widerständen und Rückschlägen nicht entmutigen und auch nicht entzweien zu lassen.

Eigentlich war es mir persönlich auch ganz egal, was die Hauptmotivation dieser Geheimzirkel sein mochte - purer Idealismus, der eigene Profit oder glühender Patriotismus, die Chinesen nicht an den Amerikanern vorbeiziehen zu lassen. Aus heutiger Sicht und dank Otis weiß ich, dass ich mit den Absprachen hinter verschlossenen Türen gar nicht so falsch lag, bei den Motivationen hingegen schon. Zum

Zeitpunkt der letzten geheimen Verhandlungsrunden zwischen den Hopi und US-Regierungsvertretern über historische Reparationszahlungen und die Teilhabe am Mars-Projekt hatte sich dessen Zielsetzung und Konzept bereits radikal geändert: von einem lang gehegten Menschheitstraum, dem erdähnlichsten Planeten unseres Sonnensystems einen Besuch abzustatten hin zur insgeheimen Mission, die Überlebenschance der Menschheit durch eine dauerhafte Besiedelung des roten Planeten um ein paar Prozentpunkte anzuheben. Mit anderen Worten: Der Plan sah vor zu kommen, um zu bleiben. Einzig diese Erkenntnis, die von politischer Seite nie offiziell ausgesprochen wurde, vermochte die Ende der 2030er Jahre dicht aufeinander startenden Schwerlastraketen zu erklären, die unterschiedliche Nutzlasten an zwei Ziele transportierten: zum einen weitere fertiggestellte Module zur LOP-G Orbitalstation, die in einer Rumpfkonstruktion bereits in einem elliptischen Halo-Orbit 1.500 Kilometer über dem Nordpol und 70.000 Kilometer über dem Südpol des Mondes, dicht um den Lagrange-Punkt L2, kreiste, zum anderen vorbereitende Frachtflüge zum Mars, die – weit vor der Ankunft von Menschen – hunderte von Tonnen Ausrüstung für die Marsoberfläche als auch den Marsorbit ausspucken würden, um sowohl das Bleiben als auch eine Teil-Rückkehr zu Erde zu ermöglichen.

Rückblickend betrachtet war es mehr als augenscheinlich: nach Jahrzehnten des Stillstands kam ab 2038, das Jahr in dem Otis mich in der Norwegerhütte besuchte, mächtig Bewegung in die Sache.

***

»Schön dich zu sehen, Ansgar«, begrüßt mich ein gut gelaunter Daniel Herman am Phoenix Sky Harbor International Airport, exakt jenem Flughafen, von dem ich vor sieben Jahren meine Rückreise nach München angetreten habe, nachdem mir Otis und Daniel den Platz des Regenmachers auf der Hopi-Marsmission angeboten hatten.

Ich bin mir selbst unschlüssig: ist in diesen sieben Jahren viel oder wenig passiert? Die Antwort fällt relativ aus, da es, wie so häufig, auf den Betrachtungswinkel ankommt. Ja, es ist viel passiert, wenn man die jüngsten geopolitischen und gesamtzivilisatorischen Entwicklungen als Maßstab nimmt. Expansions- und Verteilungskriege, aufbrechende, längst überwunden geglaubte Konflikte und immer drastischer verlaufende Klima- und Hungerkatastrophen mit großen Flüchtlingsströmen brachten sowohl politische als auch soziale und ökonomische Systeme an den Rand des Kollaps, verbunden mit der Auflösung der Vereinten Nationen in 2039 und ihrer grundlegenden Neukonstitution als *Earth Council* ein Jahr später. Im Anbruch der fünften Dekade des 21. Jahrhunderts lag trotz oder wegen der immensen Herausforderungen, vielleicht auch wegen der großen Wunden der geschlagenen Kriege, ein wenig Hoffnung auf Besinnung und auf einen letzten Versuch des gemeinsamen Zusammenrückens und planetaren Handelns in der Luft. Gleichzeitig sorgten die ab Mitte der 30er Jahre realisierten Technologiedurchbrüche bei Kernfusion, Quantenmechanik, programmierbaren Materialien und den neuen hocheffizienten nuklear-thermischen Antriebssystemen für vorsichtigen Optimismus und neues Selbstbewusstsein.

Dahingegen hatte sich in meinem Mikrokosmos nichts Bahnbrechendes ereignet, jedenfalls nichts, über das ich hier berichten möchte.

Die ersten Monate nach Otis Besuch auf der Hütte hielten wir regelmäßig Kontakt über Videomeetings. Er bot mir damals an, mich an den Vorbereitungen der Mission zu beteiligen, selbstverständlich ohne die Verpflichtung, an ihr selbst teilzunehmen, dieses Thema war ein für alle Mal vom Tisch. Doch was in aller Welt hätte ich schon beitragen können? Ich war weder Wissenschaftler, noch Techniker noch zertifizierter Projektmanager.

Otis Idee, ich könne das Team um die Dry Farming Spezialisten verstärken war gut gemeint, aber ich bekam es ja schon in den immer heißer werdenden Sommern bei uns im Garten nicht hin, die Rhododendren vor dem Vertrocknen zu bewahren. Für die Hopi-Botaniker, die auf dem Mars mit ausgeklügelter Technik Dry Farming betreiben wollten wäre ich bestenfalls eine Lachnummer, schlimmer noch, ein Klotz am Bein gewesen.

Schließlich dünnte der Kontakt zu Otis immer mehr aus, auch wenn ich ihm in den alle paar Monate angesetzten Videocalls interessiert zuhörte, welche Fortschritte das Projekt machte. Letztlich wurden die Schweigepausen dennoch immer häufiger und ausgedehnter. Eine unsichtbare Barriere stand zwischen uns, die sich keiner anzusprechen traute, weil jeder von uns wusste, dass sie nicht verhandelbar war und sich auch nicht verschieben oder in Luft auflösen ließ. Doch Schweigen überwindet selten Gräben, sondern verstärkt das Auseinanderdriften von Menschen.

Immerhin war mit Otis Gesundheit alles in Ordnung, wie er mir stets versicherte. Sein Schwächeanfall in der Hütte erklärte er mit einer Immunerkrankung, die durch eine hervorragende Therapie bereits am Abklingen sei, ihn aber hie und da noch kurzzeitig schwäche.

Umso überraschter war ich nach Jahren der Stille, plötzlich Daniel Herman am Telefon zu haben, der mich im Namen von Otis dazu einlud, im Headquarter von SpaceX der bevorstehenden Landung der ersten bemannten Marsmission live beizuwohnen. Im fortgeschrittenen Alter eines Mannes gibt es vermutlich nichts Schöneres, als die späte Verwirklichung seiner Kindheitsträume. Dass ich die Marsmission nicht mit meinen Eltern würde verfolgen können, weil sie schon viele Jahre davor verstarben, verleiht mir im Moment der Einladung durch Herman einen Stich. Doch der Gedanke daran, dem größten Live-Event der Menschheitsgeschichte in der SpaceX-Zentrale zusammen mit Otis und Herman beizuwohnen lässt mich eine kindliche Freude verspüren, die einem im späteren Erwachsenenalter nur noch selten vergönnt ist. Der kurze Anschlussflug zusammen mit Daniel von Phoenix nach Hawthorne, Kalifornien, wo das SpaceX Headquarter residiert, ist kurzweilig.

Ich hege keine schlechten Gedanken gegenüber Daniel Herman. Er ist einer der großen Physiker der aktuellen Zeit, wenngleich er wie viele andere seiner Kollegen das Rampenlicht der Öffentlichkeit scheut. Deswegen fühle ich mich umso geschmeichelter, mit ihm, wenn auch auf sehr unkonventionelle Art und Weise, bekannt zu sein.

Wir unterhalten uns angeregt aber oberflächlich über das, was die letzten Jahre seit unserer Begegnung passiert ist. Die weltpolitischen Ereignisse, die Aktivitäten am Mond und die bevorstehende Landung der ersten Marsmission. Als ich mich nach Otis erkundige berichtet Daniel geradezu überschwänglich, wie sehr sich Otis auf das Wiedersehen mit mir und das gemeinsame Public-Viewing Event im SpaceX-Headquarter freut, und ich kann es kaum erwarten, den Hopi-Indianer nach so vielen Jahren wiederzusehen.

***

»Herzlich willkommen im Namen des SpaceX Managements, Mr. Weiß, es ist uns eine ganz besondere Ehre, Sie als Gast bei uns begrüßen zu dürfen«, flötet mir Saundra Collins, Chief Communications Officer von SpaceX, aufgeräumt fröhlich entgegen. Die junge Frau Mitte dreißig mit hispanischem Einschlag und dunkelbraunen, langen Haaren ist hinsichtlich meines Besuchs offenbar bestens vorbereitet und gebrieft. Sie nickt Daniel kurz zu, die beiden sind miteinander vertraut. Die Schlüsselfiguren des Hopi-Projekts gehen hier bei SpaceX offenbar ein und aus. Saundra behandelt mich wie einen VIP, was sich auch auf meinem Besucherausweis in großen Lettern manifestiert, den sie mir übergibt. Sie winkt einen in ihrer Nähe stehenden Mitarbeiter zu sich her und trägt ihm mit präzisen Worten auf, meinen Koffer in die für mich vorgesehene Unterkunft zu bringen. Dass ich während meines Aufenthaltes hier im Wohntrakt des SpaceX-Headquarters untergebracht sein würde hatte mir Daniel bereits bei der Einladung avisiert. Fühlte ich mich am Telefon dadurch tatsächlich etwas gebauchpinselt, bereitet mir der große Bahnhof, der hier gerade aufgefahren wird, etwas Unbehagen, denn am Wohlsten und Sichersten fühle ich mich immer im Privaten. Was mich noch mehr irritiert ist, dass die oberste Kommunikationschefin von SpaceX sich die Zeit nimmt, mich zu begrüßen und sich anschickt, mir gleich eine Führung durch Teile des gigantischen Gebäudekomplexes angedeihen zu lassen, obwohl in weniger als fünf Stunden das große Public Viewing Event stattfinden soll. Saundra und ihr Mitarbeiterstab haben offenbar alles unter Kontrolle. Ich folge ihren schnellen Schritten durch schier endlose, lichtdurchflutete Korridore und Hallen und die PR-Dame hat sichtlich Spaß daran, mir die jeweils linkerhand und rechterhand durch Glaswände einsehbaren Großraumstrukturen und ihre Bedeutung in den Betriebsabläufen zu erläutern.

Wir laufen an riesigen Büros vorbei, in denen hunderte von Ingenieuren und Konstrukteuren vor CAD-Zeichnungen und 3-D-Animationen sitzen oder endlose Reihen an Entwicklern an Softwarecode arbeiten. Dazwischen gibt es kleinere Büros, die offenbar als Leitstände, DevOps- und Missionszentralen fungieren. Hin und wieder tauchen hinter den Glasfassaden auch Fertigungshallen und Teststände mit einzelnen Komponenten der SpaceX-Flotte auf. Wir laufen an einer Crew Dragon Kapsel vorbei, die ich beängstigend klein finde, wenig später taucht rechts in einer Halle die wesentlich imposantere Starship-Oberstufe auf, Musks mittlerweile in Serie gefertigtes Raumschiffmodell, in dem bereits hunderte Menschen mit dem nötigen Kleingeld eine Mondumrundungs-Spritztour gemacht haben.

Das nicht enden wollende Areal ist ein irrwitziger, wimmelnder Hightech-Bienenstock, der auf den ersten Blick völlig anarchisch wirkt, in Wahrheit jedoch hocheffizient durchorganisiert ist. Mit Ausnahme der zentralen Eingangshalle habe ich bislang keinerlei Security Personal gesehen, was mich wundert. Doch eingeschüchtert von den aberwitzigen Dimensionen der über 200.000 Quadratmeter großen Firmenzentrale bin ich recht schweigsam und stelle kaum Fragen.

Der Korridor, durch den wir laufen, wird vor uns zu einem riesigen Ovoid, ein großer Versammlungsplatz im Herzen des Gebäudekomplexes, an dem vermutlich wichtige Townhall-Meetings für alle Mitarbeitenden anberaumt werden.

»Hier wird sich um sechs Uhr abends ein Großteil der Belegschaft zum Public Viewing einfinden«, erklärt Saundra stolz. Durch eine Glasfront sieht man in eine Missionszentrale mit riesiger Bildschirmwand. Hier läuft offenbar der Datenstrom des SpaceX Missionsanteils zusammen. Oberhalb des Areals spannt sich eine Art transparente Verbindungsbrücke von der einen auf die andere Seite. In der Glasbrücke kann ich Kameras und helle Scheinwerfer und hektische Betriebsamkeit ausmachen, vermutlich das interne Streaming-Studio für die SpaxeX-eigene Live-Berichterstattung. Doch Saundra lässt mir kaum Zeit alles in mich aufzunehmen und marschiert im Stechschritt, begleitet vom lauten Klacken ihrer hohen Hacken, weiter durch die Townhall-Area, bis sie schließlich vor einem etwa 200 Quadratmeter großen Raum zu unserer Linken stehen bleibt.

»Unseren VIP-Gästen bieten wir hier ein einzigartiges Erlebnis der Marslandung.« Die besondere Betonung, mit der sie das sagt, entgeht mir nicht.

Ich schaue neugierig durch die Glasfront in den Raum. Auch er hat am Ende einen wandfüllenden Screen. An einer Seite ist ein Catering-Team bereits emsig mit dem Aufbau und Arrangement irgendwelcher Speisen und Getränke beschäftigt. Der komplett in Weiß getünchte Raum wird von einer kaltweiß leuchtenden Decke und einem etwas dezenter glimmenden Fußboden in gleißendes Licht getaucht. In der gesamten Decke sind irgendwelche Sensoren eingelassen, ansonsten ist alles steril und leer. Keine Sitzgelegenheiten, keine Tische, nichts. Es hat den Charme eines leergeräumten Reinraumes aus der Chip-Fertigung. Ich schaue leicht verunsichert über meine Schulter in Daniels Richtung, der schräg hinter mir steht und sich schon während der ganzen Führung auffällig unauffällig nach hinten hat zurückfallen lassen.

»Lass dich überraschen, Ansgar, das wird großartig«, gibt er vieldeutig zurück und deutet ein Augenzwinkern an. Nach weiteren fünf Minuten betreten wir einen neuen Gebäudeteil, der eher die Anmutung einer zweckmäßigen Hotelanlage hat. Schmale Gänge, viele Türen mit Nummern. Saundra bleibt vor der Nummer 110 stehen.

»Sie werden sich nach dem langen Flug sicher erstmal frischmachen wollen. Zum Event sind es noch viereinhalb Stunden. Ihr Besucherausweis ist gleichzeitig Keycard zu ihrer Unterkunft«, lässt mich Saundra knapp wissen und schaut kurz auf ihr iDevice am Armgelenk. »In zwei Stunden, Punkt halb vier, lasse ich Sie hier abholen, um mit Otis zusammenzutreffen. Seien Sie bitte pünktlich fertig.«

Während die PR-Chefin sich bislang von ihrer freundlichen Schokoladenseite zeigte, wechselt sie nun in eine überraschend gebieterische Tonlage, die mir unmissverständlich klarmacht, dass es zu dieser Agenda weder eine Diskussion noch eine Alternative gibt. Während ich noch die abrupte Verwandlung der freundlichen SpaceX-Kommunikationsdirektorin in eine Gouvernante mit harschem Befehlston verarbeite, nickt mir Daniel aufmunternd mit einem »Wir sehen uns später« zu und beide verschwinden in den Katakomben des Wohnkomplexes.

Das Zimmer kommt nicht gerade einer Hotelsuite gleich.

Die gut zehn Quadratmeter ähneln mehr einer Schiffskoje für Mannschaftsränge, als einer luxuriösen Beherbergung. Das hätte ich mir denken können, denn der SpaceX-Wohntrakt dient offenbar vornehmlich dazu, Mitarbeitern nach einem Sechzehnstunden-Arbeitstag eine Mütze voll Schlaf zu gönnen oder bei längeren Nachtschichten ein kurzes Powernapping zu ermöglichen. Spint, Nasszelle, Bett, kleiner Schreibtisch, Kommunikationseinheit – fertig ist die Home Sweet Home Star Cabin à la Elon Musk.

Mein Koffer steht vor dem schmalen Bett. Ich gehe in die Nasszelle und betrachte mich im Spiegel. Das hätte ich besser nicht tun sollen, denn ein müdes, blasses Ansgar-Gesicht mit zerzausten grauen Haaren schaut mich an. Ich spüre die bleierne Müdigkeit des Transatlantikfluges und der zu verarbeitenden Eindrücke der Guided Tour durch die SpaceX-Zentrale. So wirst du die heutige lange Nacht der Marslandung nicht überstehen, sage ich in Gedanken zu dem übernächtigten Knautschgesicht. Ich stelle meinen Wecker so, dass er mir wenigstens neunzig Minuten unruhigen Schlaf gönnt. Dreißig Minuten reichen mir allemal, um kurz zu duschen, frische Klamotten anzuziehen und mein Knittergesicht in Ordnung zu bringen – um in einigermaßen aufgeräumten Zustand meinen Freund Otis wiederzusehen.

***

Es klopft. Laut und vehement. Dreimal, extrem kurz aufeinander. Wer auch immer da draußen vor meiner Tür steht, versteht sich auf dieses Klopfen an fremde Türen, das auf der ganzen Welt dieselbe eindeutige Bedeutung für die Person im Zimmer hat: ›Wenn du nicht unverzüglich rauskommst, kommen wir zu dir rein. Ende der Durchsage.‹ Dieses Klopfen wird Leuten bei der Polizei, bei Spezialeinheiten, beim Militär und vielleicht noch bei der Steuerfahndung explizit beigebracht, da bin ich mir sicher. Und genau aus diesem Grund bin ich mir auch Hundertprozent sicher, dass die Person vor meiner Tür irgendein Uniformierter sein muss. Ich lange mir nochmal hektisch an meine Taschen und überprüfe, ob ich alles Wichtige bei mir habe. Dann öffne ich die Tür. Bingo, ein junger Mann in uniformartiger Kleidung steht vor mir. Er trägt eine komplett weiße Montur, hat sogar weiße Schuhe an. In irgendeinem Science Fiction Film haben sie ähnliche Uniformen getragen, aber ich komme nicht drauf, in welchem.

»Ansgar Weiß? Ich bringe Sie zu Otis Namingha«, verrät mir der drahtige Mittvierziger mit GI-Kurzhaarschnitt völlig emotionslos.

»Bitte folgen Sie mir«, bekomme ich in dieser typisch auffordernden Kommando-Tonlage zu hören, noch bevor ich aus der Türschwelle heraustreten und die Zimmertür hinter mir schließen kann.

Ich folge dem weißen Militär durch einige Gänge, die aus dem Wohnkomplex hinausführen und zwinge mich dazu, auf die Beschilderungen achtzugeben, um ohne fremde Eskorte wieder zurück in mein Zimmer zu finden, habe aber wenig Hoffnung, dass mir das gelingen wird. Die Innenarchitektur wechselt. Wir kommen in ein neues Gebäudeareal ohne jegliche Fenster nach draußen, dennoch schaffen es die in Decken und Korridorwände eingelassenen Leuchtpaneele, ein Tageslichtambiente nachzuahmen, das erstaunlich natürlich wirkt. Auf dem langen Weg kommen uns keine SpaceX-Mitarbeiter entgegen, der Gebäudeteil scheint weitab vom Schuss zu liegen. Wir treffen auf einen Längskorridor und ich erhasche beim Blick nach rechts einen Gang mit breiter Glasfront aus Milchglas, das einen klaren Blick in die dahinter gelegenen Räumlichkeiten unterbindet. Unterbrochen werden die Milchglasfronten durch massive Doppeltüren. Ich kann durch das getönte Glas nur ein paar dunklere Silhouetten irgendwelcher Gerätschaften und Apparaturen ausmachen, die sich durch die helle Innenbeleuchtung teilweise schattenartig vor den Scheiben abzeichnen. Irgendetwas an diesem Ambiente kommt mir merkwürdig vor, merkwürdig vertraut, so, als ob ich hier schon einmal war.

Doch mir bleibt keine Zeit darüber zu sinnieren, was sich im Gang zu meiner Rechten befindet oder was sich hinter den Doppeltüren abspielt, denn mein Begleiter – oder ist es mein Bewacher? – fordert mich auf, ihm nach links zu folgen. Der Gang, in den wir einschwenken ist wieder fensterlos. Wir sind bereits ein paar Schritte unterwegs, als ich plötzlich weiter hinter mir, im Milchglasgang, das Geräusch einer sich mechanisch öffnenden Schiebetür wahrnehme und mich umdrehe. Zwanzig Meter weiter hinten tritt eine ebenfalls weiß gekleidete uniformierte Frau rückwärts durch die Schiebetür in den Gang heraus. Sie unterhält sich mit jemandem, den ich noch nicht sehen kann, der aber kurz darauf ebenfalls durch die Türöffnung tritt. Zwischen den beiden gleitet ein Bett auf Rollen, das sie gemeinsam in den Korridor schieben. Auf dem Bett liegt eine reglose Person. Der Schädel ist kahlrasiert. Ein paar Kabel oder Schläuche hängen von einer Infusions- und Monitoreinheit herab. Das merkwürdig vertraute, aber nicht einzuordnende Déjàvu von vorhin entfaltet sich geradezu explosionsartig: In diesen Gängen riecht es schon die ganze Zeit nach Desinfektionsmitteln! Der typische Geruch einer Krankenstation! Dort hinten auf dem Bett liegt ein Patient, entweder auf dem Weg in den OP oder hinaus. Ich werde hier gerade durch die Gänge eines Krankenhauses geführt! Während ich noch meinem Gefolgsmann in weiß hinterhertrabe, verspüre ich einen leichten Anflug von Panik in mir aufkommen und merke, wie kleine Schweißperlen aus den Poren meiner Oberlippe treten. Was ich bei meinem Begleiter für eine weiße Militäruniform gehalten habe ist in Wirklichkeit irgendeine spezielle Arztkluft. SpaceX-Design, Regierungsdesign, Marsmissions-Design, ich habe keine Ahnung, was hier gespielt wird und werde dementsprechend unruhig.

»Warum laufen Sie mit mir durch ein Krankenhaus?«, will ich wissen und merke, wie alarmiert meine Stimme bereits klingt. In meinem Kopf entstehen augenblicklich unschöne Gedanken und beunruhigende Bilder, die mir weiteren Schweiß ins Gesicht treiben.

Laufe ich geradewegs wie ein ahnungsloses Insekt ins Netz einer Spinne, die mir einen hübschen Stich verpasst, der mich bis zum geplanten Abflug der Hopi in zwei Jahren in Stasis versetzt, oder gar bis zur Ankunft auf dem Mars? Habe ich mich von der Einladung blenden lassen und vor lauter kindlicher Euphorie, das Public Viewing Event hier bei SpaceX mit Otis erleben zu dürfen, sämtliche Alarmzeichen übersehen?

Mein Begleiter ignoriert meine Frage und geht ungerührt weiter. Kein gutes Zeichen. Mein Hirn hat bereits auf existenzielle Bedrohungslage umgeschaltet und fängt an, ziemlich chaotisch Fluchtoptionen und andere alternative Handlungsmöglichkeiten gegeneinander abzuwägen.

Unterbrochen werden meine Fluchtgedanken von sich hochspiralisierenden, phobischen Blitzvisionen: Nadelstiche, Chloroform-Betäubung, Fixierung auf einer Bahre und anschließender Körpersäfte-Transfusion für einen Kälteschlaf. Ich bin ein leichtgläubiger Idiot und trotte hier wie ein Schaf zur Schlachtbank. Brav, ahnungslos, folgsam. *Herzlichen Glückwunsch, Ansgar.* Mein Unterbewusstsein ruft die wenigen Prügeleien und körperlichen Auseinandersetzungen auf, die ich in meinem Leben hatte. Irgendeine Kampftechnik zu erlernen oder ein Kampftraining zu absolvieren war für mich schon immer ein abstruser Gedanke, genauso wie der, mich zuhause zu bewaffnen, um meine Familie vor einem Einbrecher zu beschützen. Ich kann mit Worten fechten, aber keine Abzüge drücken. Tansania lässt herzlich grüßen ...

Das Ansgar-Schaf bleibt einfach stehen.

Mein Begleiter merkt es nach wenigen Schritten, stoppt abrupt und dreht sich mit scharfem Blick zu mir um. Jetzt bloß keine Angst zeigen. Schulhof-Situation, vierte Klasse. Damals waren sie zu dritt, hier ist es nur einer, dummerweise einer vom Typ superdrahtiger GI-Militärarzt, vermutlich mit Nahkampfausbildung. Mein Hirn sendet mir nur noch verächtlichen Schrott: *Mesdames et Messieurs, treten Sie bitte näher und freuen Sie sich auf unsere Vorstellung: im Gang eines geheimen Krankenhauskomplexes, in dem Menschen unfreiwillig für ihre Reise zum Mars vorbereitet werden, treten gleich in einem fulminanten Kampf auf Leben und Tod gegeneinander an: durchtrainierter Sixpack-Waschbrettbauch gegen wabbeliges Wohlstandsbäuchlein. Viele Runden werden es wohl nicht werden, aber wir wünschen dennoch gute Unterhaltung!* ›Halt die Klappe, du krankes Hirn! Probier‘s erstmal mit deiner vorlauten Klappe, Ansgar. Schulhof-Tansania-Strategie, aber mit angezogener Handbremse, sonst kriegst du gleich wieder eine in die Fresse!‹, versucht meine innere Stimme der Vernunft wieder Herr der Situation zu werden. ›Na los, du bist doch nicht auf den Mund gefallen!‹, höre ich es wieder in meinem Kopf. Millisekundenabwägung.

»Haben Sie was an den Ohren?« Ich lege so viel Stahl in meine Stimme, wie ich nur kann und bete, dass er nicht das leichte Zittern darin wahrnimmt, das sich bei mir einstellt, sobald ich unter maximaler Anspannung stehe. »Ich fragte, warum laufen wir durch ein Krankenhaus?« Bei dem Satz spreche ich alle Wörter einzeln.

Er kommt die paar Schritte zurück zum bockigen Schaf, das ihm nicht mehr folgen und stattdessen den strammen Maxe markieren will, innerlich aber halb am Zittern ist, wie die Kraftprobe jetzt wohl ausgehen mag. Der medizinische Adjutant kommt mir näher, als mir lieb ist und es die Höflichkeit gebietet, bleibt aber völlig ruhig und ich kann bis auf den geringen Abstand keine körperliche Drohkulisse wahrnehmen.

»Mr. Namingha wird hier behandelt, Sir. Er ist bei uns in den denkbar besten Händen. Bitte folgen Sie mir jetzt, wir sind gleich da«, bringt er mit begütigendem Ton über die Lippen, dreht sich um und schreitet wieder voran.

Die innerliche Anspannung fällt von mir ab, mein Gehirn gibt für meine eigene Bedrohungslage augenblicklich Entwarnung. Es braucht einen kurzen Moment, bis ich mich wieder in Bewegung setzen kann. Gleichzeitig macht sich eine neue, anders gelagerte Beunruhigung breit. Otis wird hier medizinisch behandelt? Wieso? Daniel sagte mir doch auf meine Frage, wie es Otis gehe, wie sehr sich dieser darauf freue, mich zu sehen. Der Groschen fällt. *Ja, du Schaf, aber Daniels Antwort sagt nichts, aber auch gar nichts über seinen Zustand aus. Der gewiefte Physiker hat deine Frage schlicht elegant umschifft.*

Wir kommen an einen weiteren Abzweig, der nach links führt. Es ist eine Sackgasse. Sie endet mit einer großen zweigeteilten Schleusentür, die verschlossen ist. Rechts von der Schleuse befindet sich ein Terminal. An der linken Seitenwand der Sackgasse befindet sich eine metallische, ungemütlich aussehende Sitzgelegenheit.

Mein Begleiter bringt sich kurz vor dem Terminal in Position, ruft auf seinem iDevice irgendein Menü auf und sagt knapp »Er ist jetzt da«. Dann wendet er sich zu mir und macht eine Handbewegung auf die nicht gerade einladend wirkende Sitzbank.

»Bitte nehmen Sie Platz, es dauert noch einen Moment«, lässt er mich geschäftig wissen und schon dreht er ab und ich sitze allein vor einer massiven Metallschleuse, auf der ein Zeichen prangt, das ich schon mehrmals gesehen habe: zwei runde Kreise, durch die eine Gerade läuft.

***

Ein plötzliches Zischen lässt mich aus meinen Gedanken hochschrecken, die, ausgelöst durch die skurrilen Begebenheiten seit meiner Ankunft im SpaceX-Headquarter, mein Unterbewusstsein in Beschlag nehmen. Die große Tür teilt sich und verschwindet in den Seitenwänden. Jetzt kann ich erkennen, dass der Raum dahinter unerwartet groß ist, eine Art Rezeption und ein paar Sitzgelegenheiten vor einer

Screenwand beherbergt, fast wie eine Art Hotellobby. Mehrere Personen kommen aus der Lobby in Richtung Tür herausgelaufen, teilweise noch in lockerem Gespräch untereinander. Einer trägt eindeutig eine Militäruniform, an der einige Abzeichen auszumachen sind, die mir nichts sagen, andere sind typische Anzugträger, die auf mich wie Geschäftsleute oder Anwälte wirken. Ein paar aus der Gruppe sind völlig leger angezogen, ich vermute mal, dass es sich um Techniker und Ingenieure handelt. Sie laufen durch die breit geöffnete Schleuse, schauen kurz zu mir herüber, manche von ihnen nicken mir vernehmlich zu. Ich kenne kein einziges Gesicht, oder, Moment mal, war das eben nicht gerade Urs Rochat, der Quantenphysiker und Nobelpreisträger? Ich bin mir nicht sicher, und genau deswegen denke ich auch nicht daran, dem Mann hinterherzulaufen und ihn wie ein Fanboy nach seiner Identität zu fragen. Hier ist alles skurril genug.

Ein indisch oder pakistanisch wirkender Mann in der weißen Arztuniform, die hier offenbar dem medizinischen Personal vorbehalten ist, kommt direkt auf mich zu. Er ist Mitte bis Ende vierzig und trägt einen ebenso markanten wie penibel getrimmten Anchorbart mit vollen, nach hinten gegelten Haaren. Sein dunkler Teint kontrastiert zur weißen Kleidung. Er lächelt mich aufmunternd an und streckt mir seine Hand zur Begrüßung entgehen.

»Es freut mich außerordentlich, Sie kennenzulernen, Mr. Weiß«, sagt er mit strahlend weißen Zähnen in einem sympathischen Singsang, wie es dem indischen Englisch häufig zu eigen ist. Sein indischer Dialekt, den ich, immer wenn ich ihn höre, sympathisch und entwaffnend finde, löst die letzten vorhandenen Anspannungen und Befürchtungen, die ich noch vor wenigen Minuten durchlebte.

»Mein Name ist Dr. Shaik Manjila, ich bin der behandelnde Arzt von Mr. Namingha«, stellt er sich vor. »Ich bringe Sie jetzt zu ihm. Er braucht viel Ruhe und wenig Aufregung, wenn Sie verstehen ...« Manjila schaut mich erwartungsvoll von der Seite an, offenbar um eine Bestätigung bittend.

»Ja, natürlich«, murmle ich vor mich hin, ohne die leiseste Ahnung, was hier nun wirklich Sache ist. Manjila setzt sich in Bewegung und ich folge ihm. Otis muss hier in unmittelbarer Nähe sein.

»Er will heute natürlich die Live-Übertragung der Marslandung mitverfolgen, was ich zwar nachvollziehen kann, ihm aber bedauerlicherweise nicht ausreden konnte – genauso wenig wie Ihren Besuch«, gibt er mit einer unüberhörbaren Spitze unterm Gehen von sich. Manjila ist ein Früchtchen mit süßer Schale und bitterem Kern. Im Prinzip hat er mich gerade mit einem Lächeln im Gesicht zur Persona non grata erklärt.

»Ich gebe Ihnen zehn Minuten«, sagt Manjila in bestimmendem Ton und schwenkt vor eine Tür ein. Es klingt tatsächlich nach strikter ärztlicher Anweisung ohne Widerrede. Mir ist noch nicht ganz klar, wie Manjila mich sanktionieren möchte, wenn ich die zugestandene Zeit überziehe, aber ich habe keine Zweifel, dass er ein durchsetzungsstarker Arzt ist, mit dem, wenn es hart auf hart kommt, nicht gut Kirschenessen ist.

***

Ich trete durch diese Tür, von der ich annehme, dass Otis hinter ihr rund um die Uhr steuert, lenkt, verhandelt, die

Fäden zusammenführt und sich über Fort- wie Rückschritte der Mission informieren lässt. Doch als ich eintrete wird mir sofort klar, dass hier nicht nur ein täglicher Kampf um die Vorbereitung und das Gelingen der Hopi-Mission tobt, sondern ein weiterer, viel dramatischerer: es ist der Kampf um Otis Leben. Die Mischung aus Hightech-Büro und intensivmedizinischer Versorgung, in die ich eintrete, ist geradezu atemberaubend und lässt mir den Mund offenstehen. Für Otis wurde eine lebenserhaltende Schaltzentrale erschaffen, von der aus er mit jenen fünfzig Prozent Lebensenergie, die ihm die medizinische Behandlung spendet, weiter seine Mission vorantreiben kann. Die eine Hälfte der Suite, teilweise abgetrennt durch eine offenbar schaltbare Glasfront, ist abgedunkelt und vollgestopft mit medizinischen Apparaturen und Überwachungsmonitoren, die still vor sich hin summen und in allen Farben des Regenbogens blinken. Sogar ein Medibot, ein vollmobiler Healthcare Service Roboter der neuesten Generation, wie ich ihn nur aus Insta-Reels kenne, steht regungslos und mit stumpfem Blick in einer Ecke. Die andere Hälfte des Raumes ist ein hell erleuchtetes, modernes Businessbüro mit allen Raffinessen. Von dem Bär eines Mannes, dem Otis glich, als er zum ersten Mal vor sieben Jahren und dann drei Jahre später auf der Norwegerhütte vor mir stand, ist nicht mehr viel übrig. Stattdessen sehe ich eine abgemagerte, gebrechlich wirkende Gestalt, die sich darauf konzentriert, aufrecht und mit beiden Beinen auf dem Boden zu stehen. Von seiner Erdung, die mir damals im Fernsehstudio sofort auffiel, ist nichts übriggeblieben, auch nicht von seinem typisch indianischen Teint, der nun einer fahlen, pergamentähnlichen Haut gewichen ist. Otis hat keine Haare mehr. Sie sind Opfer gezielter Bestrahlung, Chemo- oder sonstiger Krebstherapien geworden. Es dauert nur Millisekunden, um wahrzunehmen was hier los ist und ich muss mich innerlich zwingen, nicht loszuheulen. Urplötzlich spüre ich die Anwesenheit einer dritten, menschlichen Person im Raum. Sie steht gut getarnt wie ein schwarzer Panther abseits im Halbschatten des abgedunkelten Medibereichs. Meine Augen müssen das Dunkel erst adaptieren, um erkennen zu können, wer dort im Verborgenen steht und auf wessen murmelgroßen Pantheraugen mehrere Lichtreflexe blitzen. Obwohl ich ein furchtbar schlechtes Gesichtsgedächtnis habe und die Lichtverhältnisse schwierig sind, erkenne ich sie sofort. Es ist die indigene Frau aus dem Diner, in dem Otis und ich auf dem Weg ins Hopi-Reservat Rast gemacht hatten. Sie hatte Otis ungewöhnlich scharf beim Bedienen angezischt, mich immer wieder mit ihren Blicken taxiert und Otis beim Herausgehen die Thermoskanne Kaffee in die Hand gedrückt.

Jetzt steht sie nur unmerklich gealtert mit ihren zu zwei Zöpfen geflochtenen pechschwarzen Haaren in der abgeschatteten Medisuite und mustert mich, wie ich unbeholfen Otis anglotze und gleichzeitig damit Kämpfe, meine Tränen zurückzuhalten.

»*Um waynuma*, sei gegrüßt mein Freund«. Otis gibt sich Mühe, seine Stimme kräftig wirken zu lassen, aber sie ist schwach und brüchig.

»Das ist Tiponi, meine *Nituna*«, krächzt Otis mit schwacher Stimme. »Tochter«, fügt er erklärend hinzu. »Sie ist Agrobiologin und leitet das Dry Farming Programm unserer Mission. Du hast sie... im Diner... «, doch der Satz bleibt unvollendet und geht in einem Hustenanfall unter. Er hat nicht die Kraft, lange und in vollständigen Sätzen zu sprechen.

Seine Tochter, ja natürlich. Otis hat nicht aus purem Zufall das Diner in Pagosa Springs angesteuert, sondern ganz gezielt, weil seine Tochter dort gejobbt hat. Sie wusste bereits lange bevor wir zur Tür hereinkamen, dass ihr Vater den seltsamen Regenmacher aus Deutschland zur Begutachtung mitbringen würde, was ihr offenbar missfiel. Jetzt wird mir klar, warum sie sich herausnehmen konnte, Otis so anzufauchen. Selbstbewusste erwachsene Tochter maßregelt ihren Vater. Das kommt mir nicht ganz unbekannt vor und ich schmunzle kurz in mich hinein, dass so etwas auch in einer indigenen Vater-Tochter-Beziehung gang und gäbe zu sein scheint.

»Ich weiß«, beeile ich mich zu sagen. Einerseits, um keine unangenehme Pause aufkommen zu lassen, andererseits, um Otis weitere kräftezehrende Ausführungen zu ersparen. »Ich erinnere mich gut«, gebe ich ungelenk zum Besten und will mit dem Versuch eines Lächelns in ihre Richtung das Eis brechen, denn Tiponi macht keinerlei Anstalten, aus dem Schatten herauszutreten und mich zu begrüßen oder sich an der Konversation zu beteiligen. Sie schaut mich von der Seite weiterhin unverwandt an und ich vermeide es zurück zu starren. Hier geht es schließlich um Otis, meinen Freund. Endlich kann ich mich aus meiner Starre befreien, gehe die paar Schritte auf ihn zu und umarme ihn.

»Hallo *Kwaatsi,* schön dich wiederzusehen.«

Er ist abgemagert und erwidert meine Umarmung so gut er kann.

»Schön, dass du hier bist, Ansgar.«

Ich löse mich aus der Umarmung, wissend, dass ich jetzt mit dem Rücken zu Tiponi, also regelrecht zwischen ihr und ihrem Vater stehe. Ich kann ihren Groll spüren, er liegt förmlich in der Luft, aber damals wie heute weiß ich immer noch nicht, womit ich sie gegen mich aufbringe. Ich wende mich ihr zu und reiche ihr die Hand.

»Es freut mich, dich kennenzulernen, Tiponi.«

Sie schaut mich mit ihren schwarzen, durchdringenden Augen an, dann sieht sie langsam an mir herunter, zu meiner ihr entgegengestreckten Hand. Sie richtet ihren bohrenden Blick wieder auf mein Gesicht aus, dann bricht es aus ihr heraus.

»Du hast meinen Vater all die Jahre im Stich gelassen«, zischt sie wie ein explodierender Dampfkessel, dreht wütend in Richtung Tür ab und lässt sie geräuschvoll hinter sich ins Schloss krachen. Ich bin noch ganz perplex von ihrer aufgebrachten Reaktion und brauche ein paar Sekunden, um mich zu sammeln.

»Deine Tochter mag mich nicht besonders«, sage ich in formvollendeter britischer Untertreibung.

»Du darfst ihr nicht böse sein. Tiponi ist sehr temperamentvoll, will immer mit dem Kopf durch die Wand«, charakterisiert Otis seine Tochter und ich höre trotz seiner brüchigen Stimme die Mischung aus Stolz und väterlicher Nachsicht heraus.

»Hat sie recht?«

»Womit?«

»Mit dem, was sie gerade über mich gesagt hat?«, will ich wissen. Es kaut an mir, beginnt mich aufzufressen, seit ich diesen Raum betreten habe. Ich war die letzten Jahre nicht für ihn da, als es ihm schlecht ging, sich der Krebs wohin auch immer fraß, stand ihm nicht bei, wie es ein guter Freund getan hätte. Otis geht langsam zu seinem imposanten Schreibtisch und lässt sich schwerfällig in den Sessel gleiten.

»Weißt du noch, was ich dir damals gesagt habe?«, fragt er mich, jetzt offenbar bei besseren Kräften.

»Du bist ein Reisender, Ansgar, und du gehörst *Katsinam* an, den Vermittlern zwischen unseren Gebeten und den Göttern, die den Regen bringen.« Er ist wieder in seiner Mythologie. Ich bin es nicht. Ich habe mit Göttern nichts zu schaffen und wenn, dann bin ich extrem schlecht auf sie zu sprechen, diese ganzen religiösen Gottheiten, die so viel Leid auf diesem Planeten zulassen.

»Warum hast du mir nichts gesagt? Warum hast du totgeschwiegen, dass du so krank bist«, stelle ich ihn zur Rede.

»Wie gesagt, du bist ein Reisender, kein Heiler. Du kannst Regen bringen aber sicher kein Gliom verschwinden lassen. Es ist so bestimmt.«

Typisch indigener Sturschädel, wie der Vater so die Tochter. Er hätte mich viel früher zu sich holen sollen. Aber das Ergebnis wäre das gleiche geblieben und das ist uns beiden klar. Obwohl er den geplanten Wechsel seines Stammes von der *Vierten* zur Fünften *Welt* trotz seiner Krebserkrankung von hier aus so gut er konnte weitergetrieben hat, muss es trotzdem gravierende Auswirkungen auf die Hopi-Mission haben, die in zwei Jahren starten soll.

»Was wird jetzt aus Eurer Mission, ohne dich?« Ich erschrecke über den letzten Nachsatz. Ohne es zu wissen habe ich vorweggenommen, dass es Otis weder vergönnt sein wird mitzufliegen, noch viel Zeit auf der Erde zu verleben.

»Es war nie geplant, dass ich mitkomme, Ansgar.« Ich bin baff. Bei jedem Zusammentreffen gelingt es dem Hopi, mich zu überraschen. Ich war felsenfest davon überzeugt, dass er die Mission begleiten, ja anführen würde. Otis sammelt Kraft für den nächsten Satz. »Ich bin für meinen Stamm viel nützlicher, wenn ich hierbleibe, alles von hier aus koordiniere. Aber bald werden Tiponi und der Beraterstab übernehmen müssen.«

»Ihr fliegt tatsächlich wie geplant in zwei Jahren?«

»Die ersten 37 jungen Hopi, ja. Sie durchlaufen seit Jahren die notwendigen Ausbildungen und Trainings. Weitere werden folgen.«

»Habt Ihr dort wirklich eine Chance?«

»Es ist viel getan worden, viel vorbereitet, lange vor unserer Ankunft im Canyon.«

»In einem Canyon?«

»Ja, *Vierte Welt* Mesa, *Fünfte Welt* Canyon ...« Die Antworten fallen knapp und kurzatmig aus. Er muss husten. Als er wieder Luft einatmet, höre ich es rasseln. Der Krebs und die Therapie haben ihm körperlich schwer zugesetzt, jede Bewegung, jeder Satz kostet ihn Kraft.

»Vielleicht später, eines Tages auch Mesa«, murmelt Otis vor sich hin. Ich verstehe nicht jedes Detail. Das Wiedersehen mit Otis verläuft völlig anders, als ich es mir ausgemalt habe. Genauso, wie das Verfolgen der ersten bemannten Marsmission anders ablaufen wird, als ich es mir als Kind vorgestellt hatte. Das Leben, der Kosmos oder der Zufall – wer auch immer die großen Spieler und Strippenzieher für jeden einzelnen von uns sind, sie haben ihre ganz eigenen Pläne.

»Heute ... bedeutender Schritt, Ansgar.« Seine Augen leuchten kurz auf. »Und du bist hier ...«

Noch bevor Otis mit dem bereits verglühenden Fünkchen in seinen Augen fortfahren kann, höre ich ein vehement-eindringliches Dreifachklopfen an der Tür. Es ist das ›Ich-komm-jetzt-rein-egal-ob-du-mir-aufmachst-Klopfen‹. Eine Sekunde später steht Dr. Manjila mit zwei Assistenzärzten im Raum.

»Mr. Weiß, Ihre zehn Minuten Besuchszeit sind abgelaufen. Sie sehen Mr. Namingha heute Abend bei der Marslandung. Ich lasse Sie jetzt zu Ihrem Quartier zurückbringen.«

***

Ich stehe in diesem kaltweißen Reinraum mit leuchtender Decke und glimmendem Fußboden. Irgendeine boshafte Gehirnzelle meines Sprachzentrums gibt dem Public Viewing Aufenthaltsraum für geladene VIP-Gäste den Namen ›SpaceX-Solarium‹. Mit mir trudeln die ersten VIPs ein, stets eskortiert von Mitarbeitern aus Saundras PR-Team. Servicekräfte reichen Champagner und Canapés. Ich werde von meinem persönlichen Begleiter, der mich von meiner Unterkunft abgeholt und ins Solarium gebracht hat, mit einigen Gästen bekanntgemacht, die hier offenbar jeder zu kennen scheint, mir jedoch kaum etwas sagen. Die Namen klingen wichtig, die erläuternden Funktionen noch imposanter, aber weder das eine noch das andere bleibt bei mir hängen. Tim, mein mir zur Seite gestellter SpaceX-Buddy, stellt mich den anderen Gästen als ›langjähriger Freund von Otis Namingha und Daniel Herman‹ vor. Im anschließenden Smalltalk tue ich alles dafür, den Ball schön flach zu halten und, was Details anbelangt, in Deckung zu bleiben. Endlich sehe ich am Eingang Daniel und Otis auftauchen, die aber gleich von einigen Leuten umringt und in Beschlag genommen werden. Otis kommt in Begleitung seiner Tochter Tiponi und ohne Ärzte. Er wirkt frischer und kraftvoller als bei unserer Begegnung in seiner Business- und Healthcare-Suite. Dr. Manjila wird ihm für heute Abend sicher einen ordentlichen Kraftcocktail injiziert haben, der ihn für ein, zwei Stunden auf den Beinen hält. Otis lässt seinen Blick im Raum umherschweifen, als würde er wie zuhause in *Tuuwanasave* auf der First Mesa stehen und nach etwas Ausschau halten. Es ist der unverkennbare Blick des stolzen *Representative of the Hopi Tribe Nation*, der seinen Stamm in eine neue Zukunft, in die *Fünfte Welt* führen möchte, obwohl er todkrank ist. Heute Abend wird er eine Preview auf die *Fünfte Welt* zu sehen bekommen, ein Vorgeschmack auf die in zweieinhalb Jahren landende erste Vorhut aus 37 Hopi, die bald darauf ihre eigene unabhängige Nation ausrufen werden. In dem Menschengewimmel kreuzen sich endlich unsere Blicke. Otis schaut mich über die Distanz des Raumes an. Auf mir liegt wieder sein ruhiger Blick, der alles um mich herum langsamer macht und die Umgebungsgeräusche zu einem Rauschen wie unter Wasser werden lässt. Ich sehe nur ihn. Er sieht mich. Er lächelt mich an. Dankt mir, dass ich heute hier bei ihm bin. Alles in Zeitlupe. Dann grüßt er mich, wie es die Hopi untereinander tun, wenn sie sich gegenseitig Respekt und Zuneigung erweisen. Es ist ein Moment, der sich in Echtzeit in mein Langzeitgedächtnis einbrennt und für den es sich gelohnt hat, hierher zu kommen. Ich lächle zurück, ein Wimpernschlag. Dann ist unser Blick durch die Menschen im Raum schon wieder verstellt und der Moment vorbei.

Auf dem großen Screen, der in mehrere Bereiche unterteilt ist sind ein paar erste Live-Bilder und vorbereitete Einspieler und Animationen im Zusammenhang mit dem geplanten Landemanöver zu sehen, aber auch der Countdown bis zum geplanten Touchdown des SpaxeX-Starships auf der Marsoberfläche: Noch gut sechzig Minuten bis zur Landung, dreißig Minuten später sollen die ersten Menschen in der Geschichte der Menschheit ihren Fuß auf unseren Nachbarplaneten setzen. Die Choreographie ist bei der Marslandung eine andere, als bei der ersten Mondlandung 1969 und der Rückkehr 2026. Nicht einer wird als erstes aussteigen, sondern drei Astronauten unterschiedlichen Geschlechts und verschiedener Herkunft sollen simultan in die neue Welt treten. Was ihre ersten Worte sein werden gilt als bestgehütetes Geheimnis des gesamten US-geführten Marsprogramms.

Das Solarium ist jetzt mit gut fünfzig Personen gefüllt, allen Gästen steht ein SpaceX-Mitarbeiter zur Seite. Wie auf ein synchronisiertes Kommando geleiten die SpaceX-Betreuer ihre Gäste an die rechte Seitenwand und holen aus dort eingelassenen kleinen Fächern VR-Brillen heraus. Langsam verstehe ich, auf was das hier herausläuft. Wir werden mit Virtual Reality live in die Landung einbezogen.

»Mr. Weiß, dies ist Ihre persönliche VR-Brille, mit der sie die Landung und den ersten Ausflug der drei Astronauten direkt mitverfolgen können«, sagt Tim euphorisch, ja fast feierlich. Tim, ein junger, sommersprossiger Rotschopf weit unter dreißig, weiß sicher besser als ich, was mir hier für eine Ehre zuteil wird, denn ich erinnere mich dunkel, dass die offizielle VR-Teilnahme an der Mission weltweit limitiert war und ein kleines Vermögen gekostet hatte.

»Es ist super einfach«, erklärt mir Tim die Funktionen der VR-Einheit und schiebt dabei seine eigene Hornbrille, die ihm beim Reden dauernd nach unten rutscht, wieder hoch auf den Nasenrücken.

»Sobald Sie die Brille aufsetzen folgen Sie im offiziellen Missionsmodus, FOM genannt, das ist der Schalter an ihrer rechten Brillenseite.« Tim überschlägt sich fast selbst vor Aufregung. Ich habe Mühe, seinem Redefluss zu folgen.

»Im FOM-Modus sehen Sie während der Landeprozedur den offiziellen Livestream und nach der Landung, was die Helmkameras der drei Astronauten erfassen, wenn sie später über den Mars spazieren gehen. Einfach den FOM-Schalter mehrfach drücken, um zwischen den drei Astronauten-Perspektiven hin- und herzuwechseln.«

Ich werde also mit etwa zwölfminütiger Übertragungsverzögerung exakt das sehen können, was die drei ersten Menschen auf dem Mars durch ihren Helm zu Gesicht bekommen. Wie naiv war doch meine Vorstellung als kleiner Junge, wie ich bei der ersten Marslandung vor dem Fernseher sitzen würde.

»Wir haben für Sie aber noch ein extra intensives Erlebnis, Mr. Weiß«, spult Tim jetzt brav einen auswendig gelernten Satz der PR-Abteilung ab, doch seine eigene Begeisterung ist echt.

»Sie können die Landestelle jetzt schon selbst auf eigene Faust erkunden!« Ich schaue ihn fragend an. Das ist genau das Gesicht, auf das Tim gewartet hat, und er legt wieder wie ein Wasserfall los. »Im Individual-Modus FIM, den Sie über den linken Schalter an Ihrer Brille aufrufen, folgen Sie Ihrer eigenen Route. Sie können sich frei durch das Marscamp bewegen!«

»Wie? Ich kann jetzt schon dort ... herumgehen?«, frage ich unsicher.

»Ja, alles dort im Landegebiet ist durch die unbemannten

Missionen schon verscannt worden. Sie sehen alles so, wie es die Rover und Drohnen bereits hochauflösend digitalisiert haben«, sprudelt es aus Tim heraus. Tim ist ein beseelter junger Astro-Nerd, der bei SpaceX ein studienbegleitendes Praktikum absolviert, wie er mir auf dem Weg von meiner Unterkunft ins Solarium verriet. Ich mag ihn.

»Mr. Weiß, mein ganz persönlicher Tipp: schauen Sie sich die Landung des Starships im FIM-Mode an. Dann sehen Sie die Rakete von der Marsstation aus landen, als würden Sie vom Dach das Haupt-Habitats zusehen, das wird unglaublich!« Tim sprüht geradezu vor Aufregung. Mir tut es leid, dass er selbst an diesem Abend offenbar nichts von der VR-Show mitbekommt, sondern bestenfalls den offiziellen Livestream auf dem großen Screen am Ende des Solariums wird mitverfolgen können. Ich zögere noch die Brille aufzusetzen, schaue, was die anderen Gäste machen. Einige von ihnen lassen sich die Funktionen noch erklären, andere haben die Brille bereits auf und stehen wie angewurzelt am selben Fleck, wieder andere laufen bereits putzmunter mit vorsichtigen Schritten virtuell auf dem Mars herum. Ein paar VIPs lassen sich am Arm von ihren SpaceX-Begleitern führen, andere höre ich ihr Erstaunen und ihre Begeisterung laut ausrufen. Es ist eine völlig skurrile Szenerie, die durch die Beleuchtung in dem riesigen Raum noch verstärkt wird.

»Wie vermeide ich Zusammenstöße mit den anderen?«, will ich von Tim wissen.

»Easy-peasy Mr. Weiß, Sie sehen die anderen natürlich in Ihrem Blickfeld, so können sich alle ausweichen, ganz wie in echt auch.« In Tims Stimme höre ich jetzt eine nuancierte Ungeduld heraus. Wahrscheinlich hätte er die Brille schon längst auf und würde hier im Raum unter johlendem Gebrüll ein paar Rugby-Runden laufen und so, ganz nebenbei, der erste, wenn auch virtuelle, Rugby-Spieler auf dem Mars sein.

Endlich schaffe auch ich es, die Brille über meinen Kopf zu streifen. Direkt vor mir, vor meinen Augen, sehe ich aus großer Höhe den roten Planeten, Mars. Es ist ein überwältigender, leicht schwindelerregender Anblick aus der Perspektive des Starship-Landungsschiffes, das sich noch im Orbit befindet. Ich verliere kurz das Gefühl für oben und unten und fange an zu schwanken, spüre aber sogleich Tims stützende Hand an meinem rechten Oberarm und komme wieder in die Balance.

Die rote Marsoberfläche dreht sich langsam unter mir weg. Selbst aus dieser Höhe sind die Details beeindruckend klar und scharf auszumachen. Großflächige Erhebungen, sandige Wüstengebiete mit annähernd parallel verlaufenden Dünen, dazwischen immer wieder große Krater und tiefliegende Einschnitte mit scharfen Abbruchkanten drehen vor meinem Gesichtsfeld vorbei. Über die integrierten Lautsprecher kann ich die Moderation des Livestreams hören, doch die visuelle Intensität der langsam rotierenden Marskugel dominiert vollends meine Wahrnehmung. Obwohl ich Hunderte Bilder und Videos der vergangenen unbemannten Vorbereitungsmissionen angesehen habe, macht mich der jetzige Live-View sprachlos. Das eingeblendete Countdown-Fenster zeigt 29 Minuten bis zum Touchdown. Immer wieder kommen kurze Sequenzen aus dem Starship-Cockpit, die die Pilotencrew bei ihren Vorbereitungen für den Sinkflug zeigen. Eingespielte Animationen erläutern immer wieder die komplizierte Landungsprozedur mit ihren Roll-, Brems- und Ausrichtungsmanövern. Die drei Moderatoren spielen sich gegenseitig mit Erklärungen und kurzen Schalten sowohl in die SpaceX-Missionszentrale als auch in die komplett überfüllte Townhall Plaza die Bälle zu. Langsam ändert sich die Perspektive auf die Marsoberfläche, ein untrügliches Zeichen, dass das Schiff seinen vorgesehenen Eintrittswinkel für den Abstieg durch die Atmosphäre einnimmt. Es wird ernst. So unmittelbar eingetaucht in das Geschehen spüre ich meine eigene Nervosität steigen.

»Wollen Sie jetzt mal auf das Marscamp umschalten, Mr. Weiß?«, höre ich Tim neben mir sagen. Für einen Moment hätte ich ihn fast vergessen, aber er steht weiterhin dicht neben mir, hat mich im Auge, für den Fall, ich komme mit der Immersion meiner selbst in die virtuelle Welt nicht klar.

»Ja, ok ...«, bringe ich etwas stockend hervor, senke meinen Kopf und versuche mit meiner Hand den linken Schalter für den individuellen Erkundungsmodus der Marsstation zu ertasten. Kaum habe ich den Knopf gedrückt sehe ich urplötzlich ein paar mit rötlichem Sand eingestaubte Boots. Es sind meine – virtuellen – Beine und Füße, an denen ich heruntersehe und die in einem Raumanzug stecken. Langsam richte ich meinen Kopf wieder nach oben und sehe mich inmitten einer menschenleeren Ansammlung von technischen Geräten und Modulen, die sich über ein Areal von wenigen Hundert Metern verteilen. Ich kann Habitate und andere kleine Stationseinheiten ausmachen, Apparaturen mit Tanks, vermutlich für die Sauerstoffgewinnung, Baumaschinen und Rover, Sonnenkollektoren, Funkmasten und allerlei weiteres Forschungsgerät, das sich völlig autonom entfaltet, verteilt und initiiert hat. Der Mars hat die meisten von Menschen hier gelandeten Ausrüstungsgegenstände bereits mit einer feinen roten Staubschicht überzogen. Auf dem Boden sind unzählige Reifenspuren der mobilen Konstruktions- und Erkundungsmaschinen zu erkennen. Manche ganz frisch, andere bereits von den leichten Marswinden verblasst. Fußabdrücke gibt es in dem feinen Staub keine. Ich sehe an mir nach unten, hebe vorsichtig meinen linken Fuß, doch ich habe keinen Abdruck hinterlassen. Das vorbereitete Marscamp ist echt. So echt, wie eine von Rovern und Drohnen hochauflösend digitalisierte Umgebung auf einem fremden Planeten eben sein kann. Nur ich bin hier nicht echt. Ich bin nicht einmal ein Geist auf dem Mars. Das aus Milliarden von Pixeln gerechnete virtuelle Abbild des Marscamps wird mir vom integrierten Visor in meine Augen geflimmert.

Perspektivisch stets angepasst an meine Bewegungen und die Schritte, mit denen ich mich durch das SpaceX-Solarium bewege. In dem Areal des Camps stehen ein paar Figuren in Anzügen herum, die zaghaft umherlaufen. Sobald ich eine Person in den Fokus meiner Brille nehme, wird der Name der Person eingeblendet. Es sind die Gäste, die ebenso wie ich im FIM-Modus, dem *Follow Individual Mission*, unterwegs sind.

»Ist es nicht fantastisch?«, höre ich plötzlich eine laute, frenetisch klingende Stimme in meinen Ohren, die sich anhört, wie wenn sie per Helmfunk übertragen würde und zucke zusammen, als ich erst eine Hand auf meiner rechten Schulter verspüre und eine Sekunde später ein Astronaut rechts von mir aus dem Nichts auftaucht. Schon ist er an mir vorbeigezogen. Mein VR-Display weist die Figur, die auf das Habitat zuläuft als ›Paul Jenkins‹ aus. Er wurde mir von Tim als CEO einer wichtigen Zulieferfirma vorgestellt. Die Illusion der virtuellen Umgebung ist, bis auf die fehlenden Fußabdrücke im Sand, so täuschend echt, dass ich meinen beschleunigten Puls und Herzschlag spüre.

Animiert von Paul, der hier offenbar noch vor der Landung jedes einzelne Detail des Marscamps erkunden möchte, setzte auch ich mich vorsichtig in Bewegung. Die Gerätschaften mitten in der roten Staublandschaft wirken beim Näherkommen so real, dass ich versucht bin, sie mit meiner Hand zu berühren. Beim Ausstrecken kommen mein im virtuellen Astronautenanzug steckender Arm und meine Handschuhe in den Blick. Doch der Kontaktversuch scheitert kläglich, indem meine Finger beim Versuch eine Oberfläche zu berühren, hindurchgleiten und optisch herausgerendert werden. Ich bin nicht enttäuscht, denn nicht die menschengemachte Technik interessiert mich, sondern die neue, fremde Welt, die, laut des eingespielten Countdowns, in weniger als sechs Minuten zum erstem Mal seit Gedenken Besuch von einer intelligenten Spezies namens Mensch vom blauen Nachbarplaneten Erde bekommt.

Ich drehe mich um meine eigene Achse und sehe mir das Panorama dieser neuen alten Welt an, der neuen Heimat der Hopi, ihre *Fünfte Welt*. Tief in mir drin *verstehe* ich. Endlich. Ich verstehe Otis Drang und jahrzehntelangen Plan, seinem Stamm hier auf dem Mars, einer Landschaft, die *Tuuwanasave* wie ein Zwilling gleicht, ein neues Zuhause zu geben, eine eigene Nation zu errichten. Mein Blick wandert über die endlose Weite, die Hügel, die felsigen Bergrücken, die vermutlich ehemaligen Flusstäler. Als hätte der Schöpfer das ursprüngliche Siedlungsgebiet der Hopi auf der Erde und den Mars in einem Atemzug gemacht. Doch trotz der Ähnlichkeit sind die Bedingungen hier radikal anders. Keine

Luft zum Atmen, Temperaturen bis weit unter den Gefrierpunkt, kein Wasser weit und breit, jedenfalls nicht in flüssiger Form und an der Oberfläche. Ein Frösteln durchläuft meinen Körper. Einen schrägen kosmischen Regenmacher kann man hier auf dem Mars sicher gut brauchen.

»Sie müssten allmählich das Starship auftauchen sehen! Noch fünf Minuten!«, reißt mich Tim plötzlich aus meinen Gedanken.

»Es landet 500 Meter außerhalb des Camps, wenn Sie genau hinsehen, können Sie die Markierungsbojen der Landeplattform sehen.« Tims Stimme überschlägt sich. Er ist hibbelig und verfolgt vermutlich direkt neben mir stehend den Livestream auf dem großen Screen im Solarium. Ich brauche nicht lange den orange-braun gefärbten Himmel abzusuchen, um ein sehr kleines aber im Sonnenlicht reflektierendes Objekt ausmachen zu können, das im horizontalen Anflug den freien Fall durch die Marsatmosphäre mit seinen Stummelflügeln abzubremsen versucht.

Das zigarrenförmige Starship scheint zunächst statisch am Himmel zu kleben, doch tatsächlich wird es fast sekündlich einen Hauch größer und die Auflösung zeigt immer mehr Details. Die Übertragung der Landesequenz, gefilmt und zur Erde übertragen von einer Kamera auf einem der Habitate, läuft nicht ganz flüssig und ruckelt ab und an.

Immer noch ist das Starship in der Horizontalen weit über mir zu sehen. Doch allmählich stellt sich der Flugkörper, während er weiter fällt, im Winkel an und wechselt allmählich in die Vertikale. Fast zeitgleich zünden die sieben Raptor-Triebwerke und erzeugen jetzt die Illusion, als würde eine geflügelte Taschenlampe mit einem Mehrfach-LED-Leuchtkörper senkrecht nach unten fallen.

»Mr. Weiß, können Sie das Starship sehen?« Tim ist außer sich vor Erregung. Ich bestätige ihm den Sichtkontakt. Tatsächlich ist das Starship bereits gelandet, doch durch die riesige Entfernung kommen die Videoübertragungen zwölf Minuten später in den Missionszentralen auf der Erde an. Jeder der hier Anwesenden blendet diesen kleinen Sidefact in all der Aufregung aus, die eingehenden, bereits minutenalten Signale sind für alle zusehenden Erdenbewohner dennoch ›live‹.

Die Geräuschkulisse um mich herum ändert sich. Ich höre ›nein‹ und ›Oh mein Gott‹-Ausrufe. Die Stimmung im Raum ist plötzlich eine andere. Irgendetwas stimmt nicht. Ich schalte meine Brille auf den offiziellen Stream um.

Aus den Gesichtern der drei Moderatoren, die vorhin noch in aufgeräumter Stimmung zu sehen waren, ist jegliches Lächeln gewichen, sie sehen blass aus. Alles wirkt jetzt hektisch, doch Moderatoren, Kommentatoren und Mission Controller sind zum Zusehen und Ablesen irgendwelcher Zahlenreihen und Parameter verdammt, sie können weder eingreifen noch auf die Distanz von 60 Millionen Kilometer etwas unternehmen. Telemetriedaten. Irgendwas an den Telemetriedaten der Landung passt nicht. Das Starship steigt nicht exakt so ab, wie es vorgesehen war.

»Mr. Weiß?« Tim klingt nervös.

Im offiziellen Stream wurde die Übertragung aus dem Starship-Cockpit, zu der immer wieder geschalten wurde, abrupt gekappt. Vereinzelt hallen ein paar ängstlich-erstaunte Rufe aus der Menschenmenge auf der Townhall Plaza in den Raum.

»Mr. Weiß!«, wiederholt Tim jetzt deutlich lauter. Seine Stimme hört sich maximal beunruhigt an. Im offiziellen Livestream ist jetzt keine Übertragung mehr von den Bordkameras des Starships zu sehen, weswegen ich mit zittrigen Fingern schnell in die FIM-Marscamp-Perspektive umschalte.

Das Starship kommt trudelnd und zu schnell herunter. Es hängt immer wieder bedenklich schief. Die beweglichen Tragflügel und Steuerungsflächen steuern gegen, ebenso die Raptor-Triebwerke, es wirkt, als würde das Starship hektisch alles aufbieten, um sich vertikal über der Landeplattform auszurichten, doch es gelingt ihm nicht.

Stattdessen kreiselt der Metallzylinder mit extrem schräg ausgerichteten Abgasstrahlen, die Unmengen an Marsstaub aufwirbeln und das gesamte Landeareal in sich auftürmende Staubwolken einhüllen. Unter dem Aufgebot der letzten Treibstoffreserven gleitet das Raumschiff wenige Dutzend Meter über dem Boden in furchtbarer Schräglage an der Landeplattform vorbei, kippt nach vorn über, sackt ab und reißt beim Aufkommen auf dem Marsboden im unteren Drittel auf, während die Antriebsstufe, noch feuernd und Sand aufwirbeln, kurz danach in einem Feuerball explodiert.

Es ist eine geräuschlose Katastrophe, die sich bereits vor zwölf Minuten auf dem Mars ereignet hat und deren virtueller Beobachter ich bin. Die ohnehin ruckelige Übertragung, teils nur noch in einzelnen Bildern aber genauso katastrophal anzusehen, endet im FIM-Modus mit einem eingefrorenen, schrecklichen Bild: weiter hinten ein geborstenes Raumschiff, dessen missglückte Landung das halbe Marscamp in eine Wolke aus rotem Staub hüllt. Dann wird alles schwarz. Ich streife die Brille ab. Um mich herum stehen fassungslose Menschen mit schreckgeweiteten Augen, die zwar gesehen, aber noch nicht verstanden haben, was sich gerade zugetragen hat.

»Was ist passiert, Mr. Weiß?«, will ein aufgelöster Tim wissen und zupft mich am Ärmel. Tim ist jetzt ein kleiner Junge. Er wirkt wie ein verängstigter Bub, der weiß, dass das Unvorstellbare eingetreten ist, es aber noch nicht wahrhaben möchte, sondern sich an ein Fünkchen Hoffnung klammert. Ich bin jetzt seine Hoffnung.

»Mr. Weiß, bitte, ist es schlimm?« Ich schaue in seine geweiteten, aufgeregten Augen. Er sieht in meine. Dort sieht er einen Gesichtsausdruck, der ihm alles verrät und ihn zum Weinen bringt.

»Es tut mir sehr leid, Tim«, sage ich und umarme ihn so fest ich kann. Er erwidert meine Umarmung und fängt an hemmungslos zu schluchzen. Trost und Schutz suchend hängt er wie eine Klette an mir. Im Solarium herrscht gespenstische Stille, nur unterbrochen von ungläubigem, leisen Murmeln. Fast alle im Raum stehen bewegungslos in Schockstarre herum. Hier, als auch draußen auf der Plaza und auf dem ganzen Planeten platzen Milliarden Hoffnungen und Träume wie Seifenblasen. Auch die von Tim. Plötzlich höre ich einen Schrei. Jemand weiter vorne ist zusammengesackt, liegt auf dem Boden. Ein paar Gäste laufen zusammen und bilden einen Kreis. Ein schlimmer Verdacht steigt in mir hoch und ich versuche mich möglichst sachte aus der Umklammerung von Tim zu lösen.

Während ich längs durch den Raum schreite, werden meine Schritte immer schneller, angetrieben von einer bösen Ahnung, wen ich dort im Kreis zusammengebrochen vorfinden werde. Meine Befürchtung, eben noch nur ein ängstlicher, hässlicher Gedanke, wird zur bestürzenden Gewissheit. Otis liegt bewusstlos auf dem Boden, sein rechter Arm unnatürlich verdreht. Tiponi kniet an seiner Kopfseite und spricht auf ihren Vater ein, der regungslos mit offenen Augen in Richtung Decke starrt. Die umherstehenden Gäste, teils immer noch im Schockzustand durch die gescheiterte Marsmission, wirken wie unter Drogen. Einige gehen in Richtung Ausgang, um in den Strom der schweigenden und jetzt langsam vorbeiziehenden Menschenmasse der Townhall Plaza einzutauchen. Ich lasse mich neben Tiponi auf die Knie fallen, versuche einen Puls zu fühlen. Ich bin alles andere als ein Rettungssanitäter, aber mir ist klar, dass jetzt jede Sekunde zählt und hier nur eine Person im Raum ist, auf die ich zählen kann.

»TIM!«, schreie ich so laut in den hinteren Teil des Raumes, dass der Kreis aus untätigen Gaffern reflexartig einen Schritt zurückweicht.

»DR. MANJILA, DAS ÄRZTETEAM, RUF ES HER, JETZT SOFORT!«, brülle ich mit all meiner Kraft in seine Richtung.

Während ich vornübergebeugt zu Otis erneut versuche, einen Puls zu fühlen sehe ich, wie sich Tiponis Lippen zu einem indianischen Gebet bewegen, das sie jetzt aufsagt und zu dem sie rhythmisch ihren Oberkörper nach vorne und hinten wiegt. Ich weiß bereits in diesem Moment, dass sich mir auch diese Szene bis zu meinem eigenen Lebensende einbrennen wird.

***

Er hat mich nochmal rufen lassen. Mitten in der Nacht. Einer Scheißnacht, in der ich ohnehin kein Auge zugemacht habe. Das berühmte Klopfen an meiner Tür. Der Weg durch die Korridore bis zur internen Krankenstation, auf der er nun liegt. Tiponi sitzt teilnahmslos auf einem Stuhl, ihre Augen sind rot unterlaufen und verheult. Sie ist ihrem Vater nicht von der Seite gewichen, jetzt wirkt auch sie apathisch, kraftlos. Otis nimmt meine Hand in die seine und drückt sie. Fest, aber weit davon entfernt, wie es Otis normalerweise tun würde. Er schaut mich durchdringend an, klar, fokussiert. »Meine Reise endet hier. Deine geht weiter.«

Langsam realisiere ich, dass dies der endgültige Abschied von einem Freund, meinem Freund, ist, den ich viel zu spät in meinem Leben kennenlernen durfte und der mir viel zu früh entrissen wird.

Erneut drückt er nochmal kurz meine Hand, während mir bereits die Tränen über die Wangen laufen, die ich weder zurückhalten kann noch möchte. Ich will nicht, dass er geht. Er hat so lange an seiner Aufgabe gearbeitet, steht so kurz davor und kann doch die Früchte seiner Arbeit nicht mehr ernten. Aber ich habe hier nichts zu melden. Das Drehbuch wird von jemand anderem geschrieben und ich hasse diesen Autor.

»Folge den Brotkrumen, *Kwaatsi.*« Ich kann mir keinen Reim darauf machen, was er damit meint, rechne es aber dem Tumor zu, der ihn nicht mehr klar denken lässt.

Tiponi schreckt von ihrem Stuhl auf, sie merkt instinktiv, dass er jeden Augenblick von uns geht, nimmt seine Hand.

»Wir sehen uns in Kiwa«, sagt Otis mit letzter Kraft, doch dabei schaut er uns schon nicht mehr an, sondern blickt mit glasig werdenden Augen in Richtung Zimmerdecke, friedlich, ruhig, mit einem dünnen, aber klar erkennbaren Lächeln.

Ich meine noch ein letztes Ausatmen zu hören, dann erschlafft sein Brustkorb und der ganze Körper. Ein paar Sekunden werden zur Ewigkeit. Alles im Raum steht still. Dann beginnt Tiponi mit einem lauten Wehklagen, das mir das Herz förmlich noch im Brustkorb in zwei Hälften zerreißt.

Der Tod ist ein blödes Arschloch, dem ich jetzt am liebsten mit voller Wucht in die Fresse hauen würde.

***

»Was kannst du mir über Brotkrumen erzählen, Daniel?«

»Brotkrumen? Was für Brotkrumen?«, wiederholt der Physiker ähnlich der Schlange Ka aus dem Dschungelbuch, als Tiger Shirkan sie auffordert, ihm ihre Mitte zu zeigen, in der sie Mogli umschlungen hält. »Bin mir nicht sicher, was du meinst, Ansgar, in welchem Zusammenhang fragst du das?«

»Im Zusammenhang mit Otis Tod, Daniel. Es waren seine letzten Worte.«

»Oh ... « Es hört sich betroffen an. Er ringt kurz nach Worten, doch es kommen keine.

»Fällt dir dazu gar nichts ein?«, erkundige ich mich mit Nachdruck bei ihm. Er zögert. Wirkt nachdenklich. Worüber denkt er nach? Daniel wirkt unruhig, leicht aufgekratzt. Ich habe den Eindruck, er weiß mit ›Brotkrumen‹ sehr wohl etwas anzufangen. Er räuspert sich und beginnt endlich zu sprechen.

»Eines haben wir dich damals nicht wissen lassen, Ansgar.« Geheimnisse, immer mehr Geheimnisse oder nur bruchstückhafte Informationen! Und das nur einen Tag nach Otis Tod. Ich hege eine tiefe Abneigung gegen ewig währende Geheimnisse, bin regelrecht angewidert, dass es so weitergeht und lasse es Daniel mit einem eindeutigen Gesichtsausdruck wissen. Gute Miene zu bösem Spiel können vermutlich 99 Prozent aller Menschen besser als ich. Doch Daniel ist zu sehr Naturwissenschaftler, als dass ihn mein Mienenspiel beeindrucken könnte. »Das kommaförmige Wolkengebiet, das wir an deinen letzten Geburtstagen auch auf dem Mars ausmachen konnten ist -«. Er lässt den Satz unvollendet.

»Ja?«

»Es bildet sich exakt an der Stelle, die wir für die Hopi-Mission als Ziellandegebiet auserkoren haben. Ich könnte es aber auch anders formulieren: eigentlich hat es uns zuletzt regelrecht den Weg zu unserer Landezone gewiesen.« Ich höre seine Worte, verstehe aber ihre Bedeutung nicht, jedenfalls nicht in Gänze. Doch Daniel verharrt in seinen Ausführungen und schaut mich nur an, in der Erwartung, der Groschen müsse bei mir nun endlich fallen.

»Du willst mir allen Ernstes sagen, das Wolkensystem hätte eine Bedeutung?«, frage ich ungläubig. Daniel lässt sich von meinen Zweifeln gar nicht erst beeindrucken.

»Nun, es ist schon mehr als außergewöhnlich, dass sich an deinem Geburtstag ein Wolkensystem genau dort ausbildet, wo aus unserer Sicht eine perfekte Landezone existiert, findest du nicht?«. Die rhetorische Frage am Ende kann er sich gerne schenken, aber ich bin gerade noch so geistesgegenwärtig, dass sie im Englischen tatsächlich keine ernsthafte Bedeutung hat. Da kommt mir etwas in den Sinn, was Daniel Herman damals im TV-Studio angesprochen hat und ich verlängere meine Gedanken in einen Ball, den ich ihm gerne zurück in seine Spielfeldhälfte schieße.

»Zufall oder Determinismus, nicht wahr?« Daniel ist sichtlich angetan von meinem Kommentar, mit ihm scheine ich genau ins Schwarze getroffen zu haben. Er strahlt mich förmlich an.

»Ganz genau, Ansgar, exakt darum geht es hier.«

»Und auf welche Seite schlägst du dich in diesem Fall?«, will ich von ihm wissen.

»Noch geht es ziemlich unentschieden aus«, gibt Daniel sibyllinisch zurück. »Im Wesentlichen gibt es nur zwei Möglichkeiten der Erklärung für dein Zwillingswettersystem. Entweder es ist durch einen irrwitzigen kosmischen Zufall entstanden -«. Daniel legt schon wieder eine Pause ein, die ich ziemlich unpassend empfinde.

»... oder es wurde gemacht.«

»*Gemacht?*«, frage ich augenblicklich, weil ich es kaum glauben kann, dass Daniel etwas Künstliches, Anormales überhaupt in Erwägung zieht.

»Ja, natürlich. Es ist die einzig logische Antithese dazu, dass es zufälligen Ursprungs ist«, wirft Daniel trocken ein. Ich bin perplex, habe vor Daniel Herman aber so viel Achtung, dass ich die Sache nicht als völlig lächerlich abtue.

»Von wem sollte so etwas gemacht sein und zu welchem Zweck?«, frage ich ebenso ahnungslos wie verunsichert.

»Deine erste Frage kann ich dir leider nicht beantworten, die zweite schon eher: das ›Marskomma‹ mit dem Auge in der Mitte könnte ein Marker für uns.«

»Wie bitte?«

»Du hast richtig gehört. Es schaut aus wie ein Landungsfeuer über dem Canyon, in dem die Hopi ihr neues Zuhause gründen werden. Und da es ganz offenbar mit dir zu tun hat glauben wir, dass du mit auf den Mars kommen solltest.«

»Wieso wollen die Hopi eigentlich in einem Canyon siedeln? Sie leben hier auf der Erde doch auf einem Hochplateau?«

»Nun, dort, wo komfortabler Atmosphärendruck wie auf der Erde herrscht, lässt es sich gut auch in höheren Lagen aushalten. Auf Planeten mit sehr dünner Atmosphäre, gefährlicher Strahlung und Mikrometeoriten ist man in niedrig gelegenen Lagen deutlich besser aufgehoben.«

15. Experimenteller Durchbruch

Urs Rochat beschleicht ein seltsames Gefühl. Es ist eine sonderbare Mischung aus Vorfreude und Furcht. Vorfreude darauf, dass er kurz davorstehen könnte, auf den Erkenntniskern der Zwiebel vorzudringen, dem er sich die letzten 25 Jahre seines Lebens Schale um Schale genähert hat. Furcht darüber, dass er nicht im Geringsten auf das vorbereitet ist, was der Kern an Erkenntnissen für ihn bereithält.

Seine intensive Zusammenarbeit mit Daniel Herman über die letzten fünfzehn Jahre haben ihn als Physiker viel gelehrt. Weit mehr, als ihm sein wissenschaftlicher Zieh- und Doktorvater Anton Zeiliger mit auf den Weg geben konnte. Urs weiß jetzt, dass die Quantenphysik keine Grenzen kennt und unter bestimmten Bedingungen auch für makroskopisch große Objekte und astronomische Entfernungen gilt, zum anderen, dass man, wenn man ein Radio zerlegt, dort nicht die Musiker findet, die die Musik spielen.

Trotz allen Verständnisses von klassischer und Quantenmechanik, trotz der immer intimeren Sicht auf die elementarste Beschaffenheit von Materie und ihren Eigenschaften bleibt ihm der Blick aufs Ganze verstellt. In seinem schlimmsten Szenario, das er tief in seinem Innersten wie nichts anderes in seinem Leben fürchtet, ist die von der Physik beschriebene Welt nur ein kleiner Pinselstrich eines großen, komplexen Gemäldes, eine Seite in einem tausend Seiten umfassenden Buch. Doch Urs lässt sich davon nicht entmutigen. Er hat das gigantische Katz-und-Maus-Spiel längst zu seiner Lebensaufgabe gemacht und folgt den unzähligen Hinweisen, Spuren und Gewissheiten, die er, Stück für Stück, durch hunderte Experimente gewinnt, wie ein besessener Forensiker, überzeugt, dem großen Künstler, Konstrukteur und Spielemacher auf die Schliche zu kommen. Dabei landet er immer wieder bei der unumstößlichen Gewissheit, dass der wesentliche Unterschied zwischen der Welt, wie wir sie wahrnehmen und der Welt der kleinsten Teilchen in der Lokalisation und Delokalisation liegt.

Urs bemüht in Vorträgen, die er ab und an immer noch hält, gern eine Analogie, die er sich selbst hat einfallen lassen: In unserer Welt machten wir die wohltuende Erfahrung, dass wir einen Ball eindeutig durch eine Trainingstorwand mit zwei Löchern fliegen sehen können. Der Ball kann, sofern der Torschütze gut zielt, nur durch eines der beiden Löcher fliegen, entweder durch das links oben oder durch das rechts unten. Hingegen wäre ein Fußball im Quanten-Superpositionszustand zum einen gar nicht zu sehen, zum anderen würden wir anhand der Abdrücke an der Wand dahinter feststellen können, dass er durch beide Löcher gleichzeitig geflogen ist.

Was wir in unserer Alltagswelt sehen, davon ist Urs überzeugt, ist nur ein Konstrukt für uns selbst, das wir Menschen für die Wirklichkeit halten. Tatsächlich aber wird diese Wirklichkeit nur durch unser eigenes Bewusstsein zu unserer Realität. Und unser Bewusstsein könnte unabhängig des Gehirns ebenfalls völlig delokalisiert existieren, vielleicht als irgendeine Welle oder als verschränkte Teilchen. Das physische Gehirn wäre, ähnlich einem Radio, nur der Bewusstseins-Empfänger, der Wellen und Quantenprozesse so verarbeitet, dass unser physikalischer Körper in der Umwelt reagieren kann.

Daniel und Urs verschieben die Massengrenze der Quantenphysik Teilchen für Teilchen, Atom für Atom, Molekül für Molekül ständig weiter in Richtung Alltagswelt. Dafür müssen sie die nanogroßen Objekte perfekt von ihrer Umgebung abschirmen, am besten ohne jegliche Bewegung und Schwingung in reinen Kristallstrukturen oder im absoluten Nichts und nahe am Temperatur-Nullpunkt.

Völlig isoliert von der Alltagsumgebung gelingt es ihnen, immer größere Materiepartikel in den Quantenzustand zu versetzen. Die Partikel sind jetzt nicht mehr lokalisiert, sondern in Superposition überlagert, überall gleichzeitig. Sie sind eine Welle und nur dann wieder zum Vorschein zu bringen, wenn ein Beobachter von außen versuchen würde, eine Messung vorzunehmen.

Was mit anorganischen Molekülen machbar ist, muss auch mit organischen funktionieren. Für die nach Quantenwelt-Maßstäben bereits irrwitzig massereichen Objekte wie Viren und Bakterien müssen sich die beiden Physiker völlig neue Experimentalanordnungen überlegen. Dabei beobachten sie auch, welche Auswirkungen der Superpositionszustand auf Struktur und Anabolismus niedrigster Lebensformen hat.

Mit einer Mischung aus Akribie, Kreativität und Unverfrorenheit dringen sie in experimentelle Bereiche vor, die sie selbst nicht einmal in ihren kühnsten Träumen für möglich gehalten hätten. Türen öffnen sich, die bislang verschlossen waren. Ganze Mauern fallen ein, die vormals ein Weiterkommen jäh und unüberwindbar zum Erliegen brachten. Das Unmögliche wird möglich. Eine neue Welt scheint in greifbarer Nähe. Es ist fast so, als hätten sie einen unsichtbaren Helfer, der im Verborgenen Brücken baut und ihnen zum Durchbruch verhilft. Eine Macht, die ihnen die Richtung weist.

Die Fortschritte und deren Bedeutung lassen sich weder verheimlichen noch kleinreden, auch wenn sie selbst den Wissenschaftlern in Teilen unbegreiflich bleiben. Damit ziehen sie die Aufmerksamkeit des gesamten staatlichen Sicherheitsapparates auf sich. Längst hat das US-Militär einen sichtbaren wie unsichtbaren Kokon um Rochats und Hermans *Center for Quantum Entanglement* am MIT gesponnen. Niemand geht hier ohne Wissen und Kontrolle des Militärs hinein, keiner hinaus.

Neues Wissen und Erkenntnisse werden umgehend geteilt, sagen die einen. Abgeschöpft, sagen Andere. Doch für Rochat und Herman und viele weitere Physiker am MIT ist das völlig normal. Ohne erhebliche finanzielle, technische und organisatorische Unterstützung des Militärs wären sie nicht im Mindesten dort, wo sie mittlerweile stehen. Alles wird zur Verfügung gestellt, alles ermöglicht. Geld spielt keine Rolle. Allein das erfolgreiche Bündeln aller verfügbaren Kräfte hat für das Ziel, das Überleben der Menschheit zu sichern, oberste Priorität. Und die Erfolgsbeispiele der ultimativen gemeinsamen Kraftanstrengung ließen sich durchaus sehen: Die Zusammenarbeit von NASA, SpaceX, dem US-Verteidigungsministerium und seiner eigenen Forschungsbehörde DARPA auf dem Gebiet nuklear-thermischer Raketenantriebe hatte bereits Ende der 20er-Jahre einen erfolgreichen Testflug eines experimentellen Raumfahrzeugs ermöglicht und sollte den ab 2045 geplanten Marstransfers dank des wesentlich effizienteren und sparsameren Antriebs zu einer um die Hälfte reduzierte Reisezeit verhelfen.

Gerade nach der gescheiterten ersten bemannten Marsmission 2042 richtete sich der Raumfahrtkomplex des Weststaatenbunds unter Führung der USA unter Aufbietung all seiner Möglichkeiten auf das Jahr 2048 aus. In diesem Jahr würde die Mars-Erde-Konstellation in einem für Flugbahnen günstigen Energie-Minimum liegen, das so nur alle zwölf Jahre auftritt. Eine kleine Armada aus Schiffen, die vom LOP-G-Terminal zum Mars aufbrechen und mit den neuartigen NTP-Antrieben, bei denen ein Atomreaktor flüssigen Wasserstoff ultrastark erhitzt und ausstößt, ausgestattet sein würden, kämen nach nicht einmal zweieinhalb Monaten auf dem roten Planeten an.

16. Psychose

»Wir haben lange genug experimentiert, Ansgar.«

»Ach, habt Ihr das, ja?«

Ich bin sauer. Stinkesauer. Die Stillers, Rochats und Hermans dieser Welt haben eines gemeinsam: sitzen in ihren Laboratorien und Instituten, machen Experimente, halten Vorträge in großen Auditorien, aber wenn's hart auf hart kommt, brauchen sie 'ne kleine Labormaus, die mutig voraus geht.

Und die großen Herren mit weißem Kittel, silbrigem Haar und Schutzbrille bleiben schön mit Sicherheitsabstand hinter dem Panzerglas stehen und gucken seelenruhig zu, an welcher Stelle in der verrückten Quantenbox die Maus schockgefroren, durchtrennt, verbrannt, gevierteilt oder in Atome zerlegt wird.

»Schön für Euch, aber ich mach da nicht mit.«

Herman überhört geflissentlich meinen Kommentar. Für ihn sind meine Bedenken wahrscheinlich nichts anderes als dümmliche Nickeligkeiten.

»Wir nutzen ganz gezielt einige Quantenzustände, kombinieren sozusagen Quantensprünge mit Dekohärenz und dem Kollaps von Wellen. Mit der Anordnung verlassen wir die bislang bekannten, grundlegenden Gesetze der Physik, aber das Ergebnis ist bei korrektem Versuchsaufbau stabil und reproduzierbar.« Daniel klingt begeistert, bleibt aber seiner Natur treu. Er ist völlig klar und fokussiert bei der Sache und nicht durch Emotionen beeinflusst.

»Du wärst wie Schrödingers Katze delokalisiert, in Superpositionszustand, überall und nirgends. Natürlich lassen wir die Blausäure weg.«

Jetzt bin ich an der Reihe, seinen letzten Kommentar geflissentlich zu ignorieren, obwohl der humorig gemeint sein sollte. Mir ist bei dem Gedankenexperiment von Erwin Schrödinger aus dem Jahr 1935, bei der eine Katze in einer speziellen Box wegen eines Quantenüberlagerungszustandes *gleichzeitig* tot und lebendig sein kann, alles andere als zum Lachen zumute.

Wenn ich es richtig verstanden habe, wollen sie mich in einer Art Quanten-Transportbox einschließen und meinen Körper samt seiner Elementarteilchen und Moleküle, die insgesamt 82 Kilogramm auf die Waage bringen, in irgendeine Welle verwandeln. Dafür soll ich in den vor uns stehenden, etwa heimsaunagroßen Zylinder gesteckt werden, der sich in seinem hermetisch abgeriegelten MIT-Labor vor uns auftürmt.

Er schaut ihn verzückt an, ich bekomme beim Anblick pure Gänsehaut.

»Wozu soll das gut sein?«, frage ich kühl.

»Oh, hatte ich das nicht erwähnt? Eine zweite, bis aufs einzelne Atom identische Box schwenkt die Tage in den Marsorbit ein.«

»Und was nützt das der Mission?«

»Naja, wir ..., besser gesagt du kommst auf dem Mars in ...

äh, dieser Box an. Quasi durch die Hintertür!« Begeisterung bei ihm, ich hingegen schaue ihn völlig entgeistert an.

»Du meinst ...« Ich bringe es nicht über die Lippen, kann es nicht aussprechen.

»Ganz recht, Ansgar. Du sparst dir sechs Monate Oneway-Flugzeit zum Mars. Und einiges an ungesunder Strahlung«, frohlockt er. Mich fröstelt es.

»Du willst mir allen Ernstes sagen, dass ich hier auf der Erde in die Box steige und auf dem Mars wieder aus der gleichen Box aussteige?«

»Praktisch ja ...«

»Und ganz konkret?«

»Nun, wir müssen beide Boxen perfekt ausrichten. Sehr genau ausrichten.« Beim letzten Satz betont er das Wörtchen ›sehr‹ auffällig deutlich. Wenn Daniel Dinge so deutlich betont dehnt weiß ich, dass Ungemach ins Haus steht.

»Dich als Quantenwelle von der Erde zum Mars zu schicken benötigt eine nie dagewesene Präzision, das ist hier auf der Erde nicht zu machen. Zu viel Störfaktoren.« Er sagt das so, wie ein Vater, der seinem fünfjährigen Kind versucht die fixe Idee auszureden, ein versteinertes Dinosaurier-Ei ausbrüten zu wollen.

»Wenn die beiden Boxen..., also eigentlich sind es ja Zylinder ..., also wenn die Zylinder auch nur um ein Hundertmillionstel Grad verdreht sind können wir keine Interferenz herstellen und die Quantenwelle bricht zusammen. Mit anderen Worten: ein Scharfschütze im Mondorbit muss unsere zweite Cola-Dose im Marsorbit treffen.«

Wenn ich mit Daniel rede, habe ich manchmal das Gefühl, dass die Konversation in Wahrheit zwischen zwei psychisch Kranken in einer Gummizelle stattfindet. Doch die skurrilen Impulse, die mir mein Hirn sendet, sind jetzt wenig hilfreich und ich drücke sie vehement beiseite.

»Ihr müsstet mich dafür in den Orbit schießen?«, frage ich und will die Antwort gar nicht wissen.

»Auf die LOP-G Orbitalstation, ja«, kommt es wie aus der Pistole geschossen. Ich traue diesem verkappten Einstein 2.0 zu, dass er für mich bereits die Tickets bei SpaceX klargemacht hat.

»Ist mittlerweile eine gemütliche Zweitagesreise. Dort platzieren wir dich in deine, verzeih, Cola-Dose, richten sie exakt auf die zweite Cola-Dose im Marsorbit aus und BÄÄHM!«

Ich glaube mich verhört zu haben. Daniel und ich sitzen definitiv gemeinsam auf dem Bett einer Heilanstalt. Der Daniel, den ich kenne, würde niemals ›Bäähm‹ sagen. Oder doch?

Ich muss plötzlich an die Nacht im Hotelzimmer in Denver denken, als ich mit Otis telefonierte und er den Schwarzbären aus dem Riding Mountain Park erwähnte, von dem er definitiv nichts wissen konnte. Genauso unwirklich wie damals erscheint mir der Moment, den ich jetzt erlebe. Bin ich wirklich in der Realität? Träume ich? Führt hier irgendjemand Experimente mit mir durch? Versucht mir hier einer der besten lebenden Physiker der Erde allen Ernstes eine Quantenteleportation meiner Person vom Mond- in den Marsorbit aufzuschwatzen?

Abkürzungen. Otis sprach in Norwegen davon, dass Daniel und sein ganzes Forschungsprogramm fieberhaft daran arbeiten würden, Abkürzungen zu erkunden, um der Menschheit eine Chance zu verschaffen, sich dem drohenden Untergang zu entziehen. Ist das das Ergebnis? Haben sie wirklich einen Durchbruch erzielt? Meine Gedanken kehren zu Otis zurück. Ich vermisse ihn. Sein Tod wirkt nach, hat einen bitteren Nachgeschmack für mich. Doch was ich gelernt habe ist, dass es für die, die zurückbleiben, weitergehen muss. Wenn Otis nicht gestorben wäre, würde ich jetzt gar nicht unter diesen Leuten hier weilen, die die Hopi-Mission weiter vorantreiben. Vermutlich ist ein kleiner Teil seiner Vision und Triebkraft, die Mission zu vollenden, auf mich übergegangen, ohne dass mir das bewusst geworden wäre. Irgendwas hat sich klamm und heimlich bei mir eingeschlichen und sämtliche Abwehrmaßnahmen unterlaufen. Hat mir der gerissene indigene Adler, mit dem ich mich von der ersten Begegnung tatsächlich auf seltsame Art und Weise verbunden fühlte, mit seinem Tod gar ein Ei gelegt? Ist es ihm etwa gelungen, mich mit einem ›Vollende-es!-Virus‹ zu infizieren?

Meine Gedanken kreisen. Ich hasse das, wenn ich in dieser Schleife hänge. Diese wie hingeschissen liegende Unendlichkeits-Acht, aus der es kein Entrinnen gibt!

»Daniel?«

Er betrachtet immer noch dieses Ansgar-Quantenkatapult, in das sie mich niemals hineinbekommen werden.

»Hm?«

»Mal abgesehen davon, dass ich nicht in eine Cola-Dose im All steige und mich quantenblitzdingen lasse ... was verdammt nochmal ist das mit mir und dem Regen, den Wolken?«

Daniel betrachtet mich. Ja, er schaut mich nicht an, sondern er betrachtet mich regelrecht. Wie ein Gemälde in einer Ausstellung. Etwas eigentümlich vielleicht, aber auch nicht wie ein gerade frisch gelandetes Alien. Daniel realisiert in diesem Moment, dass mich das Thema mürbe macht, auffrisst, mindestens jedoch anstrengt und mir die Energie raubt. Er nestelt seine Hornbrille zurecht, setzt an etwas zu sagen, bricht aber ab. Typische Wie-sage-ich's-meinem-Kinde-Reaktion. Und das mir, ich habe immerhin schon selbst Enkel! Mein Leben wird aufs Ende zu zunehmend skurril, stelle ich fest.

»Die wirkliche Ursache haben wir nicht gefunden, Ansgar. Vielleicht finden wir die Antwort nur auf dem Mars, vielleicht findet sie ein jüngerer Kollege von mir erst in der Zukunft, vielleicht gibt es keine, die wir verstehen.«

Ich bin enttäuscht. All die Erkenntnisse, all die Rechenkapazität, die technologischen Durchbrüche. Und doch – keine Antworten.

»Aber du musst doch irgendetwas herausgefunden haben?« Ich klinge wahrscheinlich leicht verzweifelt. Bin ich ja auch.

»Ich verstehe, dass das unbefriedigend für dich ist, Ansgar, aber das ist das Los von uns Physikern. Wir verstehen immer besser, können uns viele Erkenntnisse zunutze machen, aber das große Ganze bleibt verborgen. Das liegt daran, dass wir Teil des Systems sind, das wir versuchen zu ergründen.«

Mir fällt ein Ausspruch von Otis bei unserem ersten Treffen ein, der mir hängen blieb, weil ich sofort den tieferen Sinn dahinter verstand: Die Wissenschaft der Weißen hat so viele Worte und weiß dennoch wenig. Otis hatte verdammt Recht.

»Also keinerlei Erkenntnisfünkchen für mich, nach all den Jahren?« Kann ich Daniel damit aus der Reserve locken? Ich glaube der Physiker ist mit allen Wassern gewaschen und springt auf sowas nicht an.

»Ich kann dir ein paar Spekulationen liefern, keine Gewissheiten. Ob sie dich weiterbringen musst du selbst entscheiden, Ansgar.«

Gerissener alter Falke. Und mir, dem kosmischen Unglücksraben, bleibt nur die Wahl zwischen dem Spatz in der Hand und der Taube auf dem Dach. Tolle Optionen, denke ich mir, und ich nehme, was ich bekommen kann.

»Ich höre.«

»Fangen wir mit der vielleicht unbefriedigendsten Spekulation an. Du denkst über dein Sein nach, weil du ein Ich-Bewusstsein hast. Den meisten Tieren fehlt es. Sie sind trotzdem Bestandteil unseres Systems, unserer Welt, aber nicht in der Lage darüber zu reflektieren, ob sie selbst in irgendeiner Wechselbeziehung zu ihr stehen. Denkt eine schwarze Katze darüber nach, mit welcher Wahrscheinlichkeit sie ein Unglück für denjenigen auslöst, der sie beim Überqueren der Straße beobachtet?«

Na bitte, da kommt sie schon wieder, die Analogie, dass ich ein kosmischer Schlechtwetter-Rabe mit zu viel Selbstreflexion bin.

»Was sagt eine 51-prozentige Wahrscheinlichkeit über eine Münze aus, mit der sie bei tausend Würfen auf ihre Kopfseite fällt? Warum nicht genau fünfzig Prozent? Nun, meine geschätzte Kollegin Elena Shelby hat ihre Studenten in den Zwanzigerjahren über 350.000 Mal verschiedene Münzen werfen lassen. Dabei hat sich eine mathematisch vorhergesagte Anomalie bestätigt, nämlich, dass die Seite, die zu Beginn des Münzwurfes oben liegt mit leicht höherer Wahrscheinlichkeit am Ende des Wurfes wieder auf derselben Seite landet. Der Trigger dafür liegt in der Präzession, der verkippten Rotationsachse während des Fluges.«

Das ist ja alles gut und schön, doch mir liefert es keine Erklärung. Aber Daniel hatte ja bereits darauf hingewiesen, dass das erste Erklärungsmodell unbefriedigend bleibt.

»In deinem Fall … «, er macht eine kurze Pause, »sind wir sicher, dass es auch einen Trigger gibt, aber wir haben ihn leider noch nicht finden können. Es ist nicht ausgeschlossen, dass der Trigger im Physikalischen liegt, denn tatsächlich lassen sich auch die Kernspins in den Molekülen des menschlichen Körpers zum verkippten Rotieren bringen … Vielleicht liegt die Erklärung deines Phänomens aber auch in einer völlig anderen Dimension. Was mich zur nächsten Spekulation führt.«

Während ich seine Ausführungen von gerade eben noch über mich ergehen ließ, hat er jetzt meine volle Aufmerksamkeit.

»Ich halte es für nicht ausgeschlossen, dass uns jemand oder etwas versucht mitzuteilen, dass unsere Welt nicht so ist, wie wir glauben.«

»Du meinst das Thema von vorhin: Wir sind Bestandteil des Systems und deshalb nicht in der Lage, von außen darauf zu sehen?«, kommentiere ich geistesgegenwärtig, um sicherzugehen, dass ich ihn richtig verstehe.

»Ja-ja, genau!«, bestätigt er mir, um sogleich fortzufahren.

»Unser gesamtes physikalisches Weltbild basiert auf fünf Pfeilern, mit der wir derzeit alles, was wir wissen, beschreiben. Raum und Zeit, Elementarteilchen, ein paar Kräfte, Naturgesetze und Konstanten.« Das ist mir schon entschieden zu hoch, aber ich verstehe gerade noch, dass er den großen Bauplan des uns bekannten Universums beschreibt, den sich unsere Wissenschaftler die letzten paar hundert Jahre zurechtgezimmert haben.

»Findest du es nicht merkwürdig, dass in diesem Modell weder Leben noch Informationen vorkommen?« Keine Ahnung, was er mir damit sagen will.

»Ich kann dir nicht folgen, Daniel.«

»Doch, ich denke du weißt es, du hast es nur noch nicht realisiert!«

»Daniel, beim besten Willen, ich habe nicht die leiseste Idee.« Er lächelt mich an. Wie ein Lehrer seinen Schüler, der direkt auf die Lösung vor ihm schaut, sie aber nicht sehen kann.

»Ein Universum, so groß und so komplex, ohne die geringste darin enthaltene Information? Ohne Bewusstsein? Ohne, dass Leben darin eine weitere, feste Konstante ist? Im Urknall geboren, um nach Äonen einfach den schwarzen Kältetod zu sterben? Was für einen Sinn hätte das? Es wäre regelrecht erbärmlich.«

Selten habe ich Daniel so emotional reden hören. Da scheint doch tatsächlich etwas schon länger an ihm zu nagen.

»Wir haben mit den leistungsstärksten Computern großflächig Systeme und Strukturen analysiert. Uns selbst wäre da gar nichts aufgefallen, den KIs schon.« Daniel stapelt tief und weiß viel mehr, als er mir je erzählt hat.

Mein Geduldsfaden ist bereits strapaziert, meine innere Anspannung ebenso. Ich setze ein genervtes Gesicht auf.

»Daniel, bitte komm zum Punkt!«

»Wir haben in einigen mikro- und makroskopischen Systemen, die wir untersucht haben Hinweise auf mögliche Informationsübertragung gefunden.«

»Informationsübertragung?« Ich stehe mal wieder auf dem Schlauch.

»In den Wolkensystemen und Strukturen, die sich jeweils am Aufenthaltsort deines Geburtstages bilden, aber auch in anderen Strukturen sind womöglich Informationen hinterlegt. Es ist weder zufällig, noch chaotisch, sondern folgt einem System, und es ist nicht auf die Erde beschränkt.«

Schon wieder taucht vor meinem inneren Auge die Szenerie auf, dass ich mit Daniel in Zwangsjacke auf einer Pritsche in einer Gummizelle sitze und wir beide diese völlig abstruse Unterhaltung führen. Ich muss diesen Gedanken, dass ich mich in Wahrheit irgendwo anders befinde schnell abstreifen, sonst werde ich tatsächlich noch wahnsinnig. *Stell ihm jetzt möglichst eine Frage, die aus der Gummizelle hinausführt!*

»Kannst du das bitte so erklären, dass ich es auch verstehe?«, höre ich mich fragen, während mein eigenes Ich schon wieder Selbstgespräche mit mir führt. *Ja, Ansgar, sehr abgeklärt und souverän, das führt dich wieder auf den Pfad in die Normalität, vielleicht lassen sie dich hier bald raus.*

»Ich versuche es. Abseits des normalen Wettergeschehens auf unserer Erde, den Hoch- und Tiefdruckgebieten, den Jetstreams und so weiter liegt da noch etwas darunter ... Information, Sprache.« Ich versuche weiter die Strategie zu fahren, völlig ruhig und abgeklärt zu bleiben und die Kontrolle über die Situation zu behalten.

»Sprache? Die Wolken sprechen? Ja was denn und zu wem?«, frage ich jetzt belustigt.

»Es sind komplexe, sich wiederholende Muster. Wir können sie in etwas anderer Form aber in gleicher Systematik sowohl im stellaren Kosmos, zum Beispiel in Gravitationswellen und im Hintergrundrauschen, als auch im Quantengefüge feststellen, leider aber nicht entschlüsseln.«

Wieder zurück in der Gummizelle. Ich bin kurz davor zu kapitulieren und mich mit meiner eigentlichen Existenz in einer psychiatrischen Klinik, in der ich Selbstgespräche führe, abzufinden. Ein letzter Versuch meinerseits.

»Klingt schräg.«

»Das ist es, Ansgar, das ist es«, wiederholt sich Daniel gedankenverloren.

»Gott oder E.T. oder Marsianer reden also mit uns, mit mir, indem sie mir jedes Mal zum Geburtstag auf den Kopf pinkeln?« Ich kann meinen Sarkasmus häufig nicht unterdrücken. Das hat mir früher bei Vorgesetzten nicht unbedingt den Status eines Lieblingsmitarbeiters eingebracht. Daniel lächelt sein nachsichtiges, gütiges Opa-Lächeln in Richtung des ignoranten, vorlauten Ansgar-Kindes.

»Was würde es mit dir anstellen, wenn es so wäre, Ansgar?«, will er von mir wissen. Ich erschrecke. Es ist nicht die Frage eines Physikers. Es ist die Frage eines behandelnden Arztes, eines Psychologen. Also doch! Ich kneife kurz meine Augen zu. Als ich sie wieder öffne, fängt wieder alles um mich herum an zu kreiseln. Werden die weißen Wände seines Laborbüros nicht zu weißen Wänden eines Behandlungsraumes? Ich fröstle, bin hin- und hergerissen, was ich noch für die Realität halten kann. Stecke ich in einer riesigen Illusion fest? Findet das alles nur in meinem kranken Hirn statt, das irgendwelche Leute verzweifelt versuchen zu heilen? Oder habe in Wahrheit ich den Tumor im Kopf, nicht Otis, den es gar nicht gibt? Erneut zieht es mir den Boden unter den Füßen weg und ich fange an zu zittern. Es wird heftiger, unkontrollierter. Auch im Hauptgebäude des

Hopi-Versuchsgeländes, an dem riesigen Tisch, habe ich damals angefangen heftig zu zittern. Mein Atem beschleunigt sich, ich bin ..., ich will ..., ich ...

»Ansgar?«

Daniel steht unmittelbar vor mir, wie ein Geist, aber er ist kein Geist, denn er hat mit sorgenvoller Miene seine Hand fest auf meiner Schulter, ich kann sie spüren.

»Ansgar, alles in Ordnung? Du warst kurz wie weggetreten. Soll ich dir einen Schluck Wasser holen?«

Er holt mich zurück. Zurück von wo auch immer ins Hier und Jetzt. Ich muss mich auf das Hier konzentrieren, das ist alles, was ich habe, was mir Halt gibt, es muss meine Realität sein. Wenn ich jetzt die richtige Antwort gebe, ist das meine Realität und ich liege nicht irgendwo mit fixiertem Kopf und festgeschnalltem Körper in der Psychiatrie, meine Schädeldecke für eine Lobotomie geöffnet. *Finde deine Worte Ansgar, davon hängt jetzt alles ab. Willst du dort oder hier sein?*

Ich schüttle den Kopf. »Nein, danke, geht schon wieder.« Die Klarheit ist zurück. Ich bin im Hier. Das ist real. Ich werde es gleich beweisen, muss mich nur noch kurz sammeln, meinen Sarkasmus wiederfinden.

»Wenn da irgendjemand im Universum, ob Mars oder vom anderen Ende der Milchstraße, etwas für uns hinterlegt hat, warum steuern sie dann nicht einfach die Qubits in unseren Quantencomputern so an, dass auf unseren Bildschirmen ›Servus vom anderen Galaxierand, wie geht's denn so?‹ erscheint? Das wäre doch viel einfacher.« Ja, das bin ich, schon mein ganzes Leben lang. Ich bin wieder die Ruhe selbst und bin gespannt auf Daniels Antwort, der sichtlich erleichtert ist, als er merkt, dass ich mich wieder gefangen habe.

»Eine sehr gute Frage Ansgar, aber auch sehr egozentrisch. Dann lass mich dich mal vom hohen Ross herunterholen, wenn du gestattest. Du gehst davon aus, dass irgendjemand ›dort draußen‹ sitzt und ganz begierig darauf ist, mit uns Menschen zu kommunizieren. Ich hingegen gehe davon aus, dass diejenigen, die die Nachrichten in unser Gefüge hinterlegt haben gar nichts von uns wissen. Ich halte es sogar für sehr unwahrscheinlich, dass sie und wir in derselben Zeit existieren.«

»Aber wozu dann irgendwelche Nachrichten?« Ich begreife es einfach nicht.

»Die Nachrichten sind für alle hinterlegt, die in der Lage sind, sie zu entdecken und zu entschlüsseln. Es ist so eine Art ›Quantenverschränkungs-Streaming-TV‹, das im Universum, unserem Universum, ausgestrahlt wird und der Sender hat in seinen Stream eine Art Code hinterlegt, der uns den Weg weist.«

»Den Weg wohin?«

»Den Weg über unseren eigenen Tellerrand, womöglich über unseren eigenen Kosmos hinaus. Das gesamte Buch lesen zu können. Nicht nur den einen Pinselstrich zu sehen, sondern aus der Distanz das gesamte Gemälde erfassen zu können, es zu *verstehen*!«

»Sind das die Brotkrumen, von denen Otis sprach? Es ist eine ausgelegte Spur von Brotkrümeln, denen wir folgen sollen?«

»Ja, Otis und ich haben uns ein paar Mal darüber unterhalten. Als Hopi hatte er natürlich einen völlig anderen, spirituellen Blick darauf. In ihrer indianischen Mythologie ist die Welt ja ohnehin ein einziges Geflecht aus Vergangenem, der Gegenwart und der Zukunft. Manche von ihnen scheinen sich darin ja sogar bewegen zu können.« In seinen Worten liegt eine Andeutung auf das, was ich selbst in der Kiwa in Walpi erfahren habe. Ich auf dem Mars, oben auf einem Plateau, unten im Canyon eine Siedlung. Ein für mich bis heute, acht Jahre danach, schwer zufassendes Erlebnis, über das ich danach mit niemandem auch nur ein Wort gesprochen habe.

17. Im Katzenzustand

»Dein Vater wäre stolz auf dich.«

Was für ein beschissener, unterbelichteter Satz. Und dann noch dieser klägliche und vollends gescheiterte Versuch, es möglichst feierlich klingen zu lassen. Ich schäme mich augenblicklich für meine Null-Empathie.

Tiponi schaut mich mit einer Mischung aus Desinteresse und Nachsicht an. Ich ertrage es, muss es ertragen. Sie hat alles Recht der Welt, mich so anzusehen. Es ist das erste Zusammentreffen unter vier Augen seit Monaten und es wird das letzte sein. Die ersten 37 Hopi machen sich nach den jahrzehntelangen Vorbereitungen von Otis Namingha und seinem gesponnenen Vertrags- und Netzwerk mit der US-Regierung und dem Weltraumindustriekomplex auf, von der *Vierten* auf die *Fünfte Welt* zu wechseln. Ich habe das Programm seit Otis Tod mit begleitet. Mich eingebracht, wo ich es konnte, so gut ich es vermochte. Mein Beitrag in den letzten zwei Jahren mag nicht sehr groß gewesen sein, aber ich habe es gern getan. Vielleicht auch aus dem Gefühl einer Verpflichtung, aus einer Schuld heraus. Einer Schuld gegenüber Otis, die ich durch seinen Tod zu meinen Lebzeiten nie mehr werde begleichen können. Es hat mich geschmerzt, dass ich mich nicht wirklich von meinem Freund verabschieden konnte. Am Morgen der Nacht, in der Otis starb, war Tiponi mit dem Leichnam ihres Vaters bereits verschwunden. Niemand konnte oder wollte mir sagen, wohin er gebracht werden würde, auch Daniel wusste es nicht. Ich mache Tiponi keine Vorwürfe deswegen. Sie hat als einzige Tochter und Hinterbliebene alles Recht der Welt darüber zu entscheiden, was mit der sterblichen Hülle ihres Vaters passieren soll. Und wer weiß, was Otis letzter Wille war, den er sicher seiner Tochter aufgetragen hatte. Vielleicht war es sogar Otis Wille, dass ich *nicht* seiner eigenen Bestattungszeremonie beiwohne. Egal wie und warum, es schmerzt mich bis heute, dass ich nicht dabei war. Tiponi darauf anzusprechen war für mich seither ein ähnlich großes Tabu, wie als geladener Gast auf einer türkischen Hochzeit auf eine Portion Schweinshaxe mit einer Maß Bier zu bestehen. An manchen Dingen, wie dem Splint einer Handgranate, sollte besser nicht gerüttelt werden.

Tiponi kam fünf Tage später zurück in die riesige Kommando-Suite, die ihr Vater offenbar schon seit Jahren im SpaceX-Headquarter eingerichtet und betrieben hatte. Ich muss mich jedes Mal zwingen, den Gedanken wegzudrücken, aber er kommt mit einer brachialen Hartnäckigkeit auf, sobald ich im Geiste die Bilder der Hopi-Schaltzentrale aufrufe: Sie haben sich dort ähnlich eingenistet, wie es die Borg auf den Unterdecks der Enterprise in ›First Contact‹ taten. Im Unterschied zu den Borg war Otis Missionszentrale allerdings eine lang gehegte Symbiose zwischen den beiden Vertragspartnern SpaceX und dem *Representative of the Hopi Tribe Nation.* Um ehrlich zu sein, hatte ich fest damit gerechnet, dass Otis ein Vakuum hinterlassen würde. Rien ne va plus, nichts sollte mehr gehen, alles zum Stillstand kommen. Doch ich wurde eines Besseren belehrt. Otis war ein Stratege im Dienst seines Stammes. Er hielt zwar sämtliche Fäden in der Hand, führte sie in seiner Schaltzentrale auch zusammen, war aber klug genug, um nicht das gesamte Projekt von einer einzigen – seiner – Person, abhängig zu machen. Der ebenso weise wie vorausschauende Adler hatte bald nach dem Wissen um seinen unheilbaren Gehirntumor Wege und Mechanismen eingeleitet, die die Missionsvorbereitungen auch nach seinem Ableben präzise wie ein Schweizer Uhrwerk weiter vorangehen lassen würden. Tiponi war ein wichtiges, sogar zentrales Rädchen im gesamten Ablauf, aber mitnichten das Einzige. Nach wie vor achteten Juristen und sachverständige Ingenieure minutiös darauf, dass sämtliche vertraglichen Verpflichtungen von SpaceX und anderen Firmen eingehalten werden würden. Die Motivation der Vertragspartner, ihren Teil fristgerecht und nach allen Regeln der Ingenieurskunst zu erfüllen, wurde durch fürstliche Entlohnung auf der einen Seite und drakonische Strafen auf der anderen aufrechterhalten. Doch die größte Triebfeder, die Hopi-Mission trotz gigantischer technischer Herausforderungen und eines extrem ambitionierten Zeitplanes Wirklichkeit werden zu lassen, war Elon Musks eigenes Versprechen, sein visionäres Erbe, aus der Menschheit bis spätestens 2050 eine interplanetarische Zivilisation zu machen. Während die NASA SpaceX für ihre eigenen Marsmissionen stets an die enge Leine nahm und mit behördlicher Akribie alles verzögerte, kam SpaceX das Hopi-Projekt, bei dem man viel mehr Freiheiten hatte und progressiver vorgehen durfte, gerade recht. Am liebsten hätte Musk bei den frühen Verhandlungen mit Otis Team schon damals eine riesige Werbekampagne ins Leben gerufen. Doch Otis Bedingung zu dem schier grenzenlosen Budget, das er zur Verfügung stellte, war absolute Geheimhaltung darüber, dass ein Indianerstamm mit Hilfe von SpaceX einen planetaren Exodus plante. All das war schon eine kleine Ewigkeit her und längst hatte ein anderes Management die Geschicke von SpaceX übernommen. Doch nun lag der Zahltag in greifbarer Nähe ...

Ich stehe vor Otis Tochter, die in einer Woche den Exodus mit den ersten 37 Hopi anführen wird. Nicht an Bord: Ansgar Weiß, seines Zeichens ehemals regenmachender Hoffnungsträger von Otis Namingha. Ich hasse mich für meine Feigheit, für meine Kurzsichtigkeit, meine Kleinkariertheit. Dafür, dass ich nicht über meinen eigenen Schatten springen kann. Selbst meine eigene Familie, meine Frau und die beiden Töchter, hatten mir nach langen dunklen und quälenden Diskussionen das Plazet erteilt, mich der Hopi-Mission anzuschließen. Vermutlich kamen sie letztlich zur pragmatischen Überlegung, dass ein gut gelaunter Ansgar auf dem Mars, sofern er die Reise überleben sollte und ab und an mal durchklingelt, viel besser zu haben ist, als ein griesgrämiger, übellauniger alter Mann, der nur noch seine letzten verregneten Geburtstage zählt und auf das Ende der Welt wartet.

»Ich werde hier mit Daniel Euren Start verfolgen und die Comms überwachen.«

Was für eine Pfeife du doch bist, Ansgar!

Warum immer mir? Warum muss immer ich in solchen Zwickmühlen stecken, aus denen es kein Entrinnen gibt?

Du bist und bleibst ein jämmerlicher Waschlappen, Ansgar

Weiß! Zuletzt hast du dich auf dem Schulhof deinen Ängsten gestellt, wie lange ist das her, ein halbes Jahrhundert? Hahahaha!

Mein Gewissen ist mein ärgster Feind und eine furchtbare Klette, hatte ich das schon erwähnt? Ich kann es nicht wegschieben, nicht unterdrücken, nicht ausradieren. Es ist immer da, wenn ich es nicht brauche.

»Das musst du nicht tun, Ansgar. Du warst schon ewig nicht mehr zuhause. Du solltest deine Familie, deine Töchter besuchen, dich um deine Enkel kümmern.« Sie sagt das freundlich, besänftigend, nicht vorwurfsvoll. Es tut mir gut.

»Mein Vater hat sich geirrt, Ansgar. Du bist kein Reisender, du gehörst hierher, auf die Erde.« Die kleine Bemerkung reicht schon, um ein mittleres Erdbeben in mir auszulösen und es aus mir herausplatzen zu lassen.

»Ich vermisse deinen Vater, Tiponi. Es gab von Anfang an eine Bande zwischen uns ... es gibt so viel, was ich ihm noch gerne gesagt hätte.« Ich habe Tränen in den Augen, doch ich schäme mich nicht.

»Ich weiß. Er hat immer gut von dir gesprochen. Er kannte dich länger, als Ihr Euch kanntet.« Sie hegt keinen Groll mehr gegen mich. Irgendetwas hat einen Sinneswandel in ihr hervorgerufen.

Ihr letzter Satz trägt eine eigene Botschaft in sich, die mir nicht entgeht. Otis hat mich schon viel früher ›gesehen‹. Nicht etwa physisch, sondern metaphysisch, in seinen Gedanken, in seinen Träumen, in der Kiwa. Kam das Gefühl der Verbundenheit durch eine metaphysische Verbindung auf anderer Ebene, deren Erfahrung er als Hopi machen konnte, die mir als *Bahana* jedoch Zeit meines Lebens verwehrt bleibt? Eine Traurigkeit umfängt mich. Das Einzige, was mir von ihm bleibt, ist die Erinnerung an die wenigen Tage und Momente, die wir zusammen verbrachten. Auf der Fahrt ins Reservat, auf den Mesas, in Walpi selbst, auf dem Versuchsgelände, in der Hütte in Norwegen, in den vielen Videotelefonaten und zuletzt ... in den Borg-Katakomben der SpaceX-Zentrale.

»Ich hätte mich gerne richtig von ihm verabschiedet«, sage ich tonlos und leise.

Tiponi wirkt jetzt trotz ihrer markanten, teils hart wirkenden Gesichtszüge und der gesamten Anspannung, unter der sie so kurz vor dem Start der Mission steht, weich, verletzlich, wie ein junges Mädchen.

»Es tut mir leid. Das hätte ich dir ermöglichen sollen. Verzeih, das war dumm und egoistisch von mir.« Sie sagt es mit stiller, ehrlicher Betroffenheit. Es ist das größte Geschenk, das sie mir zum letzten Abschied machen kann und wir umarmen uns in einer Geste der Versöhnung, des Verstehens und der ausgeräumten Missverständnisse. Und noch während der sekundenlangen Umarmung wird mir klar, was für eine starke empathische Frau und Führungspersönlichkeit mit ihren 36 Schützlingen bald zu einer sechsmonatigen Reise zum roten Planeten aufbrechen wird. Eine Reise ohne Wiederkehr. Zu einem Planeten, auf dem der Mangel an Wasser eine der größten Herausforderungen darstellt.

***

Ich weiß nicht, was Rochat und Daniel mit ihrer Quantenbox erschaffen haben oder wie sie funktioniert. Ich würde es ohnehin nicht verstehen. Ich bin mir nicht einmal sicher, ob es eine Art Schrödingerbox ist und ich die Katze bin, oder ob sie meinen Quantenzustand ändern, um mein Sein in ein neues Ereignis aufzuspalten. In diesem Fall würde ich in einer neuen Welt realisiert werden, und zwar in der Weltenversion, in der ich, Ansgar Weiß, in einer Quantenbox den Mars umkreise. Rochat und Daniel wiederum, zurückgeblieben in ihrer Welt, würden selbst nie erfahren, ob das Experiment geklappt hat, denn zwischen den beiden Welten existiert nach der Viele-Welten-Theorie keinerlei Verbindung.

In der Erkenntnisdekade der Quantenmechanik, in der wir uns befinden, ist es wahrlich nicht einfach, den Verstand nicht zu verlieren. Vieles geht weit über unser menschliches Vorstellungsvermögen hinaus.

Ich könnte jetzt gut eine Portion Erdung vertragen, so, wie ich es früher immer gemacht habe, wenn ich von der Arbeit gestresst war: Einfach meine Hände in Gartenerde vergraben, lehmige Brocken mit den Fingern zerkleinern. Alles Negative fließt dann sofort aus meinem Körper, alles Unwirkliche und Verschobene wird dann wieder geradegerückt. Ich habe Daniel schon halb im Spaß, halb im Ernst gefragt, ob ich in den schrecklichen Zylinder einfach eine Handvoll Erde mitnehmen darf, zur Beruhigung. Komisch, dass gerade er mich dann ansieht, wie wenn ich dieser Welt völlig entrückt wäre, obwohl doch die Quantenphysiker vor lauter irrwitzigen Theoremen und Alternativmodellen zu unserer Wirklichkeit nicht mehr geradeaus sehen können.

Das mit der Erde werde ich mir wohl abschminken müssen. Sollte ich auf dem Mars wirklich ankommen, also auf seiner Oberfläche meine ich, dann werde ich meine Hände als allererstes in den Marsboden versenken. Davon kann mich dann keiner abhalten. Doch bis dahin ist es noch ein weiter Weg. Aber auch das ist relativ.

Während die aktuellen Missionen mit ihren chemischen Antrieben noch sechs Monate hinwärts benötigen, muss ich mich ›nur‹ mal eben von der Erde zum Mond-Gateway transportieren lassen, dort in die verflixte Quanten-Cola-Dose umsteigen, mich in Gott weiß was für Einzelteilen in die nächste Cola-Dose im Marsorbit schießen lassen, um dann noch per Landekapsel einen Höllenritt runter auf die Marsoberfläche zu absolvieren. Die gesamte Prozedur soll, so verspricht es mir Daniel, in der uns bekannten Raumzeit von ›Haustür zu Haustür‹ gut achtzig Stunden dauern. 180 Tage konventionelle Reisezeit in einem Starship gegenüber dreieinhalb Tagen in engen Zylindern und Kapseln. Beide Varianten ohne Garantie, jemals in einem Stück und lebendig anzukommen.

Mein ganzes Leben ist ein Dilemma. Seit Jahrzehnten suche ich verzweifelt nach Antworten. Antworten, die mir hier auf der Erde offenbar niemand geben kann. Das Nichtwissen ist unerträglich. Der lange Weg, den ich bereits auf der Suche nach Erkenntnissen gegangen bin fühlt sich leer und vergebens an. Für was war das alles gut, wenn ich am Ende doch nicht mehr weiß, als zu Beginn, als es anfing, mich zu beschäftigen? Muss Wissen immer so teuer erkämpft werden? Ist die Ruhe, die ich endlich finden möchte, erst dadurch möglich, dass ich mich entweder auf eine gefährliche Sechsmonatsreise mache, für die ich körperlich gar nicht mehr fit genug bin, oder dass ich mich in Einzelteile oder Wellen zerlegt durch das All oder elfdimensionalen Raum katapultieren lasse? Weder das eine noch das andere behagt mir. Und doch, so sieht es oft das Leben vor, stehen wir an Kreuzungen, die uns abverlangen einen Richtungswechsel vorzunehmen, weil es nicht mehr geradeaus, sondern nur nach links oder nach rechts geht.

›Einen Tod musst du sterben‹, heißt dann die gern zitierte Parole. Wie oft habe ich diesen Spruch gehört, wie leichtfertig habe ich ihn selbst angewandt, bei Freunden, meiner Familie, bei Wegbegleitern. Es ist so leicht dahingesagt, die Tragweite von Entscheidungen können schwer wiegen. Manchmal, vielleicht sogar in der überwiegenden Zahl der Fälle, stellt sich die Entscheidung ›rechts oder links‹ rückwirkend betrachtet als die einzig richtige dar. An der Weggabelung ewig stehen zu bleiben, zu verharren, bringt uns nicht weiter.

Ich weiß dennoch, dass ich weder in ein Starship einsteigen, noch mich in die Quanten-Apparatur zwängen möchte. In dem Zylinder ist es sehr eng, er ist kaum größer als eine Infrarotkabine. Ich bin nicht sonderlich klaustrophobisch, aber der Gedanke daran, mich in einen dunklen, um den Mond kreisenden Blechsarg zu legen, der mithilfe angepeilter Sternbilder auf ein Milliardstel Grad genau auf die im Marsorbit befindliche Empfängerbox ausgerichtet werden muss, ist für mich der blanke Horror.

***

»Ja?«, meldet sich eine genervt-gelangweilte Stimme. Das Display bleibt schwarz.

Die Nummer, die ich mit meinem iDev aufrufe (ja, ich habe mein geliebtes antiquarisches Smartphone gegen ein neumodisches iDevice getauscht) ist zwölf Jahre alt. Wo ich rauskomme oder wer rangeht, kann ich nicht mit Bestimmtheit sagen.

»Spreche ich mit Josh Gregory?«, erkundige ich mich vorsichtig, die Kamera ebenfalls deaktiviert. Das ›Ja?‹ allein konnte ich nicht einordnen.

Auf dem Display erscheint plötzlich ein mürrisches Gesicht.

»Wer zum Henker will das wissen?« Josh wirkt deutlich gealtert, das aber zu seinem Vorteil. Er wirkt kraftvoll, tatkräftig und sitzt auf einer Terrasse, die von grünen Palmwedeln eingefasst zu sein scheint. Das Ambiente ist idyllisch. Josh ist der klassische Lebemann. Ich aktiviere meine Bildübertragung.

»Hallo Josh, ich bin's, Ansgar«, sage ich kleinlaut. Ich habe mich all die Jahre kaum gemeldet, bestenfalls ab und zu mal ein paar dünne Nachrichten und ein paar Bilder geschickt. Regelmäßiger habe ich seinen Cloud Seeding Channel verfolgt, um zu sehen, ob er noch aktiv ist. Doch ein paar Jahre nach dem Rundflug in seiner Beechcraft durch meine Geburtstags-Regenfront über dem Mbulu-Hochland brachen seine Videos vom Wolkenimpfen jäh ab. Dafür tauchte etwas anderes auf. Videos, in denen man Josh sieht, wie er mit FMNR-Technik im Boden noch vorhandene Baumstümpfe und -wurzeln zu neuen Wäldern überall in Westafrika regeneriert. Josh scheint das Erbe von ›Waldmacher‹ Tony Rinaudo angetreten zu haben.

Josh nimmt sein iDev nah zu sich heran, wohl um mein Bild besser betrachten zu können. Er schaut in die Kamera, als ob er eine Amöbe unter dem Mikroskop betrachten würde.

»Ansgar?«, fragt er mit Zweifel in Blick und Stimme. Erkennt er mich nicht? Hat er mich komplett vergessen? Oder bin ich derjenige, der so alt geworden ist, dass er mich völlig ungläubig ansieht? Die Verbindung ist nicht sonderlich gut, vielleicht liegt es daran. Plötzlich ändert sich sein Gesichtsausdruck. Josh setzt ein breites Grinsen auf und ruft freudig »Rainman!« durchs iDev. Er ist wie aus dem Häuschen und freut sich sichtlich.

»Ist das zu fassen? Lange nichts gehört, Junge. Hast dich ganz schön rar gemacht. Was verschafft mir die Ehre?«

Das Schlimme ist, dass der wahre Grund meines Anrufs, mein erster seit vielen Jahren, ein wirklich mieser ist. Ich will nach so langer Zeit nicht mit der Tür ins Haus fallen und lenke ab.

»Erzähl mir erst, was du so treibst. Ich habe gesehen, dass du dich vom Wolkenimpfen aufs Aufforsten verlagert hast.« Er lacht kurz auf und sein charakteristisches Lachen lässt sofort die Erinnerung an den holprigen Flug durch die Kaltfront mit Gewitter in mir aufkommen.

»Ja, es ist das Beste, was wir tun können. Rinaudo war ein verdammtes Genie, ich versuche ein wenig in seine Fußstapfen zu treten, die mir aber fünf Nummern zu groß sind«, poltert er in seiner ihm typischen Art durchs Device. »Ich zeige den Leuten hier, wie sie Bäume wachsen lassen können, ohne sie anpflanzen zu müssen. Die Wurzeln von Bäumen, die hier vor Jahrzehnten gefällt wurden, sind alle noch da und lassen sich rekultivieren. Wir haben Großes erreicht, Ansgar. Die Menschen, die Bauern in Afrika haben das erreicht. Sie haben mit einem neuen Grüngürtel eine echte Trendwende geschafft. Wir federn gerade das erste Mal seit langer Zeit ein wenig zurück in die richtige Richtung.« Er ist ganz euphorisch. In meiner Zeit in Tansania habe ich Josh kein einziges Mal so viel ohne Punkt und Komma reden hören.

»Schön zu sehen, dass du deine Bestimmung gefunden hast, Josh. Das freut mich für dich.« Ich sage es genauso, wie ich es meine. Um ehrlich zu sein beneide ich ihn.

»Keine Lust an deinem Geburtstag hierherzukommen und es regnen zu lassen?«

Jetzt wäre der Moment, es ihm zu sagen.

»Josh, ich wollte ...«, setze ich an, werde aber von seinem erneuten Redefluss unterbrochen.

»Hast du schon gehört, dass diese verrückten Hopi-Indianer erfolgreich auf dem Mars gelandet sind, um dort zu bleiben? Auf dem Mars? Wie wollen die auf der öden Rostkugel überleben?« Josh sinniert lächelnd über seine eigene rhetorische Frage. Eine gute Gelegenheit, reinzugrätschen.

»Josh, ich ...«

»Naja, wir Aussies halten's ja auch immer noch aus, in Down Under, das halb abgebrannt ist.« Keine Chance. Wie es scheint ist Josh heute äußerst redselig.

»Aber komisch, dass es von der ganzen Mission und der Landung keine Übertragungen gibt. Die scheinen ja einen strikten No Media Kurs zu fahren. Recht haben sie, diese Hopi ... verfickte Medien ...«

»Josh, ich komme mit auf den Mars.«

Er sieht mich an, sagt aber nichts. Sein Bild wirkt wie eingefroren, die Leitung steht aber noch.

»Josh?«

»Sag das nochmal, Rainman.«

»Ich werde mich in ein paar Monaten den Hopi auf dem Mars anschließen.«

»Du hast wohl von deinem dünnen deutschen Bier ein

paar Maß zu viel getrunken und willst mich verscheißern, stimmt's?« Josh ist und bleibt Josh. Der raubeinige John Wayne Australiens.

Mach es jetzt klar.

»Nein Josh, es ist ernst. Ich wollte es dir persönlich sagen, mich von dir verabschieden, es ist eine Reise ohne Wiederkehr.«

Wieder entsteht eine Pause. Sekundenlang. Er verdaut. Der australische Hüne hat gerade zu knabbern. Ein seltener Anblick.

»Warum tust du das, Ansgar?« Jetzt hat er es realisiert. Es kommt tonlos. Die Heiterkeit und das gespielte Grobe sind wie weggeblasen.

»Ein Versprechen. Gegenüber einem Freund. Gegenüber den Hopi. Ich kann dort helfen.« Es ist jetzt so klar. Ausgesprochen ist es viel einfacher, als es ständig nur im Kopf mit mir herumzutragen.

»Und um endlich zu verstehen, was meine Rolle in dem Ganzen ist.«

Josh hört mir zu. Nimmt das Gesagte auf. Lässt lange Sekunden vorbeiziehen. Ich glaube sein Sprachzentrum sammelt gerade eine Tirade aus wüsten Beschimpfungen und unaussprechlichen Flüchen zusammen, die er jeden Moment über mich, über meine Dummheit, auskippen wird.

»Da hast du zwei verdammt gute Gründe, das zu tun, was du tun musst, Ansgar Weiß.« Er schaut mich ernst an. Ihm ist klar, dass das ein Abschied für immer sein wird. Das ist ein guter Moment, um die Stimmung etwas aufzulockern und auf mein zweites Anliegen zu sprechen zu kommen.

»Josh, ich brauch' noch einen Tipp von dir. Einen lebensrettenden Tipp sogar.« In sein Gesicht tritt wieder ein Grinsen, vielleicht hat er eine Vorahnung, um was es gehen könnte.

»Ich darf mich im Raumanzug nicht erbrechen, sonst erreiche ich den Mars erst gar nicht lebend. Was kann ich gegen die Übelkeit machen, Mr. Bushpilot?« Joshs Grinsen nimmt epische Züge an. Meine Übelkeit in seiner Maschine hat der mit allen Wassern gewaschene Cloud Seeding Pilot, der die schlimmsten Turbulenzen gewöhnt ist, nur mit einem müden Lächeln und einer lapidaren Geste auf die Kotztüten im Handschuhfach vor mir quittiert.

»Ah, der Herr braucht ein Hausmittelchen gegen Kinetose, ja? Da bist du bei mir genau an der richtigen Adresse. Du wirst keine Antihistaminika nehmen dürfen, das setzt deine Reaktionszeiten herunter, und das ist in der Luft und im All gleichermaßen schlecht. Besorg dir ein Pflaster mit Scopolamin, das ist das Gift des Bilsenkrauts, hochwirksam. Über Pflaster kein Problem.« Der Tipp könnte Gold wert für mich sein.

»Danke, Josh. Es war schön dich kennengelernt zu haben. Halt die Ohren steif und pflanz‘ unserem blauen Planeten noch einen ordentlichen Grünstreifen auf seine afrikanische Brust.«

Er lacht sein Lachen.

»Pass da oben gut auf dich auf, verrückter Regenmann. Vor den Mars-Milizen, sollte sie es eines Tages geben, musst du dich dann selbst in Acht nehmen«, grinst er noch breit in die Kamera.

Dann hebt Josh seine Hand zum Gruß und noch bevor ich etwas erwidern kann hat er aufgelegt.

***

Sie schleusen mich durch einen üblen Mix aus individuellen Trainingseinheiten: Ausdauertraining, Krafttraining, Motorik, Muskelaufbau, Rückenschule und Körperkoordination in Zero G, also bei Schwerelosigkeit. Sie malträtieren und drangsalieren meinen Körper. Ständig werde ich verklebt, gepikst und gezwickt, damit sie meine Vitalfunktionen monitoren können. All das war mir natürlich nicht so ganz klar. Daniel sprach ja immer von ›auf dem Mars durch die Hintertür ankommen‹. Das klang für mich nach: Durch eine Tür hier auf der Erde schreiten und durch die nächste in eine rote Marslandschaft treten. Dass ich Naivling nicht einkalkuliert hatte, dass weder eine Raumfahrtbehörde noch ein privatwirtschaftliches Raumfahrtunternehmen niemanden ohne ein sechswöchiges Basic-Astronautentraining ins All schießt, und sei es ›nur‹ auf die Orbitalstation am Mond, disqualifiziert mich eigentlich schon für eine Ballonfahrt. Apropos. Ich kann mich noch gut an die einzige Ballonfahrt in meinem Leben erinnern, die mir meine Frau zum vierzigsten Geburtstag schenkte. Schon beim direkten Hinunterschauen aus dem Korb bekam ich ein flaues Gefühl im Magen und war froh, nach der Landung wieder festen Boden unter den Füßen zu spüren. Die Fahrt selbst fand natürlich nicht direkt an meinem Geburtstag statt, sonst hätten wir vor lauter Regen ja gar nicht erst abheben können.

Um ehrlich zu sein würde ich jetzt lieber in einem Thermoanzug mit Sauerstoffmaske im Ballon bei tiefster Nacht über den Gipfel des Mount Everest fahren, als meine bevorstehende Reise anzutreten. Sie ist der Gipfel an Skurrilität, an Unwägbarkeiten, an offenen Fragen, aber auch an menschlichem Erfinderreichtum.

Es wird mit völliger Schwärze beginnen und mit der gleichen Dunkelheit enden. Das waren Daniel Hermans letzte an mich gerichtete Worte auf der Erde, bevor ich in die SpaceX-Rakete einstieg, die mich jetzt zum LOP-Gateway fliegt, das den Mond umkreist. Dort befindet sich bereits ›Schrödingerbox 1‹, auch euphemistisch ›Startbox‹ genannt, in die ich mich zwängen soll. Schwärze, absolute Schwärze soll mich da umfangen. Tolle Aussichten. Die ganze Reise in absoluter Schwärze, von Anfang bis Ende. Die Parallele zum mittlerweile wohl überholten Lebenszyklus unseres Universums, vom Urknall, vor dem ebenfalls nichts als dunkle Leere existierte, bis zum völlig ausgebrannten Universum, in dem nicht mal mehr Strahlungsenergie, sondern ebenfalls nur noch absolute Kälte und Dunkelheit herrscht, entgeht mir nicht. Ich werde sowohl in der Startbox als auch in der Zielbox und auch während des ›Transfers‹, wie sie es nennen, im Nichts sein. In weniger als Vakuum. In diesen Zylindern bin ich nur durch einen lebenserhaltenden speziellen Raumanzug geschützt. Um mich herum: das absolute Nichts. Im Zylinder befindet sich – außer mir – kein Gas, kein Molekül, kein Atom, kein Photon, einfach nichts. Die Temperatur liegt mit drei Nanokelvin nur Dreimilliardstel Grad über dem absoluten Nullpunkt. Im Gegensatz zu meiner Start- und Zielbox steppt draußen im leeren Weltraum regelrecht der Bär, zumindest was hin und her fetzende Teilchen und Strahlung anbelangt. Jedenfalls nach den Worten des verrückt-verschrobenen ›Transfer-Teams‹ um Rochat und Daniel.

Das alles klingt mir nicht gerade nach einer gemütlichen Zugfahrt mit Nackenkopfkissen, einer Tüte voller Chips, gekochten Eiern, gutem Lesestoff und einem heiß dampfenden Kaffee in der Hand. Nein, es klingt nach Horror und ewiger Kälte vom Feinsten.

Alles ist vorbereitet, alle, die mitfliegen, sind instruiert, jeder hat seine Aufgabe. Nur ich bin das Versuchskaninchen, das Schaf, die Labormaus, die still und friedlich warten soll, bis ein kleines Türchen aufgeht, durch das ich mich dann zwängen darf. Dann wird diese Schwärze kommen. Später die unendliche Kälte. Immerhin haben sie mir erspart, dass ich dann auch noch in irgendeinem Labyrinth nach dem Ausgang suchen soll, den es gar nicht gibt. Nein, es ist in Wahrheit viel schlimmer. Ich soll in Schwerelosigkeit durch eine Schleuse in den Zylinder einsteigen. Danach koppelt er vom LOP-G sachte ab, fliegt auf die dunkle Seite des Mondes, um dort keinerlei elektromagnetischer Strahlung irdischer Geräte, orbitaler Satelliten und Stationen und keinem Sonnenwind ausgesetzt zu sein.

Das wird sich erstmal wie Rollercoaster im All anfühlen, denn wenn das Ding auf die Rückseite des Mondes fliegt, werde ich die Beschleunigung und damit die Schwerkraft spüren. So lange ›stehe‹ ich dann auf dem einen Ende, dem Boden, des Zylinders. Auf der Rückseite des Mondes angekommen richtet sich meine Startbox auf ein Hundertmillionstel Grad exakt auf die im Marsorbit befindliche Zielbox aus. Danach soll ich mich brav wie ein Wiener Würstchen freischwebend in der Konservendose ausrichten und ja keine Wand berühren. Wenn ich daran denke, muss ich eine aufkommende Panikwelle mit aller Kraft unterdrücken. Zum Glück trage ich das Scopolamin-Pflaster auf dem Rücken. Bisher hilft es. Leider hilft es nicht gegen die mitleidigen Blicke.

Sie sehen mich hier an Bord tatsächlich so an, wie meine Reisebegleiter in Patagonien, als mir der Regentropfen die Flamme auf dem kleinen Geburtstagstörtchen löschte. *Armer Tropf, ich möchte nicht mit dir tauschen.*

»Mr. Weiß, wir haben eine Nachricht für Sie empfangen«, reißt mich eine junge Frau in einem Anzug der US Space Forces aus meinen Gedanken. Das Militär ist immer mit von der Partie, wenn es um experimentelles Neuland geht. Sie sind gespannt wie ein Flitzebogen, ob, und wenn ja, wie die Labormaus in der Zielbox ankommt. In einem Stück? Das Innere nach außen gestülpt? Mit unnatürlich hervorquellenden, halb aus den Höhlen heraustretenden Augen? Den Wahnsinn im Gesicht? Nur allzu gern würden sie sich mit möglichst großen Überwachungsmonitoren aufschalten, um live und in Farbe dabei sein zu können. Leider ist das Militär völlig zerknirscht, dass es im Zylinder keinerlei Überwachungstechnik und damit auch keinen Beobachter geben darf, der das Geschehen direkt mitverfolgt. Am liebsten hätten sie Dutzende von Kameras, Sensoren, kilometerlange Kabel und weitere Überwachungstechnik verbaut, um alles minutiös tracken zu können. Doch die seltsamen und unverrückbaren Gesetze der Quantenmechanik machen ihnen einen gehörigen Strich durch die Rechnung. Umso misstrauischer beäugen die mitfliegenden Militärs mich und die mitfliegenden Wissenschaftler aus dem ›Transfer-Team‹. Einer der Raumsoldaten, dessen Befehl es wohl ist, mich im Auge zu behalten, damit ich mich nicht schnell mal eben aus dem Toilettenfenster der Rakete abseile und verschwinde, ist das Paradebeispiel eines unsympathischen Wadenbeißers, der mich von seinem Sitz gegenüber ohne

Mimik und Augenblinzeln unentwegt anstiert. Vermutlich unterstellt er allen Zivilisten, Staatsfeinde, ausländische Agenten oder Terroristen zu sein.

»Es ist eine persönliche Nachricht für Sie. Sie wurde quantenverschlüsselt übertragen«, sagt Casey O'Donnell, wie mir ihr Aufnäher verrät, freundlich und reicht mir ein iDev. »Sie können der Einfachheit halber mit Fingerprint-Sensor und Stimmenauthentifizierung entschlüsseln«, fügt Casey an. Die junge Astrooffizierin ist der einzig sympathische Space Trooper hier an Bord. Sie entfernt sich in der Schwerelosigkeit hangelnd von mir, um mir in dem kleinen Modul ein Quentchen Privatsphäre zu gönnen. Ich lege meinen Daumen auf das Gerät und nenne meinen Namen. Eine Textnachricht erscheint.

›*Lieber Ansgar,*

wir hoffen, dass dich diese Nachricht noch rechtzeitig vor deinem Eintreffen auf dem Mars erreicht. Wir, die stillen Förderer der Hopi-Mission, sind berührt und ergriffen von dem, was du tust. Wir haben immer den Glauben und das Vertrauen in dich gesetzt, dass du dem Stamm der Hopi helfen würdest, ihre Fünfte Welt nicht nur zu erreichen, sondern auf ihr Fuß zu fassen und für Bedingungen zu sorgen, die sie dort langfristig auch benötigen. In ihrer Mythologie war keine Welt der Hopi je ein Paradies, sie hatten immer zu kämpfen und waren abhängig vom Großen Geist, der beseelten Natur, um dessen Wohlgefallen sie mit ihren Gebeten, Zeremonien und Tänzen bitten mussten.

Die Gestalten, die einem Indianer im Traum begegnen, sind

Boten der Zaubermächte. Das ist fest und unumstößlich in ihnen und in ihrer Weltanschauung verankert. Die Hopi, allen voran Otis, glauben, dass du ein guter Vermittler zwischen ihrem Stamm und ihren Schutzgeistern bist. Otis Visionen waren die Triebfeder für sein Denken und Handeln. Nimm und nenne es wie du willst, aber deine Verbindung zwischen ihm, ihnen und dem Regen ist real, davon sind wir alle felsenfest überzeugt. Genauso wie wir davon überzeugt sind, dass du Otis auf die ein oder andere Weise wiedersehen wirst.

Wir haben Tiponi von deiner Entscheidung unterrichtet, dass du kommen wirst. Und der erste Mensch bist, der den ›Transfer‹ wagt. Sie hat sich mehr als gefreut. Aber das wird sie dir sicher selbst sagen können, wenn du gut angekommen bist.

Wir wünschen dir eine gute Reise und ein erfülltes neues Leben auf dem Mars, Ansgar.

In Dankbarkeit und Verbundenheit

Rita Harris • Daniel Herman • Elena Shelby
Robert Tegmark‹

Ich lege das iDev gedankenverloren und mit offenstehendem Mund neben mich. Emotionen und Bilder kommen hoch, wühlen mich auf. Ich durchlebe Erinnerungen an Begegnungen, Gespräche und Momente der letzten zehn Jahre, für die ich dankbar bin und die mir niemand jemals wird nehmen können. Sie sind wertvoll. Nein, mehr als das, sie sind ein kostbarer Schatz, *der Schatz*, für den sich all das lohnt, unser lebenslanger Kampf und die Suche nach dem Sinn, die manche von uns so beharrlich umtreibt.

Ich stiere vor mich hin, habe alles um mich herum ausgeblendet. Links in mein Blickfeld schiebt sich ein unscharfes Objekt, das leicht trudelnd an Höhe gewinnt. Es ist das iDev, das ich leichtsinnigerweise vergessen habe zu sichern. Plötzlich wird es von einer Hand ergriffen und aus seinem Schwebezustand gepflückt.

»Wir sind jetzt gleich soweit, um mit den letzten Tests und Ihrem Training im Zylinder zu beginnen«, sagt Casey neben mir. »Bitte machen Sie sich bereit, es geht los.«

***

Ihr glaubt, ich hätte etwas Phantastisches, Unvorstellbares gesehen? Gigantische Galaxien, gleißende Sternengeburten, bedrohliche Dunkelwolken, verbindende Einstein-Rosen-Brücken, verschlingende Schwarze Löcher, den Rand des Universums? Und dann, als Höhepunkt, vielleicht noch kurz den Kopf über den Rand hinausgestreckt? Eine galaktische, nicht enden wollende Bilderflut an Reizen, an der mein menschliches Gehirn um ein Haar zugrunde gegangen wäre?

Ja wie denn, delokalisiert in einem eiskalten Zylinder völliger Schwärze und, wenn ich mal davon ausgehe, dass ich während des ›Transfers‹ gar nicht körperlich war, ohne Sinnesorgane?

Ich habe nichts gesehen. Jedenfalls nicht mit meinen Augen. Es war ganz anders.

Kurz nachdem ich keinerlei Bewegung des Zylinders mehr spüren konnte, war auch keinerlei Wahrnehmung mehr möglich. Vorn, hinten, oben, unten, nichts galt mehr. Auch das Gefühl der Zeit war ausgesetzt. Ich wusste nicht einmal, ob und wie lange ich wo war. Dass ich überhaupt noch war, ein Bewusstsein hatte, konnte ich nur daran festmachen, dass plötzlich diese grauenhafte Kälte in meinen Anzug schoss, die mich fast um den Verstand brachte.

***

Die Kälte ist jetzt weg. Ich bin nicht physisch, körperlich, das weiß ich, denn ich spüre meinen Körper nicht, wenn ich an ihn denke. Es gibt keine Impulse, die mein Gehirn an meine Gliedmaßen oder Organe funken könnte, denn es gibt weder ein organisches Gehirn, noch Gliedmaßen, noch ein körperliches Gefühl. Nur Gedanken. Pures Bewusstsein. Es schießt ein. Nein, es ist einfach da. Ohne Körperlichkeit gibt es keinen Raum. So einfach ist das. Es gibt auch hier kein Oben oder Unten, kein Vorn oder Hinten. Ich muss, nein kann mich nicht durch irgendetwas hindurchbewegen, alles ist da, umgibt mich, ohne dass Zeit vergeht.

Ich muss nicht drei Parsec geradeaus fliegen und dann links abbiegen, ich bin bereits dort. Dort, was für ein Wort! Sofort erkenne ich die Unzulänglichkeiten der menschlichen Vorstellungen von Raumzeit. Genauso, wie das Unvermögen der menschlichen Sprache, das zu beschreiben, was uns wirklich umgibt. Alles, was wir wahrnehmen ist letzten Endes ein netter aber verzweifelter Konstruktionsversuch des menschlichen Gehirns. Unser Hirn ist lediglich ein - zugegebenermaßen hochentwickeltes - Empfangsgerät für das Bewusstsein. Wir lagen ziemlich falsch. Halten unsere Welt, die physische Welt, für die einzige Realität. Eine mehr als beschränkte Perspektive. Bewusstsein braucht Raum, um zu entstehen. Es ist nicht einfach da, kommt nicht aus dem Nichts. Raum braucht Bewusstsein. Sonst geht er ein, wie eine Primel, kann sich nicht entfalten, im wahrsten Sinne des Wortes. Es ist eine schöne gegenseitige Abhängigkeit, eine regelrechte Symbiose. Wer hätte das gedacht? Wheeler vielleicht. Ja, in der Wheeler-DeWitt-Gleichung steckt ein bisschen davon. Raum und Bewusstsein. Ein sich umschlingendes Paar, ein unzertrennliches Tandem. Sagen wir besser zwei miteinander verbundene Entitäten. Wie ... ja, *wie das Zeichen der Hopi*. Manchen von ihnen gelingt es, die Raum-Entität kurzzeitig zu verlassen. Mir gelingt es jetzt auch. Jetzt bin ich der Reisende zwischen zwei Welten, den Otis wohl immer in mir gesehen hat.

Hier ist reine Information die Basis alles Realen.

Jedes Qubit speichert Information. Alles ist hier von Anbeginn abgespeichert, alles ist vorhanden. Keine Information geht verloren. Schwarze Löcher sind keine fiesen Materieschlucker, sondern Bibliotheksknotenpunkte, gigantische Wissensspeicher. Alles was geschieht ist eingewoben. Anton Zeilinger lag schon ganz richtig mit seiner Annahme, dass ein Elektron ein Bit an Information speichern kann. Trotzdem leben wir nicht in einem Supercomputer, das würde dem Gefüge nicht gerecht werden.

Wir Menschen sind putzig. Jedes Mal, wenn wir glauben, etwas Neues entdeckt zu haben, zimmern wir unser gesamtes kindliches Weltbild stets auf diesen kleinen wackeligen Erkenntnisstreichhölzern zusammen. Ist KI der neueste Scheiß, müssen wir Menschen wohl Teil eines gigantischen

KI-Programms sein. Sind wir zum Glück nicht.

Ich bin mir nicht sicher, ob das Gefüge mit den menschlichen Vorstellungen von Vergangenheit, Gegenwart und Zukunft etwas anfangen kann. Den Zeitstrahl, der uns Menschen das ganze Leben über gleichermaßen antreibt wie maßregelt, gibt es hier nicht. Vergangenes liegt hier genauso gleichberechtigt neben dem Gegenwärtigen und den Ereignissen, die erst noch geschehen oder gespeichert werden.

Die Information ist da und jedem jederzeit ohne darauf warten zu müssen zugänglich. Mit unserer menschlichen Sichtweise ist es tatsächlich ein aus einer Zentillion Seiten bestehender Unendlichkeits-Schmöker, durch den man sich, gewusst wie, ohne Zeitverlust durchfräsen kann. Bewusstsein ist einfach da, es muss nicht auf Reisen und Wanderschaft gehen. Wer körperlich ist, für den gelten all die netten Naturkonstanten, denen unsere Physiker seit ein paar Hundert Jahren hinterherjagen. Bei vielem liegen sie völlig falsch, bei manchem sind sie ganz gut unterwegs, was mich Staunen lässt, denn das Gefüge, in dem ich mich jetzt befinde, ist von so völlig anderer Beschaffenheit, dass es an ein Wunder grenzt, dass unser menschliches Gehirn überhaupt in der Lage ist, über sein eigenes Bewusstsein und das Fluid, in dem wir leben, hinauszudenken.

Doch tatsächlich hat jemand zwischen den Zeilen des Schmökers, extrem gut versteckt, eine weitere Botschaft hinterlassen. Es ist eine Information, die von Außerhalb in den Schmöker codiert wurde. Unsichtbar, aber systemisch. Der Schmöker ist übrigens ein hochkomplexes Etwas, das nicht Selbstverständlich ist. Lasst mich für den Schmöker in den Limitationen menschlicher Sprache noch eine alternative Analogie wählen: Es ist ein Brutkasten für Existenz und

Bewusstsein. Er konnte nur unter ganz bestimmten Parametern aufgelegt werden. Wären die Beschaffenheitskonstanten des Buches, des Brutkastens, nicht so gewählt worden, wie sie sind, enthielte der Schmöker keinen Text, keine Information, nichts. Er wäre eine leere Totgeburt.

Das für mich hier alles erreichbar, abrufbar ist, bringt mich gar nicht mal groß zum Staunen. Natürlich bin ich neugierig, das habe ich mir hier im Gefüge offenbar behalten können, bin ich doch selbst hier drinnen abgespeichert.

Ich weiß zwar, dass in meinem Schmöker Hinweise auf das Außen hinterlegt sind, bin aber selbst auf das Buch beschränkt und kann mit ihnen nichts anfangen. Ich wähle die Buchrückseite, um zu sehen, ob dort irgendetwas Übergreifendes zu erfahren ist, eine Art Zusammenfassung oder ein Hinweis auf das, was sich außerhalb der Buchseiten abspielt. Nichts. Ich schaue auf die Vorderseite des Buches, den Titel des Schmökers. Nein, auch nichts, keine Information. Es ist die letzte Grenze, die mir nicht vergönnt ist, zu überschreiten. Wie ein eindimensionaler Flächner, der es partout nicht schafft, aus seinem Blatt Papier heraus in den dreidimensionalen Raum zu treten.

Ich will von meinem Buchdeckel schon wieder zurück in meinen Schmöker, mich dort anderen Dingen zuwenden, die ich kenne, mir vertraut sind, weil ich sie erlebt habe, als ich plötzlich im Nichts eine kurze Bewegung entdecke. Ein Huschen. Eine flüchtige Form. Eine Gestalt etwa? Mehrere Gestalten? Wie durch Milchglas. Ich bin in diesem Buchtitel gefangen, aber ich habe für einen kurzen Moment bewegliche Schatten über mir erblicken können. Ist das Dunkelmilchglas die Grenze? Ein anderes Fluid, ein weiteres Gefüge, in dem andere Entitäten existieren? Haben sie tatsächlich auf den Schmöker herabgesehen, in dem ich lebe, existiere? Haben sie ihn gar erschaffen und dort eine Anleitung hinterlegt, damit ein paar neugierige, mit simpler Intelligenz ausgestattete Urkrebse eines Tages den Ausgang finden?

Befinden wir uns in einem experimentellen Aquarium, das die da draußen mit allerlei Zutaten angerührt haben, um zu gucken, ob sich intelligente Krebse überhaupt bilden? Bei dem Gedanken spüre ich ein kurzes Frösteln, es ist aber nicht körperlich. Ich weiß augenblicklich, dass mir hier auf dem Buchtitel keine weitere Erkenntnis vergönnt ist. Was ich gerade zu Gesicht bekommen habe, ist für den kleinen Krebs das verdaubare Maximum.

Ich tauche wieder ein in mein Buch, bin dort, wo mein Leben selbst, mein Sein, hinterlegt ist. Mein eigenes Gefüge. Hier ist alles wie Perlen auf einer Kette aufgereiht. Ich schwärme aus, doch auch das ist falsch, denn es impliziert einen Raumbezug, den es nicht gibt.

Anderl. Der unerwartete Einbruch der Schafskälte, von der er mitten in der Nacht überrascht wurde. Alles ist da: seine Angst und die furchtbare Kälte, die ihm oben auf der Hochalm im Schneegestöber widerfuhr, seine Sorgen um die frisch geschorenen Schafe, die Vorwürfe, die er sich machte.

Ich kann mich und den Schwarzbären sehen, die Begegnung am Zeltplatz im Riding Mountain ... und ich sehe Otis, der mir und dem Bären zusieht, versonnen lächelnd. Nein, Otis ist höchst amüsiert von meinem Verhallten, er grinst breit vor sich hin, wie der junge *Bahana* trotz klopfendem Herzen bis zum Hals hinauf die friedliche Koexistenz mit dem Bären sucht und sich für seine Fehler bei ihm entschuldigt. Die Empathie knüpft ihre ersten Knoten.

Otis Begräbnis. Er hat eine traditionelle Feuerbestattung im Reservat gewählt, wollte nicht in der ›Unterwelt‹ vergraben werden, was nach der Tradition aber auch möglich gewesen wäre. Ich sehe Tiponi in tiefer Trauer über ihren Vater gebeugt, mehrere Dutzend Ältere, aber auch junge Hopi, die ihm, als das Feuer brennt, mit Gesängen und Gebeten die letzte Ehre erweisen. Es ist ein trauriger Moment, aber gleichzeitig realisiere ich, dass auch sein gesamtes Leben hier im Gefüge hinterlegt ist.

Eine Kiwa. Ich erkenne sie sofort wieder! Es ist die Kiwa in Walpi, in der ich mit Otis und den Ältesten saß. Jetzt aber sitzt nur ein einziger Ältester vor dem Feuer. Er singt und murmelt seine indianischen Formeln. Zu welcher Zeit? Schwieriges Konzept hier. Gibt es eine Art Zeitstempel zur Information? Es muss das Jetzt sein, beides passiert zum gleichen Zeitpunkt. Mein Bewusstsein irgendwo jenseits der Sterne, sein Bewusstsein in Trance erweitert ... kann das sein? Sein Bewusstsein überlagert sich mit dem meinen ... er ... spürt mich ... *sieht mich*! Er sieht mich in seiner Vision, zwischen den Sternen schwebend, er erkennt mich... ich erkenne ihn! Obwohl zehn Jahre vergangen sind, ist es zweifelsfrei der Älteste mit den extrem breiten Wangenknochen und dem kantigen Gesicht, der damals diese merkwürdig aussehende Pfeife stopfte.

Wir begegnen uns, *hier*! Ich verstehe. Endlich. In seiner Traumvision in der Kiwa sitzend erscheint ihm gerade Ansgar Weiß zwischen den Sternen und für einen kurzen Moment erschrickt er. *Wir sehen uns. Sind überlagert.* Dann entspannt sich sein Gesicht zu einem Lächeln. Ja, natürlich! Die Hopi können ihr Bewusstsein in das Gefüge ausstülpen. Ja, die Hopi sprechen in ihrer Schöpfungsgeschichte davon, dass, ganz am Anfang, die Geister in einem *grenzenlosen Raum* lebten, in Tokpela. *Der grenzenlose Raum ist das Gefüge!* So hat mich Otis also schon lange vor der Begegnung mit dem Bären und ihm selbst sehen können. Ich bin ihm dort des Öfteren erschienen, vielleicht hat er mich dort aber auch gezielt aufgesucht. Vielleicht sah er mich an meinen verregneten Geburtstagen herumsitzen ...

Aber wenn hier alles hinterlegt ist, das gesamte Sein, jegliches Bewusstsein von allem, was je ein Bewusstsein erlangt hat, müsste ich auch mit anderem, nichtmenschlichem Bewusstsein in Kontakt treten können. Ich denke, also bin ich. Und sehe augenblicklich fremde, exotische Planeten, die jeder menschlichen Beschreibung spotten würden! Von wegen habitable Zone! Ein schlechter Witz, ein absoluter Holzweg. Fast so falsch wie das geozentrische Weltbild der Kirche bis anno 1757. Wir sind das Maß der Dinge, alles muss sich wohl um uns drehen und exakt so sein, wie wir es kennen. In den fünfhundert Jahren seit Kopernikus hat sich die Menschheit und ihr egozentrischer Dünkel kaum verändert. Ja, es gibt nichtmenschliches Bewusstsein hier im Gefüge und ich habe eine leise Ahnung, wie ungleich größer, reflektierter und *fremder* es ist. Es raubt mir, man möge mir meine menschlichen Ausdrucksformen nachsehen, regelrecht den Atem.

Ein besonders mächtiges Bewusstsein ist dem im Gefüge hinterlegten Code dicht auf der Spur. Sie sind kurz davor, ihn zu knacken. Ich schwärme aus, um mich mit ihm zu überlagern, da kommt mir ein Gedanke. Gedanken sind hier aus dem Nichts entstehende Wirbel. Was willst du jetzt wirklich wissen, Ansgar-Bewusstsein? Wie lange wirst du noch hier drinnen sein? Was ist mit mir und meinem Regen? Willst du die Antwort, nach der du schon so lange suchst? Reicht die imaginäre Frage aus, um im Gefüge sogleich die richtigen Anregungszustände auszulösen und damit die lang ersehnten Informationen abrufen zu können? Schon erfahre ich es, durchströmt mich das Wissen.

Hopi-Bewusstsein, Otis-Bewusstsein, Ansgar-Bewusstsein, physikalische Interpretation Planet Mars, lebensnotwendiger Regen für körperliches Leben. Eine Art verschränktes Filament, das die Entitäten umspannt, verbindet sie miteinander. Es ist im Gefüge so angelegt, von Anfang an. Das Filament sorgt dafür, dass sich der Weg der Entitäten, egal, wie weit sie in der physischen Welt räumlich und zeitlich getrennt sein mögen, immer wieder kreuzen ...

Woher das Filament kommt oder wer es gesponnen hat, auf diese Information kann selbst ich in meinem augenblicklichen Zustand im Gefüge nicht zugreifen. Das lässt eine Schlussfolgerung zu: Mir bleibt die Information verborgen, weil mein Sein gerade Bestandteil des Systems, des Gefüges, ist. Ist das Filament dann möglicherweise von außen eingewoben worden? Etwa von den gigantischen Schatten, die ich kurz wahrnehmen konnte? Ein abnorm monströser Gedanke entsteht, und damit ein besonders heftiger Wirbel in der vierdimensionalen Raumzeit: Haben die Schatten ein paar Urkrebse in einen planetengroßen roten Sandkasten ausgesetzt, um zu sehen, wie sie miteinander interagieren? Soll der eine Urkrebs das Überleben der anderen sichern? Ich bekomme keine Informationen. Sie sind hier nicht abgespeichert. Stattdessen merke ich, wie dieses verschränkte Gehirn in diesem verrückten Grenzgänger-Zylinder plötzlich wieder auf Empfang geht.

***

Mir ist kalt. Bitterkalt. Das ist das erste, was mir bewusst wird. Es ist die kosmische Kälte der Unendlichkeit, die sich tief in mein Knochenmark hineingefressen hat, sich dort pudelwohl fühlt und nicht im Traum daran denkt wieder Platz für wärmende Entropie zu machen.

Ich kann das heftige Zittern nicht kontrollieren. Es sind regelrecht spasmische Schübe, die meinen Körper wie in Wellen durchlaufen. Meine Gliedmaßen, meine Gelenke, nichts will den Befehlen, die meine Gehirnneuronen wie wild abfeuern, gehorchen.

Wo ich bin, weiß ich nicht. Pure Schwärze umgibt mich. Wie lange ich in dieser Schwärze schon liege weiß ich ebenso wenig. Sie haben mir gesagt, es würde auch nach dem Ankommen einfach schwarz sein. Keine Sterne, kein Licht, nichts. Ich kann nur vermuten, dass ich in Schrödingerbox 2, im zweiten Metallzylinder, in dem ebenfalls das pure Vakuum, nein, nicht mal Vakuum, sondern einfach Nichts existiert, schwebe. Sollte ich mein Bewusstsein dort in dieser Zielbox in völliger Schwärze erlangen, könne ich meine Helmlampe aktivieren, sagten sie mir. Haben diese verdammten Labor-Theoretiker mal selber versucht, mit einem spastischem Schüttelfrostanfall in der Schwerelosigkeit einen bekloppt kleinen Schalter mit den klobigen Handschuhen eines Raumanzugs zu betätigen?

Nach einer kleinen Ewigkeit kann ich endlich den Drucktaster am Helm aktivieren. Ich schwebe mitten in diesem Metallsarg. Sofort spüre ich wieder eine Kältewelle in mir aufsteigen, die meinen ganzen Körper gefangen nimmt. Wenn es mir nicht sofort gelingt, meine Motorik unter Kontrolle zu bekommen, tut sich ein weit größeres Problem auf.

Zehn Minuten. Ich habe ab jetzt exakt zehn Minuten, um mich in diesem Zustand aus meiner Schrödingerbox durch eine Schleuse in die angedockte SpaceX-Landekapsel vorzuarbeiten. Dabei bin ich völlig isoliert und auf mich allein gestellt. Alle Abläufe sind mikrosekundengenau vorher definiert worden. Sie sind weder beeinflussbar, noch lassen sie sich aussetzen. Weder das Kontrollzentrum auf der Erde, noch die Hopi-Basis irgendwo unter mir hat den kleinsten Hinweis darauf, ob ich in einem Stück angekommen bin oder am Ziel vorbei in die Unendlichkeit geschossen wurde. Hätte es eine Funk- oder gar Videoverbindung zwischen meiner Quantenbox und einem Beobachter gegeben, wären die Quantenwellen vorzeitig kollabiert und alles in sich zusammengebrochen. Gerade eben noch war ich Schrödingers Katze in einem völlig abgeschlossenen System, das niemand beobachten durfte.

Das Universum erlaubt uns Menschen nicht, bei seinen tiefsten Geheimnissen zuzusehen. Wir leben ausschließlich auf einer einzigen Seite Blatt Papier, unfähig, das ganze Buch wahrzunehmen oder uns in diesem vor- und zurückzubewegen.

Ich bin der erste Mensch, der soeben ein paar Seiten im Buch vorwärtsgesprungen ist, ohne wirklich verstanden zu haben, was dort geschrieben stand.

Exakt zehn Minuten bleiben mir, nicht eine Sekunde mehr. Das haben sie mir so eingeschärft. Nach Ablauf dieser Zeitspanne wird der ballistische Eintritt in die Atmosphäre eingeleitet und vier Metallfedern stoßen die Kapsel von meiner Quantenbox ab, die im Orbit um den Mars verbleibt. Von da an geht es abwärts. Ob mit mir in der Kapsel oder ohne mir. Das ist den Metallsärgen hier piepegal. Dem Universum vermutlich auch.

Reiß dich gefälligst zusammen und hör' jetzt endlich auf zu zittern, Ansgar! Mach dich bereit für den Umstieg in die Abstiegskapsel!

Das Zittern wird weniger. *Du musst jetzt deine hektische Atmung in den Griff bekommen und ruhig werden.* Leichter gesagt, als getan. Mein Stresslevel ist am Anschlag und die Kälte steckt immer noch in meinem Raumanzug, obwohl die Heizung jetzt auf Maximum läuft. Ich muss durch die einzige Schleusentür, die es in meiner Quantenbox gibt, hindurch. Dahinter hat die Rettungskapsel angedockt, mit der ich zum Mars absteigen soll. Den Ablauf haben sie mir mit dem Vorschlaghammer eingetrichtert: auf keinen Fall mit den Innenwänden der Quantenbox in direkte Berührung kommen, da alle Materialien fast auf den absoluten Nullpunkt heruntergekühlt sind und mir schon ein kurzer Kontakt mit einer Oberfläche nicht gut bekäme. Dann die innere Schleusentür mit der einstudierten reinen Gestensteuerung öffnen, das mir daraufhin entgegenkommende Griffseil nehmen, mich daran vorsichtig hinausziehen und in die Schleuse gleiten lassen. Vom Verbindungsgang aus die Quanten-Schleusentür manuell schließen, umdrehen und warten, bis an der Kapseltür ein grünes Licht erscheint. Zweite Schleusentür öffnen, in die Kapsel gleiten lassen und ebenfalls wieder schließen.

Sie haben mich das in der LOP-G-Station bis zum Erbrechen trainieren lassen. Jeden Handgriff, jede Prozedur mitgestoppt. Alles in allem hat das bei keinem Versuch, nicht einmal beim ersten, länger als fünf Minuten gedauert. Doch was bei angenehm temperiertem Raumanzug und im vollen Besitz aller Kräfte und Orientierung eine Kleinigkeit darstellt, ist für einen zitternden Spastiker, der gerade eben noch delokalisiert über siebzig Millionen Kilometer oder im ganzen Universum verteilt war ein Ding der Unmöglichkeit.

Meine Helmlampe wirft ihren Lichtkegel auf die Schleusentür. Der Lichtkegel vollführt zittrige Tänze und erhellt stroboskopartig das auf der Tür aufgebrachte Symbol, das ich für das berührungslose Sesam-öffne-dich per Geste in die nicht vorhandene Luft nachzeichnen soll: erst ein linker Kreis, dann ein rechter Kreis und daraufhin eine Waagrechte, die die beiden Kreise in deren Mitte schneidet. Das Symbol der Hopi, wie sie im Einklang mit allem, was sie umgibt, von der *Vierten* zur *Fünften Welt* wechseln.

Mein Kopf schwebt nur etwa einen Meter von der Schleuse entfernt. Die Kälte bringt mich fast um. Mit aller Konzentration, die mir möglich ist, zeichne ich mit meiner linken Hand, die unkontrolliert zittert, das Symbol nach. Nichts. Keine Reaktion. Ich schwebe weiter in der Metallröhre. Mein Atem ist das einzige, was ich hier höre. Er geht viel zu schnell, viel zu panisch. Es ist das Atmen unter Kontrollverlust und Todesangst.

Reiß dich endlich zusammen, du Waschlappen!

Zweiter Versuch. Wieder linke Hand, ich bin Linkshänder, mit links habe ich mehr Kontrolle. Sie sagten, das wäre völlig ok. Erstes Rund. Etwas besser als vorher. Zweites Rund. Nicht ganz so gut, wie der erste Kreis, aber auch besser, als beim ersten Mal. *Scheiße!* Der horizontale Strich gerät mit einer frösteligen Zickzacklinie zum Desaster. Nullreaktion der Schleuse. Ich bin hier wie ein tiefgefrorener Hering einkonserviert worden und komme nicht raus. *Ver-*

dammt, verdammt, verdammt, Ihr Idioten! Ihr hättet wissen müssen, dass ich nach dem Irrsinnstrip wie Espenlaub zittere.

Wieviel Zeit ist inzwischen vergangen? Ich weiß es nicht. Es gibt im Zylinder keinerlei Anzeigen, keinen Countdown, und ich weiß nicht, wie lange ich bereits nach der Ankunft hier in der absoluten Dunkelheit lag. Zwei, drei Minuten? Womöglich länger? Mit den zwei gescheiterten Versuchen sind vielleicht schon mehr als fünf Minuten um.

Die Zeit wird knapp, Ansgar, die Zeit läuft dir davon! Du hast bestenfalls noch einen Versuch an dieser Scheißtür!

Meine Fähigkeiten, mich bei Anspannung durch eigene Kraft in einen inneren Ruhezustand zu bringen waren schon immer lausig. Nix Yoga, nix mentales Training, nix Om.

Hättest du nicht immer nur milde über sowas gelächelt. Jetzt bist du wegen deiner Überheblichkeit gleich am Arsch, du elender Ignorant!

Dritter Versuch. Vermutlich der letzte, der mir bleibt, bevor ich langsam ersticke und währenddessen zum Stileis gefriere. Ausblenden. *Versuch einfach diese vermaledeite Kälte auszublenden. Dir ist angenehm warm, es gibt keinen Grund zu zittern. Komm zur Ruhe. Atme langsam, regelmäßig. Schau dir das Zeichen vor dir an. Zwei Kugeln und ein simpler Strich. Kriegt jede vierjährige Schnullerbacke hin. Hopi-Kinder vermutlich schon mit drei. Du schaffst das auch. Los geht's. JETZT!*

Ich visiere das Symbol an der Tür an, kneife mein rechtes Auge zu und zeichne mit der Fingerspitze meines linken Handschuhs erst den linken Kreis nach, dann den rechten, um gleich danach beide von rechts nach links mit einem horizontalen Schnitt wie zwei Früchte mit einem Laserskalpell in der Mitte zu durchschneiden. Es ist die mathematisch geradeste Gerade, die dieses Universum je gesehen hat und jemals zu Gesicht bekommen wird, da bin ich mir sicher.

Die Schleusentür geht im Vakuum lautlos auf, kommt mir entgegen. Ich schöpfe Hoffnung, bin jetzt die Ruhe in Person. Zumindest für den Moment. Sofort erspähe ich die Spitze eines dünnen Griffseiles, das mir in der Schwerelosigkeit entgegenkommt, und an dem ich mich jetzt aus dem Zylinder heraushangeln soll, ohne etwas zu berühren oder an etwas anzustoßen.

Die Schrödingerkatze, die auf den Namen Ansgar hört, zieht sich jetzt vorsichtig aus der den Irrsinn bringenden Quantenbox heraus. Sie schließt die erste Schleusentür, muss sich dafür in der Zwischenschleuse aber etwas verkeilen, um die Kraft dafür aufzubringen. Verriegeln. Geschafft. Die Katze dreht sich in der kleinen Schleuse um. Jetzt sieht sie ein Display mit einem Countdown. Er steht bei 01:43 und zählt stoisch weiter herunter. Die Katze macht vor Schreck einen Buckel, ihre Augen werden zu Schlitzen. Sie weiß, dass die Schleuse, in der sie nun steht, unter den gleichen Atmosphärendruck gesetzt werden muss, wie die Kapsel dahinter. Das dauert weitere unendlich erscheinende dreißig Sekunden. Katze Ansgar hört ein Zischen und erschrickt erneut. Es ist das erste Fremdgeräusch, das sie seit ihrer Ankunft in der vollkommenden Schwärze hört. Ein rotes Lämpchen erlischt, ein grünes leuchtet auf. Die Schleuse hat jetzt Druck, die Katze kann nun die nächste Tür öffnen und vorsichtig in die Kapsel umsteigen. Das kostet weitere kostbare Sekunden, *Sekunden, die ich nicht habe!*

Die Zeit, die brutalste und ebenso ignoranteste physikalische Größe, lässt sie ohne mit der Wimper zu zucken verstreichen. Sie lässt sich von mir nicht austricksen.

Hektische Bewegungen in Schwerelosigkeit führen meist zum genauen Gegenteil von dem, was man bezweckt. Der Countdown in der kleinen Instrumententafel der Kapsel zählt die Sekunden ungerührt weiter nach unten. 01:06. Ich verriegle mit fließenden Bewegungen und mit aller Kraft die Tür, lasse mich in den Liegesitz gleiten und schnalle mich an, wie es mir gezeigt wurde. Noch während ich auf den Timer stiere und zusehe, wie der Countdown auf 00:00 springt, höre ich ein paar Steuerdüsen zünden, die mich auf eine tiefere Mars-Umlaufbahn drücken. Bis zum Eintritt werde ich in der kleinen Büchse noch knapp zweimal um den roten Planeten kreisen.

Wenn bei der soeben erfolgten Abkoppelung von der furchtbaren Quantenbox nur die geringste Schwierigkeit auftrat oder die Steuerungssoftware auch nur den kleinsten Fehler gemacht hat, habe ich schon das nächste Problem: Tritt meine Kapsel in zu steilem Winkel aus dem Orbit heraus, werde ich wahrscheinlich mit zweifacher Schallgeschwindigkeit viel zu schnell durch die dünne Marsatmosphäre krachen, die Fallschirme wird es nach dem Öffnen einfach wegreißen und ich am Boden zerschellen.

Bei zu flachem Winkel habe ich ein anderes Problem. Meine Kapsel wird auf der Marsatmosphäre herumtänzeln und zu weit vom ursprünglichen Fallkorridor abdriften. Am Ende lande ich irgendwo im marsianischen Nirgendwo, ohne Chance darauf, gefunden zu werden, bevor ich jämmerlich ersticke. Das Universum, das ich gerade eben noch von einer völlig neuen Seite kennengelernt habe zeigt mir jetzt wieder seine völlig ignorante Schulter.

Siebzig Millionen Kilometer bin ich als kaskadierend-verschränkter Teilchensturm durch eine außer Kraft gesetzte Raumzeit gereist, ohne dass ich mein Hirn und meine Innereien von der Zylinderwand kratzen und wieder zusammensetzen musste. Und jetzt sollen mir die letzten 350 Kilometer zur Marsoberfläche im wahrsten Sinne des Wortes das Genick brechen?

Hoppla, was war das denn? Ich spüre die ersten Vibrationen. Die Kapsel hat jetzt Kontakt zu den obersten Atmosphärenschichten. Das muss in rund hundert Kilometer Höhe sein. Die Vibrationen nehmen schnell an Intensität zu, mein Körper wird heftig durchgeschüttelt. In der Kapsel fangen Gegenstände und Apparaturen an, beunruhigende Klappergeräusche zu machen. Ich spanne ohne es zu wollen alle Muskelfasern an. Es wird schnell wärmer in der Kapsel, sehr warm. Durch das einzige Bullauge der Kapsel kann ich ein rötliches Flackern wahrnehmen, das am Fenster immer wieder vorbeischießt. Es ist das glühende Plasma des schmelzenden Hitzeschilds, der in Auflösung begriffen ist. Ich weiß, dass das, was ich am Bullauge hellorange vorbeiströmen sehe darauf schließen lässt, dass der Hitzeschild tut, was er soll, dennoch sterbe ich vor Angst bei dem Gedanken, dass der Kapselboden unter meinen Füßen erst in einem kleinen Punkt blutrot glühend anläuft und der Kreis fortan immer größer und größer wird, bis ich wie ein großes menschliches Würstchen wie auf einem irren Grillrost im eigenen Saft eingeschmort und letztlich dann doch zu Kohle verbrannt werde.

Die Hitze in meinem Raumanzug wird unerträglich. Über mir höre ich einen lauten Knall und zucke vor Schreck in meinem Sitz - trotz Gurt und Raumanzug - wie ein Schutz suchender Embryo zusammen, um einen Moment später durch einen furchtbaren Ruck, der meinen Fall abrupt abbremst, mit immenser Kraft in meine Sitzschale gepresst zu werden. Das müssen die drei Primärfallschirme gewesen sein, die meine Kapsel auf ein paar hundert Stundenkilometer abbremsen sollen. Ich habe keine Ahnung, ob sie mein Tempo wie vorgesehen reduziert haben, denn die G-Kräfte, die weiter auf mich wirken, sind monströs.

Wieder ein Knall. Daraufhin ein erneuter, ruckartiger Schock, der durch die Kapsel läuft. Diesmal erschrecke ich nicht. Es ist der Hauptschirm, der sich geöffnet hat und meinen Fall ins rote Nichts unter mir auf unter dreißig Stundenkilometer bremsen soll.

Der Aufschlag auf der Oberfläche steht jetzt unmittelbar bevor. Angst- und Hitzeschweiß rinnt mir in Strömen über das Gesicht. Ich nehme unfreiwillig wieder eine verkrampfte Schutzposition ein und warte jeden Moment auf den harten, erlösenden Aufschlag. Wenn alles funktioniert wie es soll, sprengen die letzten Meter über dem Boden Bremsraketen den unteren Schutzschild ab und verzögern so die Fallgeschwindigkeit auf wenige Meter pro Sekunde ... wenn nicht habe ich gute Chancen, dass die kinetische Aufprallenergie meine inneren Organe zerreißt und meine Wirbelsäule brechen lässt.

18. Hopi Central

»Sie sehen ganz schön scheiße aus, aber Sie haben es immerhin geschafft.«

Ich werde ihn nie vergessen, diesen ersten Satz, mit dem ich auf dem Mars vom jungen Hopi im Raumanzug begrüßt wurde. Er kann selbst durch unsere beiden Visiere hindurch meinen desolaten Zustand in meinem Gesicht ablesen: Schockgeweitete Augen, grün im ganzen Gesicht, Angst- und Hitzeschweißperlen auf der Stirn.

»Willkommen auf dem Mars. Mein Name ist Ahote«, höre ich ihn durch den Helmfunk laut und klar sagen.

Der Aufprall meiner kleinen Abstiegskapsel war trotz Bremsfallschirmen und einem kürzen Zünden der Landungsbooster knapp über dem Boden wie die Landung der alten Sojus-Kapseln in der kasachischen Steppe. Nicht, dass ich da jemals dringesteckt wäre oder den Vergleich hätte anstellen können, aber jeder kennt ja die alten Bilder vom harten Aufschlag der schwarz verbrannten konusförmigen Sojus-Module.

Der Hopi, *Ahote*, reicht mir seine Hand in das Innere meiner Landekapsel, um mich vorsichtig aus dem Liegesitz herauszuziehen und mir durch die winzige Ein- und Ausstiegsluke zu helfen. Alle Gelenke scheinen heil geblieben zu sein, ich verspüre keine Schmerzen, zumindest keine stechenden. Aus der eben noch dunklen Landekapsel trete ich hinaus in eine gleißend hell erleuchtete Marslandschaft. Meine Augen sind für diese Helligkeit noch nicht adaptiert, ich muss sie trotz Visor zukneifen. Nie hätte ich gedacht, dass es so hell auf dem Mars ist, denn der Sonnenball ist tatsächlich spürbar kleiner, als auf der Erde.

Das Rot der Landschaft ist nicht so intensiv wie in meinen Vorstellungen und ich bin für eine Sekunde etwas enttäuscht. Vermutlich liegt es daran, dass die Sonne ziemlich hoch im Zenit steht. Abends oder morgens wird sie die Landschaft vermutlich in ein deutlich intensiveres Licht tauchen, ähnlich wie man es auch auf der Erde kennt und es die Fotografen und Maler lieben.

Um uns herum ist nichts außer einer unberührten, weiten Landschaft, über Jahrmilliarden Jahre zu ihrer charakteristischen Erscheinung geformt. Direkt vor mir breitet sich eine sanfte Ebene mit einer größeren Vertiefung aus, bevor sie weiter hinten, in etwa einem Kilometer, ansteigt. Aus der sandigen Fläche treten ein paar rissige Gesteinsbuckel hervor, die sich, halb von Staub bedeckt, der Länge nach wie irgendwelche verendeten oder längst versteinerten Walfische durch die Fläche ziehen.

Hier gibt es erstaunlich wenig Krater. Nur in einiger Entfernung sehe ich die perspektivisch elliptische Erhebung eines größeren Kraterrands, der sich dezent vom sonst ebenen Sandboden abzeichnet. Weiter hinten am Horizont tut sich ein stattliches Gebirge aus nadelspitzen Gipfeln auf, die nicht besonders einladend aussehen. Das Bergmassiv, das durch den eigenen Schattenwurf einiger Felsformationen eine immense Tiefe aufweist, wirkt auf mich mit seinen vielen Spitzen und einigen abgeflachten Tafelbergen dazwischen wie eine schockgefrorene und rot angemalte stürmisch aufgepeitschte See. Obwohl mir bei dem Anblick ein Schauer über den Rücken läuft, kann ich den Blick vom Bergmassiv kaum abwenden.

Wäre ich dort mit der Kapsel gelandet, hätte für meine Rettung keinerlei Hoffnung bestanden, so viel ist klar. Neben uns kokelt noch die vom Marseintritt schwarz gefärbte Kapsel vor sich hin. Ich kann durch meinen Raumanzug ein kleines Flimmern der dünnen Luft in ihrer unmittelbaren Nähe erkennen und bilde mir ein, die Strahlungswärme der noch heißen Außenhaut zu spüren.

»Sie sind nicht dort runtergekommen, wo Sie sollten.«

So wie Ahote das sagt, klingt es vorwurfsvoll, als ob ich es vermasselt hätte. Willkommen unter Menschen.

»Wie weit?«, bringe ich einsilbig hervor, noch völlig abgelenkt von der neuen Welt, in der ich stehe, in die ich starre.

»Etwa zwanzig Kilometer«, gibt Ahote ebenso knapp zurück. »Das könnte knapp werden.«

Bei mir schrillen sämtliche Alarmglocken. Zwanzig Kilometer Fußmarsch zur Hopi-Basis? Ich schaue hektisch auf meine Sauerstoffanzeige am Armgelenk. Nur noch 36 Prozent Reserve! Das reicht je nach Anstrengung zwischen einer und zweieinhalb Stunden. Die zwanzig Kilometer sind in diesem sandigen Terrain und im Raumanzug niemals unter fünf Stunden zu schaffen! Wenn wir durch das vor uns liegende Gebirge müssen, sind wir sowieso erledigt. Siebzig Millionen Kilometer Distanz, jedenfalls nach unserem gängigen dreidimensionalen Raumverständnis, habe ich irgendwie überwunden, und jetzt hakt es an zwanzig Kilometern? Ist dieses Bewusstseins-Universum, das mich beinahe um den Verstand gebracht hat tatsächlich so ignorant? Schon spüre ich meinen beschleunigten Puls und den schnellergehenden Atem. Beides ist den 36 Prozent Sauerstoff, die mir noch verbleiben, nicht gerade zuträglich.

Ahote muss meine aufkommende Panik spüren.

»Keine Angst, ich habe Sauerstoff für uns beide und ein MRV dabei.«

Die Botschaft mit dem Sauerstoff ist wie die frühzeitige Erlösung aus einer aufkommenden Panikattacke. Den zweiten Teil der Botschaft habe ich nicht verstanden.

Ahote tritt ein paar Schritte zur Seite und zeigt mit seinem ausgestreckten Arm hinter die Kapsel, die wie ein schwarzer Fremdkörper in der Landschaft liegt und mir die Perspektive auf den sanft ansteigenden Hügel dahinter nimmt. Ich gehe von der Luke weg, durch die ich gerade eben nicht besonders elegant auf eine neue, unberührte Welt gekrochen kam und laufe ein paar Schritte links an dem Ungetüm vorbei. Ein kleiner Rover mit zwei Sitzen kommt in mein Blickfeld, er hat eine Spur bis zur Hügelkante weiter oben hinterlassen. Die Richtung, aus der Ahote gekommen ist, um den *Katchinam*, den Regenmacher, zu bergen.

»Mars Roving Vehicle. Macht Spaß. Kommen Sie?«

Ich kann mein Glück nicht fassen. Ich kann es kaum glauben! Kein stundenlanger Todesmarsch durch ein unüberwindbares Marsgebirge, bei dem das Display mit der Sauerstoff-Reserve mir bei jedem Blick stoisch den verbleibenden Prozentwert bis zu meinem qualvollen Erstickungstod vor Augen führt. Stattdessen steht ein Taxi bereit! Ich, Ansgar Weiß, kleiner zögerlicher Schisser, habe es auf den Mars geschafft. In gut einer Stunde werde ich Hopi Central sehen, die Hauptsiedlung der neu konstituierten *Martian Hopi Tribe Nation*, in die ich mich als erster Nicht-Hopi einbürgern lasse.

Ahote, einer der ersten 37 Hopi auf dem roten Planeten, setzt einen Funkspruch auf einem Kanal ab, den ich offenbar nicht empfangen kann und macht sich in Richtung des Gefährts auf, mit dem er gekommen ist.

»Einen Moment noch. Bitte.«

Ich lasse mich mit den Knien auf den Marsboden fallen. Der Sand ist weich und die geringere Schwerkraft federt meinen Fall zusätzlich so ab, dass ich sanft wie auf einer Matratze lande, jedoch ohne von irgendwelchen Federkernen zurückgestoßen zu werden.

Die feinen Sandkörner vor mir glitzern in der Mittagssonne und rieseln an den Kanten der zwei kraterförmigen Vertiefungen, die meine Knie geschlagen haben, nach. Alles verhält sich so wie auf der Erde. Auch hier auf dem Mars gelten die Naturgesetze und ihre Konstanten so, wie wir Menschen sie aus unserer Alltagswelt vom ersten Tag der Geburt oder gar noch im Bauch unserer Mutter kennengelernt haben.

Wie um es nochmal bestätigt zu bekommen greife ich mit meinem linken Handschuh schaufelartig in den Sand, umschließe ihn so gut es geht mit meiner Faust und lasse ihn, in der Sonne glitzernd, in einem dünnen Strahl zu Boden rieseln. Beim Anblick des kleinen Sandhäufchens, das sich in Form eines instabilen Mini-Kegels am Boden vor meinen Knien bildet, fühle ich mich erleichtert und mich umfängt diese beruhigende Erdung, die meinen menschlichen Verstand nach der Reise jenseits aller Vorstellungskraft wieder zusammensetzt.

Für Ahote, der sich die Szene schweigend und ungerührt angesehen hat, muss es ein seltsamer Anblick eines knienden Astronauten sein, der wie ein zu groß geratenes Kind in einem planetengroßen Sandkasten anfängt, Rieselburgen zu bauen.

»*Yaw, um pitu?*«, höre ich Ahotes Stimme in meinem Helm. Es ist eine Frage in Hopilàvayi, die ich nicht verstehe. Ich sehe zu ihm auf. Er steht geduldig da, betrachtet mich, lässt mir alle Zeit der Welt.

»Bist du angekommen, Ansgar Weiß?«, fragt er, ich höre wohl nicht richtig, auf Deutsch! Unser Universum ist ein dickes Buch mit Tausenden von Seiten und noch mehr Überraschungen. Doch die Hopi stehen dem, so empfinde ich es mittlerweile, in Nichts nach.

»Du sprichst Deutsch?«, frage ich völlig verdutzt.

»Ein bisschen«, gibt er zurück.

»Woher ...?«, will ich wissen und lasse den Satz vor lauter Erstaunen unvollendet.

»Tiponi hat uns auf Herflug gelehrt ...«, bekomme ich erneut auf Deutsch zu hören.

»Sie sagte, wenn wir lernen, kommst du.«

Ich kann kaum glauben, was ich da höre und richte mich wieder auf. Tiponi hat sich selbst und die 36 ausgewählten Hopi während des sechsmonatigen Fluges in Deutsch unterrichtet, weil sie das in ihrem Gefühl bestärkte, dass der Regenmacher dann endlich all seinen Mut zusammennehmen würde, um seinen Hintern in Richtung Mars zu bewegen. Dieser Kosmos, ob er nun ein Bewusstsein in sich trägt oder nicht, hat definitiv einen schrägen Humor und macht mich manchmal sprachlos. Mit einem inneren Lächeln in der Seele setze ich mich in Richtung Ahote in Bewegung.

»*Askwali,* ich bin angekommen, wir können gehen«. Der Ausdruck von Dankbarkeit in Hopi-Sprache scheint bei meinem jungen Retter gut anzukommen, denn auf gleicher Höhe mit ihm streckt er mir feierlich seine Hand zur Begrüßung entgegen. Die *Fünfte Welt* und ihre neuen Bewohner haben mich soeben freundlich aufgenommen.

***

Ahote steuert das MRV mit für meinen Geschmack zu hoher Geschwindigkeit auf eine Abbruchkante zu, hinter der sich offenbar der Canyon auftut, den ich aber noch nicht einsehen kann. Ich hoffe der junge indigene Mars-Pionier weiß, was er tut und erinnert sich an sein Training mit dem MRV im Hopi-Reservat als auch an alle damit zusammenhängenden Sicherheitsvorschriften.

In der Nähe der Abbruchkante zum Canyon, in dem sich die Hopi-Basis befindet, sind einige Gerätschaften verteilt. Die Hopi siedeln zwar unten im Canyon, scheinen aber auch hier oben auf der Mesa aktiv zu sein. Als wir näherkommen, kann ich direkt an der Kante eine Gerüstkonstruktion mit Seilwinden erkennen. Sie haben eine Art Aufzug montiert, mit dem sie Mensch und Material die steile Canyonwand entlang hinauf- und hinuntertransportieren können. Angesichts der vielen Rover- und Fußspuren sowie der weitläufig verteilten Gerätschaften, herrscht hier offenbar emsiger Betrieb.

Mein indianischer Search-and-Rescue-Spezialist bringt das MRV mit blockierenden Rädern zum Stehen.

»Umsteigen.«

Ahote scheint ein guter Scout zu sein, sonst wäre er nicht

derjenige gewesen, der mich zuerst gefunden hätte. Doch Fährtenleser sind bei den Hopi offenbar nicht besonders redselig. Eigentlich einleuchtend. Entweder du quatscht wie ein Wasserfall und kriegst deshalb nichts mit oder du hältst die Klappe, lässt dich von niemandem ablenken und konzentrierst dich voll und ganz auf deine Umgebung. Ich muss in mich hineinschmunzeln. Ich verdanke dem einsilbigen Ahote immerhin mein Leben. Vielleicht gibt es ja später die Gelegenheit, ihn besser kennenzulernen und ihn ein wenig aus der Reserve zu locken. Jetzt ist der marsianische Neusiedler drauf und dran, mit mir im offenen Aufzug runter nach Hopi Central zu fahren.

Ahote springt mit jugendlicher Dynamik aus dem Marsgefährt, das mit dem Mondauto, vor 74 Jahren das erste Mal im Einsatz, zwar noch das Prinzip der vier Räder und einer nicht vorhandenen Fahrerkabine teilt, ihm sonst aber mit seinem futuristisch-zweckmäßigem Design in nichts ähnelt. Während Ahote bereits die letzten Schritte in Richtung Abbruchkante läuft, schäle ich mich mit übertriebener Vorsicht aus dem Sitz, darum bemüht, nicht mit dem Raumanzug irgendwo hängen zu bleiben oder ihn gar aufzuschlitzen. Ich versuche erst gar nicht zu Ahote aufzuschließen, sondern verschaffe mir einen Rundumblick auf das Areal und sein Equipment, das hier oben scheinbar chaotisch verteilt herumsteht.

Mit Solarpaneelen ausgestattete Container, seismische Detektoren, ein Antennenmast mit mehreren Satellitenschüsseln, ein Start- und Landeplatz für Drohnen, aber auch ein Abschusskatapult, offenbar für irgendwelche Gleiter – schon hier oben geht es recht imposant zu. Die Container dienen vermutlich als Parkgaragen für die MRVs und Fluggeräte und weitere empfindliche Ausrüstung.

Ahote funkt mich an und winkt gleichzeitig zu mir herüber. Er hat offenbar den Aufzug startklar gemacht. Die letzten Schritte zur Kante hin mache ich vorsichtig, mit Bedacht. Ich habe Höhenangst, von klein auf. Nicht so extrem, dass ich gleich zu hyperventilieren anfange, aber doch so, dass mich der Blick in einen Abgrund, noch dazu an einer Kante stehend, in einen üblen Mix aus Faszination und Lähmung versetzt.

Außerhalb der montierten Stahlplattform, die ein paar Meter über den Canyon-Abgrund hinausragt, gibt es keinerlei Geländer oder Absperrung. Die Stahlplattform versperrt mir den Blick hinunter in den Canyon, deswegen wage ich mich unter Zwang und mit vorsichtigen Trippelschritten an die freie Abbruchkante links davon.

»Sei vorsichtig. Ich habe dich nicht da draußen aufgegabelt, damit du hier die Canyonwand runterstürzt. Das gibt mächtig Ärger mit Tiponi.«

Tiponi. Seine Worte rufen mir etwas ins Gedächtnis und bringen mich gleichzeitig ein wenig zur Raison. Ich habe der Tochter meines Freundes ein Versprechen abgegeben, das ich ihrem Vater Zeit seines Lebens verwehrt habe. Mich den Hopi anzuschließen, um ihr Überleben hier auf der Fünften Welt vielleicht ein wenig zu begünstigen. *Dann steck jetzt deine neugierige Rübe nicht zu weit über den Abgrund, sondern geh endlich rüber zu Ahote auf die Plattform und steig in den Lastenaufzug!*

Doch meine Neugier behält die Oberhand über die Stimme der Vernunft. Nur ein kurzer, unverstellter Blick auf Hopi Central. Durch das Bodengitter des Lastenaufzugs wirst du es nicht gut sehen können.

Ich schaue hinunter in den Abgrund. Der Canyon ist riesig, breit. Man sieht die andere Seite, aber sie liegt bereits in einem leichten Dunstschleier.

Von oben schaut Hopi Central recht seltsam aus. Ich kann die vielen Kuppeln ausmachen, die verstreut und scheinbar ohne tiefere Struktur in der Landschaft liegen. Doch anhand der vielen Verbindungswege, die sich am Boden abzeichnen wird klar, dass dort unten ebenfalls einiges an Aktivitäten stattfindet. Während sich die meisten Wohnkuppeln durch den teils aufgeschütteten Sand farblich wunderbar in die Landschaft integrieren, als gehörten sie schon immer hierher, ragen über den ganzen Canyonboden verteilt zwei Dutzend Raketentürme wie mahnende Stahlruinen auf.

Die meisten von ihnen stehen kerzengerade aufrecht auf ihren Landestützen. Es sind die Versorgungsraketen, die lange vor den Hopi mit Material, ersten Wohnmodulen und Gerätschaften gelandet sind, um die Grundinfrastruktur für eine dauerhafte Besiedlung anzulegen. Darunter Generatoren, Atmosphärenwandler, Rückgewinnungsanlagen, Tanks, Baumaschinen, mobile 3-D-Druckergerüste, Habitate und spezielle Gewächshäuser.

Von hier oben hat man die perfekte Vogelperspektive auf die gesamte Hopi-Missionsinfrastruktur, auf Hopi Central, wie sie den Hauptsitz ihrer neuen Nation nennen. Ein paar der unbemannten Landungsmissionen sind offenbar missglückt. Das kann ich an zerschellten und beschädigten Raketenstufen und herumliegenden Trümmern gut erkennen.

Doch im Großen und Ganzen wirkt die Siedlung dort unten, mein neues Zuhause, nicht wie ein fragiles zartes Pflänzchen, das den Kopf nur zaghaft aus dem Marssand gestreckt hat, um bald darauf wieder einzugehen, sondern wie der robuste Anfang von etwas Neuem, das hier mit Kraft und Bedacht, aber auch mit dem ausgeprägten Wunsch nach Anpassung, neue Wurzeln schlägt, um die Tür in eine hoffnungsvolle, positive Zukunft aufzustoßen.

Epilog

Ich habe Euch für das kollektive Gedächtnis meine Geschichte erzählt. Jetzt kennt Ihr auch Eure, nein, unsere Geschichte und wie wir auf den Mars gekommen sind.

Es ist viel passiert seither. Wenn Ihr ganz leise seid, könnt Ihr den Regen am Kuppelfenster nieseln hören. Ja, er hört sich gewiss anders an als auf der Erde, aber immerhin haben wir es hinbekommen, dass er ab und an fällt, nicht nur an meinem Geburtstag. Die Schafe hier auf dem Mars, eine spezielle Züchtung, die mit der Kälte und der extrem dünnen Luft gut zurechtkommt, sind für meine Augen trotz all des Erlebten ein immer noch ungewohnter Anblick, aber sie erinnern mich an meinen Vorfahren Anderl, der in der großen Schafskälte 1864 alles gegeben hat, um seine Tiere vor dem sicheren Tod zu bewahren.

Der Trockenfeldanbau und die Schafhaltung hier auf dem Mars sind sehr mühsam, aber die Hopi haben beides mit ihrem jahrtausendealten Wissen so perfektioniert, dass sie ihre Erzeugnisse mittlerweile an nahezu alle anderen Siedlungen per Drohne ausliefern. Sie sind die ersten Händler auf dem roten Planeten und das außerordentlich erfolgreich.

Wir haben ein erstes Tor in neue Welten und neue Realitäten aufgestoßen und unsere Perspektiven auf das, was uns umgibt, in erstaunlicher Weise erweitern können. Dennoch leben, überleben und lieben wir in unserer Alltagswelt. Ich bin Bürger der *Martian Hopi Tribe Nation* auf dem Planeten Mars. Ich weiß nicht, wie lange ich noch habe, aber ich mache mich nützlich, wo ich nur kann. Auf einer neuen Welt sind sogar zwei linke Hände sehr willkommen, vor allem aber auch jene Lebenserfahrungen, die selbst das intensivste Missionstraining von NASA und SpaceX nicht zu kompensieren vermag. Ich liebe nichts so sehr, wie nach einem ausgedehnten Arbeitseinsatz oben auf dem Plateau, bei dem ich den wenigen Mars-Wolken bei ihrem Zug über die Red Hopi Mesa zusehe, mit meinen Töchtern und meiner Frau auf der Erde Kniffel zu spielen.

An die quantenverschränkten Würfel, die über eine Entfernung von siebzig Millionen Kilometer jeweils hier wie dort dasselbe anzeigen, habe ich mich längst gewöhnt. Dass ich auch hier auf dem Mars ständig gegen sie verliere, scheint eine weitere Laune des programmierten Kosmos und seiner Konstrukteure zu sein, aber damit habe ich meinen Frieden gemacht.

Die Fortschritte und neuen Sichtweisen, die wir Menschen mittels Quantentechnologie gewonnen haben, kamen gerade noch rechtzeitig. Sie hätten keine zehn Jahre später Einzug halten dürfen, sonst wären wir als Spezies aus unserer Realität vermutlich verschwunden und nur noch eine blasse Erinnerung im *Großen Gefüge*. Wir hatten Glück. Wobei Glück im neuen Verständnis, das wir vom Gefüge haben, keineswegs ein passender Begriff ist. Sagen wir besser, wir haben die Regeln erblickt, einigermaßen verstanden und mit unseren Grundkenntnissen des Regelwerks angefangen *mitzuspielen.*

Nachts sehe ich mir hier auf dem Plateau gerne den atemberaubenden Sternenhimmel an. Das ist noch imposanter, als tagsüber den paar ziehenden Wolken zuzusehen. Ich stehle mich dann meist mitten in der Nacht aus der Siedlung und fahre mit dem offenen Materiallift die Canyonwand hoch aufs Plateau, was aus Sicherheitsgründen strengstens verboten ist. Wenn mich Tiponi dabei erwischt, gibt's für mich eine gewaschene Abreibung, genauso, wie es häufig auch Otis über sich ergehen lassen musste. Die junge Dame kann sehr resolut sein und ist neben ihrer Funktion als Leiterin des Agro-Programms nicht von ungefähr auch noch Chief Security Officer der noch jungen aber dynamisch wachsenden Hopi-Nation.

Ich wäre neulich beinahe den Canyon hinabgestürzt, als sie mir bei meinem nächtlichen Ausflug nachgespurt kam und oben an der Kante lauthals meinen Namen gerufen hat. Aber das wisst Ihr ja bereits, denn alles, was war, ist und sein wird, ist im Quantengefüge hinterlegt.

Neulich habe ich mich auf meine Weise bei ihr revanchiert. Als Agro-Chefin ist sie auch für die Schafzucht und das Scheren der Schafe zuständig. Hier auf dem Mars muss das wegen der furchtbaren Kälte aber mit Bedacht und zum richtigen Zeitpunkt gemacht werden. »Tiponi, nicht zu kurz!«, rufe ich ihr im Rücken stehend so laut ich kann zu, als sie sich anschickt, ein Lamm zu scheren. Sie erschrickt sich und wirbelt zu mir herum. Als sie Ansgar, den Freund ihres Vaters sieht und realisiert, dass ich sie damit nur aufziehen will, lächelt sie mich an. Es ist dasselbe Lächeln wie das von Otis, als wir zusammen auf der Erde *verbunden* waren.

»Wollen wir Freunde und Familie besuchen, die es nicht bis hierher geschafft haben?«, fragt mich Tiponi mit ihren murmelschwarzen Augen, heute wieder ganz in weiß gekleidet.

Nichts lieber als das, bedeute ich ihr ohne Worte, und wir beide steuern die einzige Kiwa auf der *Fünften Welt* an, die von den ersten Hopi bald nach ihrer Ankunft 2045 nach dem Vorbild der Kiwa in Walpi auf der *Vierten Welt* errichtet wurde.

ENDE

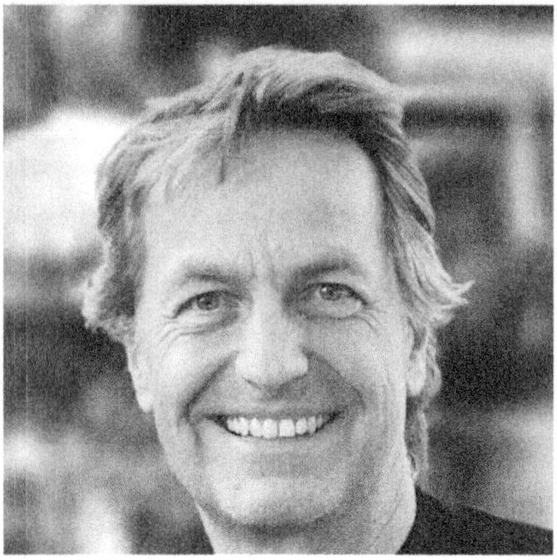

Wolfram Weisse, geboren 1969 in München, hat schon seit jungen Jahren ein Faible für phantastische Literatur, Utopien und Dystopien. Er selbst ist, genau wie seine Romanfigur Ansgar Weiß, ein leidgeprüftes Opfer der im Juni häufig auftretenden Schafskälte und seines oft miserablen Geburtstagswetters.

Ein völlig verregneter Geburtstag zu viel inspirierte den Marketingmanager schließlich zu seinem Romandebüt, in dem sich der Protagonist unfreiwillig auf eine ebenso spannende wie phantastische Reise begeben muss, um dem seltsamen Phänomen in einer irrwitzigen Achterbahnfahrt auf die Schliche zu kommen.

Wolfram lebt mit seiner Familie und Kater Bonçi in der Nähe des Ammersees.